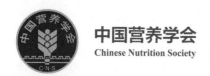

中国营养学会
Chinese Nutrition Society

中国居民
膳食指南

（2022）

U0199543

中国营养学会　编著

人民卫生出版社
·北　京·

图书在版编目（CIP）数据

中国居民膳食指南 . 2022/ 中国营养学会编著 . 一
北京：人民卫生出版社，2022.4（2025.3 重印）
　ISBN 978-7-117-31404-6

　Ⅰ. ①中… 　Ⅱ. ①中… 　Ⅲ. ①居民－膳食营养－中国
－指南　Ⅳ. ①R151.4-62

中国版本图书馆 CIP 数据核字（2021）第 054622 号

人卫智网　www.ipmph.com　医学教育、学术、考试、健康，
　　　　　　　　　　　　　　购书智慧智能综合服务平台
人卫官网　www.pmph.com　人卫官方资讯发布平台

书　　名　中国居民膳食指南（2022）Zhongguo Jumin Shanshi Zhinan（2022）
编　　著　中国营养学会
出版发行　人民卫生出版社（中继线 010-59780011）
地　　址　北京市朝阳区潘家园南里 19 号
邮　　编　100021
E - mail　pmph @ pmph.com
购书热线　010-59787592　010-59787584　010-65264830
印　　刷　北京盛通印刷股份有限公司
经　　销　新华书店
开　　本　787×1092　1/16
印　　张　23.5
字　　数　501 千字
版　　次　2022 年 4 月第 1 版
印　　次　2025 年 3 月第 12 次印刷
标准书号　ISBN 978-7-117-31404-6
定　　价　78.00 元

打击盗版举报电话：010-59787491　E-mail：WQ @ pmph.com
质量问题联系电话：010-59787234　E-mail：zhiliang @ pmph.com

中国居民平衡膳食宝塔（2022）
Chinese Food Guide Pagoda (2022)

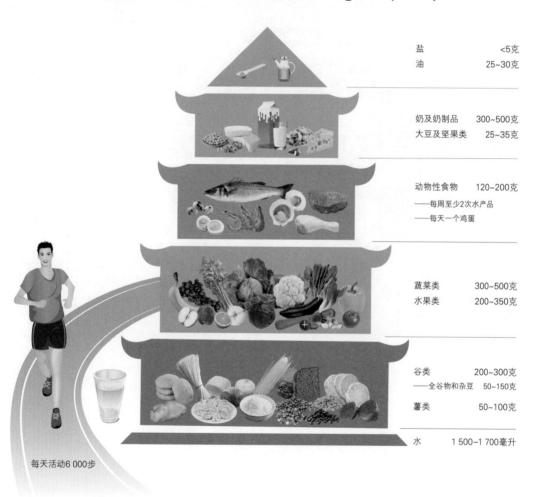

盐　　　　　　　<5克
油　　　　　　25~30克

奶及奶制品　　300~500克
大豆及坚果类　　25~35克

动物性食物　　120~200克
——每周至少2次水产品
——每天一个鸡蛋

蔬菜类　　　　300~500克
水果类　　　　200~350克

谷类　　　　　200~300克
——全谷物和杂豆　50~150克
薯类　　　　　　50~100克

水　　　1 500~1 700毫升

每天活动6 000步

中国居民平衡膳食餐盘（2022）
Chinese Food Guide Plate (2022)

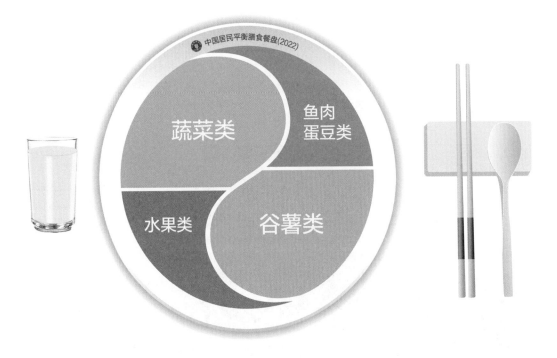

中国居民平衡膳食餐盘(2022)

蔬菜类

鱼肉蛋豆类

水果类

谷薯类

《中国居民膳食指南（2022）》
修订专家委员会

一、指导委员会

王陇德　常继乐　刘金峰　陈萌山　白书忠　刘培俊

吴良有　田建新　朱蓓薇

二、修订专家委员会

主　　任：杨月欣

副 主 任：杨晓光　马冠生　丁钢强　常翠青　马爱国　孙长颢

委　　员：（按姓氏汉语拼音排序）

陈　雁　程义勇　郭红卫　郭俊生　何宇纳　孔灵芝

赖建强　李　铎　李　宁　李长宁　马玉霞　沈秀华

苏宜香　孙建琴　汪之顼　王　梅　王　竹　王加启

王培玉　肖　荣　谢敏豪　于　康　张　坚

三、秘书组

王晓黎　荣　爽　田　粟　高　超　张　娜　姚　魁

刘培培　吴　佳　丁　昕

5

序

　　国民膳食与营养状况是反映一个国家或地区经济社会发展、卫生保健水平和人口健康素质的重要指标，是国家昌盛、民族富强、人民幸福的重要标志。近年来，我国居民膳食质量明显提高，国民营养状况和体格发育明显改善，人均预期寿命不断增长。但与此同时，随着经济发展，城镇化、工业化进程加快，不健康生活方式的广泛流行，我国仍面临营养不足与营养过剩的双重负担，营养相关慢性病仍然呈现上升趋势，严重威胁人民群众生命健康。

　　为贯彻落实习近平总书记在全国卫生与健康大会上关于营养健康工作的重要指示精神和坚决制止餐饮浪费行为的重要指示精神，积极应对当前我国居民存在的主要营养健康问题，更好地为居民健康膳食提供科学指导，并以消费端引领促进供给侧改革，推动建立可持续食物系统，推进健康中国建设，中国营养学会组织专家对《中国居民膳食指南（2016）》进行了修订。在对近年来我国居民膳食结构和营养健康状况变化进行充分调查的基础上，依据营养科学原理和最新科学证据，结合当前疫情常态化防控和制止餐饮浪费等有关要求，修订形成了《中国居民膳食指南（2022）》。

　　自1989年以来，我国已先后发布四版居民膳食指南，在不同时期对指导居民通过平衡膳食改变营养健康状况、预防慢性病、增强健康素质发挥了重要作用。《中国居民膳食指南（2022）》针对近年来我国居民膳食模式改变和膳食营养主要问题，致力于适应居民新时期的营养健康需求和国家粮食安全要求，将有效帮助居民科学选择食物、合理搭配膳食，预防和减少慢性病发生，切实提升人民群众健康水平，同时在食物生产、流通、加工、消费等各环节更好地发挥引导作用，为构建营养导向的可持续食物系统提供重要支撑。希望广大群众和社会各界携手共进，共同致力于新指南的推广落实工作，践行"每个人都是自己健康第一责任人"的理念，树立营养健康、杜绝浪费的良好饮食风尚，为健康中国建设宏伟目标的实现贡献积极力量。

中国工程院院士

原卫生部副部长

中国营养学会荣誉理事长

2022年3月

前　言 ///

在国家卫生健康委员会的组织和领导下，《中国居民膳食指南（2022）》第5版于2022年发布。

膳食指南（dietary guidelines,DG）是根据营养科学原则和人体营养需要，结合当地食物生产供应情况及人群生活实践，提出的食物选择和身体活动的指导意见。膳食指南是健康教育和公共政策的基础性文件，是国家实施健康中国行动和推动国民营养计划的一个重要组成部分。

在国家卫生健康委员会直接领导下，中国营养学会组成《中国居民膳食指南（2022）》修订专家委员会，成立了膳食与健康科学证据工作组和膳食指南专家工作组开展修订工作。经过修订专家委员会多次研讨和论证，并广泛征求相关领域专家、政策研究者、管理者的意见，最终形成了《中国居民膳食指南（2022）》系列指导性文件。

《中国居民膳食指南（2022）》是在《中国居民膳食指南（2016）》的基础上，根据营养学原理，紧密结合我国居民膳食消费和营养状况的实际情况制定。其目标是指导生命全周期的各类人群，对健康人群和有疾病风险的人群提出健康膳食准则，包括鼓励科学选择食物，追求终身平衡膳食和合理运动，以保持良好健康生活状态，维持适宜体重，预防或减少膳食相关慢性病的发生，从而提高我国居民整体健康素质。

《中国居民膳食指南（2022）》由一般人群膳食指南、特定人群膳食指南、平衡膳食模式和膳食指南编写说明三部分组成。《中国居民膳食指南科学研究报告》在2020年底完成，该报告总结和分析了1997—2020年期间科学论文，在系统综述和荟萃分析基础上，提炼出了适用于一般人群的八条平衡膳食准则，推荐了解决方案和建议，更加有实践指导意义。特定人群膳食指南是根据不同年龄阶段人群的生理特点及其膳食营养素需要而制定的。特定人群膳食指南包括孕妇乳母膳食指南、婴幼儿喂养指南、儿童膳食指南、老年人膳食指南和素食人群膳食指南，其中各特定人群的膳食指南是在一般人群膳食指南的基础上形成建议和指导。

与《中国居民膳食指南（2016）》相比，新版指南增加了"高龄老年人"指导准则；突出了食物量化概念和营养的结合，更加强调了膳食模式、食物份量、分餐、不浪费等启迪新饮食方式变革的倡导。在核心部分和附录中增加了大量图表和食谱，使其具有更强的可读性和可操作性。

《中国居民膳食指南（2022）》是近百名专家对营养和膳食问题的核心意见和科学共识，也为全体营养和健康教育工作者、健康传播者提供了最新最权威的科学证据和资源。在工作实践中，鼓励教育工作者加入自己的经验和知识，帮助消费者应用到日常生活中。希望广大营养专业工作者和社会各界积极参与，借助各种沟通平台，宣传、推广和实践膳食指南，为健康中国建设贡献力量。

中国居民膳食指南能够用于许多方面，特别是：

1. 指导居民进行健康食物选择和平衡膳食设计；

2. 营养教育课程或教材；

3. 发展和促进营养相关政策和标准的依据；

4. 创造和发展新的膳食评价资源工具；

5. 科学研究、教学、膳食指导的白皮书。

《中国居民膳食指南科学研究报告（2021）》更加详细地描述了制定程序和数据证据。视图、视频、宣传用折页和挂图等可利用资源，可以在 http://dg.cnsoc.org 获得。特殊个体膳食的具体指导可联系当地医院营养科、保健中心等机构的营养师。

中国营养学会

《中国居民膳食指南》修订专家委员会

2022 年 3 月

中国居民膳食指南（2022）
平衡膳食准则八条

准则一 食物多样，合理搭配
Enjoy a varied and well-balanced diet

平衡膳食模式是最大程度上保障人类营养需要和健康的基础，食物多样是平衡膳食模式的基本原则。多样的食物应包括谷薯类、蔬菜水果类、畜禽鱼蛋奶类、大豆坚果类等。建议平均每天摄入 12 种以上食物，每周 25 种以上。谷类为主是平衡膳食模式的重要特征，建议平均每天摄入谷类食物 200~300g，其中全谷物和杂豆类 50~150g；薯类 50~100g。每天的膳食应合理组合和搭配，平衡膳食模式中碳水化合物供能占膳食总能量的 50%~65%，蛋白质占 10%~15%，脂肪占 20%~30%。

准则二 吃动平衡，健康体重
Be active to maintain a healthy body weight

体重是评价人体营养和健康状况的重要指标，运动和膳食平衡是保持健康体重的关键。各个年龄段人群都应该坚持每天运动、维持能量平衡、保持健康体重。体重过低和过高均易增加疾病的发生风险。推荐每周应至少进行 5 天中等强度身体活动，累计 150 分钟以上；坚持日常身体活动，主动身体活动最好每天 6 000 步；注意减少久坐时间，每小时起来动一动，动则有益。

准则三　多吃蔬果、奶类、全谷、大豆

Have plenty of vegetables, fruits, dairy, whole grains and soybeans

蔬菜、水果、奶类和大豆及其制品是平衡膳食的重要组成部分，坚果是膳食的有益补充。蔬菜和水果是维生素、矿物质、膳食纤维和植物化学物的重要来源，奶类和大豆类富含钙、优质蛋白质和 B 族维生素，对降低慢性病的发病风险具有重要作用。推荐餐餐有蔬菜，每天摄入不少于 300g 蔬菜，深色蔬菜应占 1/2。推荐天天吃水果，每天摄入 200~350g 新鲜水果，果汁不能代替鲜果。吃各种各样的奶制品，摄入量相当于每天 300ml 以上液态奶。经常吃全谷物、豆制品，适量吃坚果。

准则四　适量吃鱼、禽、蛋、瘦肉

Eat moderate amounts of fish, poultry, eggs and lean meats

鱼、禽、蛋和瘦肉可提供人体所需要的优质蛋白质、维生素 A、B 族维生素等，有些也含有较高的脂肪和胆固醇。目前我国畜肉消费量高，过多摄入对健康不利，应当适量食用。动物性食物优选鱼和禽类，鱼和禽类脂肪含量相对较低，鱼类含有较多的不饱和脂肪酸。蛋类各种营养成分齐全，瘦肉脂肪含量较低。过多食用烟熏和腌制肉类可增加部分肿瘤的发生风险，应当少吃。推荐成年人平均每天摄入动物性食物总量 120~200g，相当于每周摄入鱼类 2 次或 300~500g、畜禽肉 300~500g、蛋类 300~350g。

准则五　少盐少油，控糖限酒

Limit foods high in salt, sugar and cooking oil, avoid alcoholic drinks

我国多数居民食盐、烹调油和脂肪摄入过多，是目前肥胖、心脑血管疾病等慢性病发病率居高不下的重要因素，因此应当培养清淡饮食习惯，推荐成年人每天摄入食盐不超过 5g，烹调油 25~30g，避免过多动物性油脂和饱和脂肪酸的摄入。过多摄入添加糖可增加龋齿和超重的发生风险，建议不喝或少喝含糖饮料，推荐每天摄入糖不超过 50g，最好控制在 25g 以下。儿童青少年、孕妇、乳母不应饮酒，成年人如饮酒，一天饮酒的酒精量不超过 15g。

准则六　规律进餐，足量饮水

Adhere to a healthy eating habit and drink adequate amounts of water

　　规律进餐是实现合理膳食的前提，应合理安排一日三餐，定时定量、饮食有度，不暴饮暴食。早餐提供的能量应占全天总能量的 25%~30%，午餐占 30%~40%，晚餐占 30%~35%。水是构成人体成分的重要物质并发挥着多种生理作用。水摄入和排出的平衡可以维护机体适宜水合状态和健康。建议低身体活动水平的成年人每天饮 7~8 杯水，相当于男性每天喝水 1 700ml，女性每天喝水 1 500ml。每天主动、足量饮水，推荐喝白水或茶水，不喝或少喝含糖饮料。

准则七　会烹会选，会看标签

Learn nutrition labeling, shop wisely and cook smart

　　食物是人类获取营养、赖以生存和发展的物质基础，在生命的每一个阶段都应该规划好膳食。了解各类食物营养特点，挑选新鲜的、营养素密度高的食物，学会通过食品营养标签的比较，选择购买较健康的包装食品。烹饪是合理膳食的重要组成部分，学习烹饪和掌握新工具，传承当地美味佳肴，做好一日三餐，家家实践平衡膳食，享受营养与美味。如在外就餐或选择外卖食品，按需购买，注意适宜份量和荤素搭配，并主动提出健康诉求。

准则八　公筷分餐，杜绝浪费

Pay attention to dietetic hygiene, serve individual portions, and reduce food waste

　　日常饮食卫生应首先注意选择当地的、新鲜卫生的食物，不食用野生动物。食物制备生熟分开，储存得当。多人同桌，应使用公筷公勺、采用分餐或份餐等卫生措施。勤俭节约是中华民族的文化传统，人人都应尊重和珍惜食物，在家在外按需备餐，不铺张不浪费。从每个家庭做起，传承健康生活方式，树饮食文明新风。社会餐饮应多措并举，倡导文明用餐方式，促进公众健康和食物系统可持续发展。

目 录

第一部分

一般人群膳食指南

/ 1

第二部分

特定人群膳食指南

/ 177

第三部分

**平衡膳食模式和
膳食指南编写说明**

/ 291

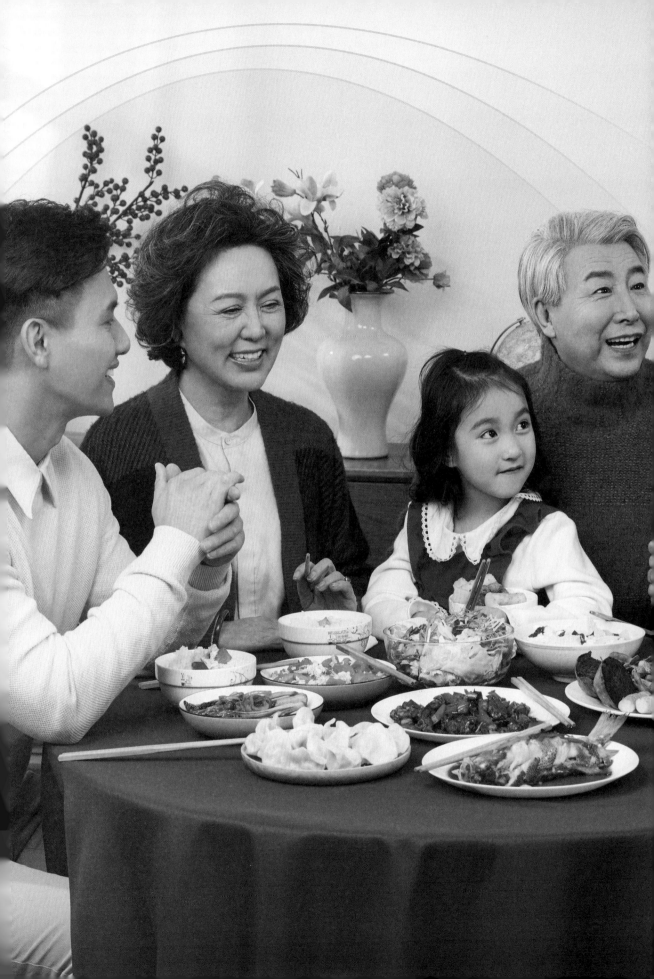

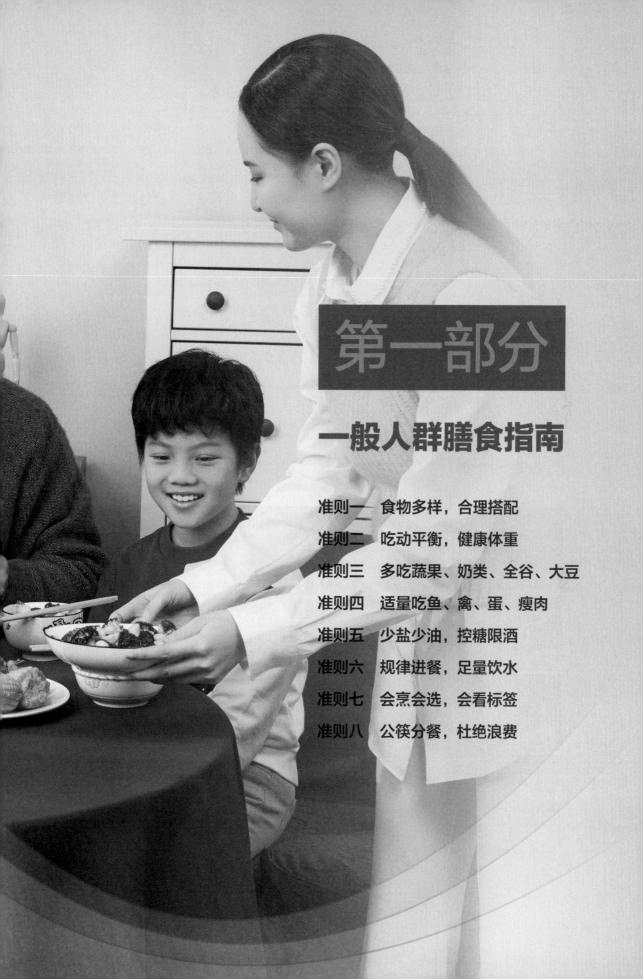

第一部分

一般人群膳食指南

准则一　食物多样，合理搭配

准则二　吃动平衡，健康体重

准则三　多吃蔬果、奶类、全谷、大豆

准则四　适量吃鱼、禽、蛋、瘦肉

准则五　少盐少油，控糖限酒

准则六　规律进餐，足量饮水

准则七　会烹会选，会看标签

准则八　公筷分餐，杜绝浪费

第一部分 一般人群膳食指南

　　本指南是以食物为基础的膳食指南（food based dietary guidelines，FBDGs），适用于 2 岁以上的健康人群，提供有关食物、食物类别和平衡膳食模式的建议，健康 / 合理的膳食指导，以促进全民健康和慢性疾病预防。

　　平衡膳食模式（balanced diet model）是根据营养科学原理、我国居民膳食营养素参考摄入量及科学研究成果而设计，指一段时间内，膳食组成中的食物种类和比例可以最大限度地满足不同年龄、不同能量水平的健康人群的营养和健康需求。

　　一般人群膳食指南共有 8 条指导准则，在每条准则下设有提要、核心推荐、实践应用、科学依据、知识链接 5 个部分。提要是对准则中心内容、核心推荐和关键事实的概述；核心推荐是实现指导准则建议的具体化操作要点；科学依据和知识链接部分供读者对指导准则内容的理解和延展阅读。

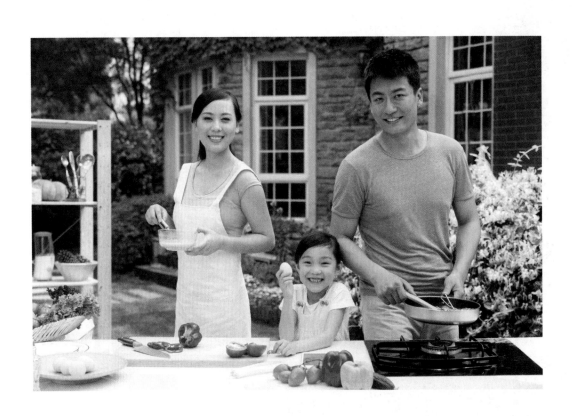

准则一 食物多样，合理搭配
Enjoy a varied and well-balanced diet

提要

平衡膳食模式是保障人体营养和健康的基本原则，食物多样是平衡膳食的基础，合理搭配是平衡膳食的保障。不同类别食物中含有的营养素及其他有益成分的种类和数量不同。除喂养6月龄内婴儿的母乳外，没有任何一种天然食物可以满足人体所需的能量及全部营养素。只有经过合理搭配的多种食物组成的膳食，才能满足人体对能量和各种营养素的需要。

合理搭配是指食物种类和重量在一日三餐中合理化分配。中国居民平衡膳食宝塔用五层把食物多少表现出来，谷类为主是平衡膳食模式的重要特征。谷类食物含有丰富的碳水化合物，是人体所需能量最经济和最重要的食物来源，也是B族维生素、矿物质、膳食纤维和蛋白质的重要食物来源，在保障儿童生长发育、维持人体健康方面发挥着重要作用。近年来，我国居民的膳食模式已发生变化：谷类食物的消费量逐年下降，动物性食物和油脂摄入量逐年增多；谷类过度加工引起B族维生素、矿物质和膳食纤维损失而导致营养素摄入量失衡。研究证据表明，膳食不平衡、全谷物减少与膳食相关慢性病发生风险增加密切相关。坚持谷类为主，保证全谷物及杂豆摄入，有利于降低超重/肥胖、2型糖尿病、心血管疾病、结直肠癌等疾病的发生风险。

平衡膳食应做到食物多样，平均每天摄入12种以上食物，每周摄入25种以上，合理搭配一日三餐。成年人每天摄入谷类200~300g，其中全谷物和杂豆类50~150g；每天摄入薯类50~100g。平衡膳食模式能最大程度地满足人体正常生长发育及各种生理活动的需要，提高机体免疫力，降低膳食相关疾病的发生风险。

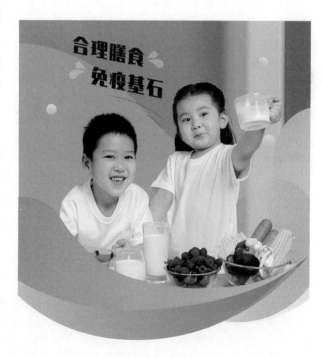

- 坚持谷类为主的平衡膳食模式。
- 每天的膳食应包括谷薯类、蔬菜水果、畜禽鱼蛋奶和豆类食物。
- 平均每天摄入 12 种以上食物，每周 25 种以上，合理搭配。
- 每天摄入谷类食物 200~300g，其中包含全谷物和杂豆类 50~150g；薯类 50~100g。

　　良好的膳食模式是保障营养充足的条件。人类需要的基本食物包括五大类，即谷薯类、蔬菜和水果、畜禽鱼蛋奶、大豆类和坚果、油脂及盐，不同食物中含有的维持人体生命与健康所必需的能量和营养素不同。因此，从人体营养需要和食物营养特征考虑，必须由多种食物组成平衡膳食模式。

　　在食物多样的基础上，坚持谷类为主，合理搭配，不仅体现了我国传统膳食结构的特点，也能满足平衡膳食模式要求。谷类是膳食中的主食，含有丰富的碳水化合物，是最经济的膳食能量来源（应占总能量 50%~65%），也是 B 族维生素、矿物质、蛋白质和膳食纤维的重要来源。与精制米面相比，全谷物和杂豆可提供更多的 B 族维生素、矿物质、膳食纤维等营养成分，对降低肥胖、2 型糖尿病、心血管病、肿瘤等膳食相关疾病的发生风险具有重要作用。薯类含有丰富的淀粉、膳食纤维，并含有维生素和矿物质。因此，每天宜摄入一定量的全谷物、杂豆类及薯类食物。不同年龄的轻身体活动水平人群每天或每周谷薯类摄入量建议见表 1-1。

表 1-1　不同人群谷薯类食物建议摄入量

食物类别	单位	幼儿		儿童青少年			成年人	
		2 岁~	4 岁~	7 岁~	11 岁~	14 岁~	18 岁~	65 岁~
谷类	（g/d）	85~100	100~150	150~200	225~250	250~300	200~300	200~250
	（份/天）	1.5~2	2~3	3~4	4.5~5	5~6	4~6	4~5
一其中全谷物和杂豆	（g/d）	适量		30~70	50~100	50~150	50~150	
薯类	（g/d）	适量		25~50	50~100	50~100	50~75	
	（份/周）	适量		2~4	4~8	4~8	4~6	

注：能量需要量水平计算按照 2 岁~（1 000~1 200kcal/d），4 岁~（1 200~1 400kcal/d），7 岁~（1 400~1 600kcal/d），11 岁~（1 800~2 000kcal/d），14 岁~（2 000~2 400kcal/d），18 岁~（1 600~2 400kcal/d），65 岁~（1 600~2 000kcal/d）。

（一）什么是食物多样和合理搭配

1. 平衡膳食模式

膳食模式是指长时间形成的饮食组成方式，包括膳食中各食物的品种、数量及其比例。

平衡膳食模式是根据营养科学原理、我国居民膳食营养素参考摄入量及科学研究成果而设计，指一段时间内，膳食组成中的食物种类和比例可以最大限度地满足不同年龄、不同能量水平的健康人群的营养和健康需求。不同食物中含有的营养素各有特点，只有通过合理搭配膳食中的食物种类和比例，才能满足个体的营养需要。

合理膳食是在平衡膳食的基础上，考虑到健康状况、地域资源、生活习惯、信仰等情况而调整的膳食，能较好地满足不同生理状况、不同信仰以及不同健康状况等某个阶段的营养与健康需要。

> **贴士：**
>
> 6月龄内婴儿纯母乳喂养，2岁以上健康人群采用平衡膳食模式，即是最好的合理膳食。

2. 食物多样

食物多样指一日三餐膳食的食物种类全、品样多，是平衡膳食的基础，应由五大类食物组成：第一类为谷薯类，包括谷类（含全谷物）、薯类与杂豆；第二类为蔬菜和水果；第三类为动物性食物，包括畜、禽、鱼、蛋、奶；第四类为大豆类和坚果；第五类为烹调油和盐。

如果用"数值"来形容食物多样，可以理解为平均每天摄入不同品种食物达到12种以上，每周达到25种以上（表1-2），烹调油和调味品不计算在内。

表1-2　建议摄入的主要食物种类数

单位：种

食物类别	平均每天摄入的种类数	每周至少摄入的种类数
谷类、薯类、杂豆类	3	5
蔬菜、水果	4	10
畜、禽、鱼、蛋	3	5
奶、大豆、坚果	2	5
合计	12	25

只有一日三餐的食物多样，才有可能达到平衡膳食。按照一日三餐分配食物品种数，早餐摄入3~5种；午餐摄入4~6种；晚餐4~5种；加上零食1~2种。

3. 合理搭配

合理搭配是平衡膳食的保障。合理搭配是指食物种类和重量的合理化，膳食的营养价值通过合理搭配而提高和优化。中国居民平衡膳食宝塔是将五大类食物的种类和重量合理搭配的具体表现。平衡膳食中碳水化合物、蛋白质、脂肪提供的能量，以碳水化合物提供50%~65%能量为好（见表1-3）。

贴士：

机体的免疫系统靠膳食营养来滋养。营养不良不仅会对人们身体发育和认知发展造成负面影响，还会损害免疫系统，增加对传染性和非传染性疾病的易感性，不利于人类发挥潜能，降低生产力，甚至威胁健康和生命。

表1-3 能量来源食物和合理搭配

提供能量的营养素	能量供应比例	主要食物来源
碳水化合物	50%~65%	谷物、薯类
蛋白质	10%~15%	畜禽肉类、鱼类、大豆
脂肪	20%~30%	植物油、动物油脂

谷类食物蛋白质中赖氨酸含量低，豆类蛋白质中富含赖氨酸，但蛋氨酸含量较低，谷类和豆类食物搭配，可通过蛋白质互补作用提高食物蛋白质生物价（表1-4）。

表1-4 不同食物搭配后蛋白质的生物价（BV）

食物名称	单独食用BV	搭配食用所占比例/%		
小麦	67	37		31
小米	57	32	40	46
大豆	64	16	20	8
豌豆	48	15		
玉米	60		40	
牛肉干	76			15
混合食用BV		74	73	89

资料来源：《中国营养科学全书（第2版）》，2019年。

平衡膳食宝塔很好地阐释了食物多样和合理搭配的原则，按照膳食宝塔的塔式结构，由多到少地搭配食物，可以很好地满足营养需要，并预防相关慢性病。

贴士：

生物价（biological value，BV）是反映食物蛋白质消化后，被机体利用程度的一项指标，生物价越高，说明蛋白质被机体利用率越高，即蛋白质的营养价值越高，最高值为100。

（二）如何做到食物多样

1. 小份量多几样

选"小份"是实现食物多样的关键措施。

同等能量的一份午餐，"小份"菜肴可以增加食物种类。尤其是儿童用餐时，选"小份"可以让孩子吃到品种更多、营养素来源更加丰富的食物。与家人一起吃饭，有利于食物多样、将食物份量变小。

贴士：

"份量"是指标准化的一份食物可食部分的数量，用于膳食指南定量指导。见本书附录一相关内容。

"份"是指日常大家所说的菜肴、食物的单位，如碗、勺等。不同类食物"份"的重量可能有很大差别。

2. 同类食物常变换

每类食物中都包含丰富的品种，可以彼此进行互换，避免食物品种单调，也有利于丰富一日三餐，从而做到食物多样，每天享受色、香、味不同的美食。例如，主食可以在米饭、面条、小米粥、全麦馒头、杂粮饭间互换；红薯与马铃薯互换；猪肉与鸡肉、鸭肉、牛肉及羊肉等互换；鱼可与虾、蟹、贝等水产品互换；牛奶可与酸奶、奶酪、羊奶等互换。

3. 不同食物巧搭配

粗细搭配　主食应注意增加全谷物和杂豆类食物。烹调主食时，大米可与糙米、杂粮（燕麦、小米、荞麦、玉米等）以及杂豆（红小豆、绿豆、芸豆、花豆等）搭配。二米饭、绿豆饭、红豆饭、八宝粥等都是粗细搭配、增加食物品种的好方法。

荤素搭配　"荤"指动物性食物，"素"指植物性食物。有肉、有菜，搭配烹调，可以在改善菜肴色、香、味的同时，提供多种营养成分，如什锦砂锅、炒杂菜等。

深浅搭配　食物呈现的丰富色彩能给人视觉上美的享受，刺激食欲，食物营养搭配上也简单可行。如什锦蔬菜，五颜六色代表了蔬菜不同植物化学物、营养素的特点，同时满足了食物种类多样化。

（三）如何做到谷物为主

1. 餐餐有谷类

一日三餐都要摄入充足的谷类食物。每餐都应该有谷类食物烹制的主食，可以选用不同种类的谷类食物，采用不同的烹调加工方法，制作成各具风味与口味的主食。大米可以做米饭、米粥、米粉、年糕或米糕等；小麦可以做馒头、面条、烙饼、面包、疙瘩汤、饺子、馄饨或包子等；其他杂粮也可以通过加工成米或面的方式加入到大米或小麦粉中，做成各式的中式点心。目前，居民所摄入的谷类

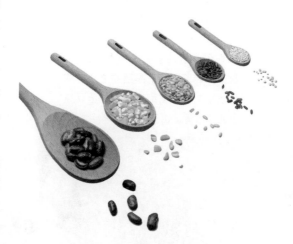

基本都是精加工的大米和面粉，这样的谷类组成不利于健康，需保持 1/4~1/2 全谷物或杂豆的摄入。因此，一日三餐中至少应有一餐的谷类食物有全谷物或杂豆。

贴士：

　　每天谷物不能少，那至少吃多少呢？

　　按照每天所需碳水化合物的能量占摄入总能量的 50%~65% 计算，体重为 60~70kg 的成年人，每餐都需要 1~1.5 碗（份）米饭或者 1~2 个（份）馒头。

2. 在外就餐，勿忘主食

　　在外就餐特别是聚餐时，容易忽视主食。点餐时，宜首先点主食和蔬菜类，不能只点肉菜；就餐时，主食和菜肴同时上桌，不要在用餐结束时才把主食端上桌，从而发生主食吃得很少或不吃主食的情况。

（四）全谷、杂豆和薯类巧安排

1. 全谷、杂豆每天吃一次

　　粗略计算，成年人每人每天应摄入 50~150g 全谷物和杂豆。实际生活中，白米中可放入一把全谷或红小豆、绿豆来烹制米饭，杂豆还可以做成各式主食，各种豆馅也是烹制主食的好搭配。

　　有些杂豆类食物如芸豆、花豆、绿豆等，可做成可口菜肴，如将芸豆、花豆、红豆煮软，适当调味后制成美味凉菜，绿豆泡涨发芽可以炒菜。

2. 薯类巧应用

　　马铃薯和红薯经蒸、煮或烤后，可直接作为主食食用；也可以切块放入大米中经烹煮后同食。马铃薯粉、红薯粉及其制品是制作主食原料的良好选择，现在市场上也有马铃薯或红薯馒头、面条等可供选购。

贴士：

　　马铃薯主食化是低碳和可持续发展的重要举措，是新形势下保障粮食安全、改善居民膳食结构的积极探索，也是主粮消费多样化的新方式。

　　我国居民家常菜中有多种土豆菜肴，炒土豆丝是烹制薯类经常采用的方法。薯类还可与蔬菜或肉类搭配烹调，如土豆炖牛肉、山药炖排骨、山药炒三鲜等。

贴士：

◆ 过度加工后的精白米面损失了大量 B 族维生素、矿物质、膳食纤维和植物化学物。

◆ 烹调谷类食物不宜加碱，以免破坏 B 族维生素。

◆ 少吃油条、油饼、炸薯条、炸馒头等油炸谷薯类食物。

◆ 淘米不宜用力搓揉，淘洗次数不宜过多。

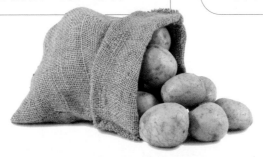

中国居民膳食指南（2022）

【关键事实】

● 食物多样是实践平衡膳食的基础，食物多样、平衡膳食才能满足人体的营养需要。

● 合理搭配是实现平衡膳食的关键，只有将各类食物的品种和数量合理搭配才能实现平衡膳食的目标。

● 谷类食物是人类最经济、最重要的能量来源。目前我国许多居民存在膳食结构不合理的问题，特别是成年人摄入供能食物的数量及比例搭配不合理。

● 平衡膳食可提高机体免疫力，降低心血管疾病、高血压、2型糖尿病、结直肠癌、乳腺癌的发病风险。

（一）平衡膳食对人体健康的意义

平衡膳食能最大程度地满足人体正常生长发育、免疫力和生理功能需要，满足机体能量和营养素的供给，并降低膳食相关慢性病发生风险。

1. 营养素的必需性

目前已知，人体必需营养素有40余种（表1-5），这些营养素均需从食物中获得。近年来研究证据表明，除了营养素之外，天然存在于蔬菜、水果、坚果、全谷物等食物中的其他膳食成分，如膳食纤维、植物化学物对降低慢性病的发生风险有重要作用。

表 1-5　人体必需营养素和其他膳食成分

必需营养素	蛋白质	亮氨酸、异亮氨酸、赖氨酸、蛋氨酸、苯丙氨酸、苏氨酸、色氨酸、缬氨酸、组氨酸
	脂肪	亚油酸、α- 亚麻酸
	碳水化合物	
	常量元素	钙、磷、钾、钠、镁、硫、氯
	微量元素	铁、碘、锌、硒、铜、铬、锰、钼、钴等
	脂溶性维生素	维生素 A、维生素 D、维生素 E、维生素 K
	水溶性维生素	维生素 B_1、维生素 B_2、维生素 B_6、维生素 B_{12}、维生素 C、叶酸、烟酸、生物素、泛酸、胆碱
	水	
其他膳食成分	膳食纤维、番茄红素、植物甾醇、原花青素、姜黄素、大豆异黄酮、叶黄素、花色苷、氨基葡萄糖等	

营养素不仅在免疫细胞的发育、代谢和保持最佳功能等方面发挥着关键作用，也可以通过调节肠道微生物维护机体免疫功能，提高机体免疫力。蛋白质是免疫的基础，氨基酸是合成免疫球蛋白等免疫物质不可缺少的营养素，并通过多种途径影响免疫功能；矿物质和维生素能通过刺激免疫细胞增殖和促进抗体形成来维持机体免疫力。平衡膳食为机体免疫力提供重要物质保障。

人体对各种营养素的需要量各不相同，多的每天需要上百克，少的仅几微克。不同人群的膳食营养素参考摄入量可查阅附录二。

食物多样才能保障膳食能量平衡。蛋白质、脂肪和碳水化合物为宏量营养素，在体内代谢过程中可产生能量，也被称为"产能营养素"。它们也是人体必需的营养素，具有重要的生理作用。植物性食物富含碳水化合物，而动物性食物是蛋白质和脂肪的良好来源。只有丰富食物种类，提高食物多样性，才能使膳食中的产能营养素达到理想范围（表 1-6）。

表 1-6　中国成年人膳食宏量营养素供能比适宜范围

宏量营养素	供能比 /%
碳水化合物	50~65
脂肪	20~30
蛋白质	10~15

2. 食物多样、合理膳食和免疫力

食物多样是平衡膳食的基础。食物中含有多种营养成分，不同食物中营养成分的种类和数量各有不同。各类食物富含的营养素见表 1-7，没有一种食物含有人体所需要的全部营养素（满足 6 月龄内婴儿需要的母乳除外）。因此，为达到人体生长发育及维持健康的目的，日常膳食中需要选用多类别多品种食物，并合理搭配。

表 1-7　不同种类食物中富含的营养素

营养素	谷薯类	蔬菜、水果	畜、禽、鱼、蛋、奶类	大豆、坚果	油脂类
蛋白质			□	□	
脂肪			□	□	□
碳水化合物	□				
膳食纤维	□	□			
维生素 A		□	□		
维生素 E				□	□

营养素	谷薯类	蔬菜、水果	畜、禽、鱼、蛋、奶类	大豆、坚果	油脂类
维生素 B_1	☐		☐		
维生素 B_2	☐		☐		
叶酸	☐	☐			
烟酸	☐				
维生素 B_{12}			☐		
维生素 C		☐			
钙		☐	☐	☐	
镁	☐	☐		☐	
钾	☐	☐			
铁	☐		☐		
锌	☐		☐	☐	
硒		☐			

合理膳食是免疫系统强大的根本，良好的免疫系统对生存至关重要。人体内无数个细胞不断地进行新陈代谢，每日三餐膳食为其主要营养来源。没有哪种单一食物或补品可以预防疾病并持续有效，但长期规律的合理膳食，包括膳食中充足的营养素，可以帮助支持人类的免疫系统。大量研究表明，免疫系统需要外来的喂养和供给，所有细胞都需要充足和合理的营养才能达到最佳功能，包括免疫系统中的细胞。充足的能量和精致设计的均衡营养，是免疫力保持活力、维持战斗能力的根本。

（二）我国居民膳食模式和营养状况变迁

"五谷为养，五果为助，五畜为益，五菜为充"食物多样的饮食原则，是我国传统饮食文化的基础。我国以植物性食物为主，尤以谷类为主的传统膳食模式，呈现高碳水化合物、高膳食纤维、低动物脂肪的营养特点。

1. 膳食模式变化和食物消费变迁

随着我国社会经济的发展，居民膳食结构发生了较大的变化。中国统计年鉴（表1-8）和历次全国营养调查或监测的数据（表1-9）均提示，我国居民膳食结构最显著的改变是随着收入水平的提高，人们更趋向于消费动物性食物，而且特别趋向于消费畜肉类食品。在动物性食物消费量增加的同时，植物性食物特别是谷类食物的消费量下降。谷类食物提供的能量占膳食总能量的比例从1982年的71.2%下降到2015—2017年的51.5%，但谷类食物仍然是我国居民的主要食物（表1-10）。

表 1-8 全国居民人均主要食品消费量

单位：g/d

年份	谷物	畜禽鱼蛋类	食用油
1957 年	556.3	33.7	6.6
1965 年	500.9	34.0	4.7
1975 年	522.0	37.2	4.7
1985 年	689.6	72.5	13.9
1995 年	702.0	56.8	15.9
2005 年	572.2	83.3	16.5
2015 年	368.5	151.5	30.4
2019 年	356.4	169.9	26.0

资料来源：中国统计年鉴，并以天计算。

表 1-9 我国平均每标准人日各类食物摄入量

单位：g

	谷类	薯类	蔬菜	水果	畜禽鱼蛋	奶	食用油
1982 年	498.0	163.0	298.0	28.0	64.3	9.0	18.0
1992 年	439.9	86.6	310.3	49.2	98.4	14.9	29.5
2002 年	365.3	49.1	276.2	45.0	127.2	26.5	41.6
2010—2012 年	337.3	35.8	269.4	40.7	135.2	24.7	42.1
2015—2017 年	305.8	41.9	—	—	132.7	25.9	—

表 1-10 我国城乡居民膳食能量的食物来源比例

单位：%

	1982 年	1992 年	2002 年	2010—2012 年	2015—2017 年
谷类	71.2	66.8	57.9	53.1	51.5
大豆类	2.9	1.8	2.0	1.8	1.9
薯类杂豆类	6.2	3.1	2.6	2.0	2.4
动物性食物	7.9	9.3	12.6	15.0	17.2
食用油	7.7	11.6	16.1	17.3	18.4
糖	—	—	0.1	0.4	0.5
酒	—	—	0.6	0.6	0.6
其他	4.1	7.4	8.1	9.8	7.5

由于经济水平和食物资源的不同，中国城乡居民的膳食结构还存在着较大差异，城市居民的谷类食物供能比低于农村居民，而动物性食物供能比高于农村居民，但二者的变迁趋势相似，见图1-1。

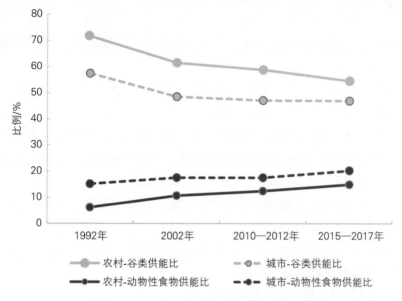

图 1-1　我国城市和农村居民谷类食物与动物性食物供能比的变化趋势

我国成年人三大营养素摄入状况的变化趋势见表1-11。过去的40年间，我国居民每标准人日能量摄入量呈下降趋势，但相对于身体活动状况，我国居民能量摄入量是充足的。蛋白质摄入量总体变化不大，碳水化合物摄入量呈下降趋势，脂肪摄入量呈上升趋势。膳食脂肪供能比在2010—2012年达到了32.9%，2015—2017年更是达到了34.6%（图1-2），已经超过表1-3脂肪合理供能比的上限值。

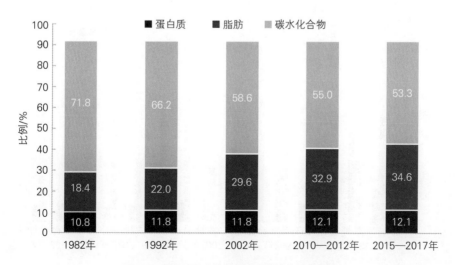

图 1-2　我国居民产能营养素供能比的变化趋势

表 1-11　我国居民每标准人日膳食三大营养素平均摄入量

	1982 年	1992 年	2002 年	2010—2012 年	2015—2017 年
能量 /kcal	2 491.3	2 328.3	2 250.5	2 172.1	2 007.4
蛋白质 /g	66.7	68.0	65.9	64.5	60.4
脂肪 /g	48.1	58.3	76.3	79.9	79.1
碳水化合物 /g	447.9	378.4	321.2	300.8	266.7

我国物产丰富，不同地区的膳食模式逐渐形成。对大部分省市而言，膳食结构均以植物性食物为主，动物性食物为辅，有的地区谷类食物消费量大，动物性食物消费量小。研究表明，在传统膳食模式的演变过程中，不同地区的居民膳食结构逐渐分化，也逐渐形成了优良膳食模式；同时在慢性病的发病风险、死亡率和预期寿命方面表现出明显差别。近年来，我国以浙江、上海、江苏等为代表的江南地区膳食，被认为是健康中国膳食模式的代表，也是东方健康膳食模式的代表。其特点是食物多样、清淡少盐、蔬菜水果、鱼虾水产摄入量高、奶类豆类多等，并有较高的活动时间和运动水平。我国福建广东等地也有类似的膳食模式。长期以此合理膳食，有利于避免营养缺乏病和膳食相关慢性病的发生，延长预期寿命。

2. 我国居民谷薯类食物摄入现状分析

从我国居民 1982 年至今膳食能量的食物来源变迁来看（表 1-10），谷类食物仍然是我国居民主要的膳食能量来源，但是消费量呈逐年下降的趋势。根据 2015—2017 年中国居民营养与健康状况监测数据，我国每标准人日摄入谷类 305.8g，薯类 41.9g。与1982 年相比，谷类食物的摄入量下降了近 200g/d，薯类下降了约 121g/d。城市居民和农村居民谷薯类摄入量都呈下降趋势（图 1-3）。

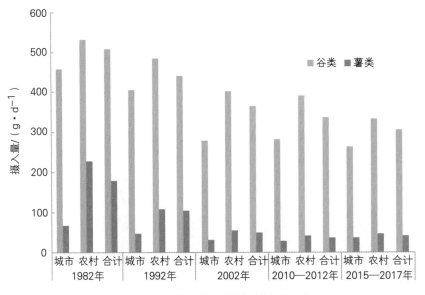

图 1-3　我国居民谷类和薯类食物摄入量变化

在谷类食物中，大米和面粉的摄入量最高，约占93%（图1-4）。其他谷类和杂豆类摄入量较低。

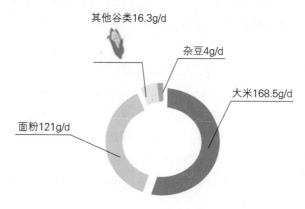

其他谷类16.3g/d

杂豆4g/d

大米168.5g/d

面粉121g/d

图1-4　我国每标准人谷类食物摄入量现状

（三）谷薯类食物的营养价值和膳食贡献

1. 谷类

谷类包括大米、小麦、玉米、大麦、小米、高粱、燕麦、荞麦等。淀粉是谷类食物的主要成分，占40%~70%，是最经济的膳食能量来源。谷类蛋白质含量为8%~12%，因其摄入量较多，所以谷类蛋白质也是膳食蛋白质的重要来源。谷类脂肪含量较少，约2%，玉米和小米中的脂肪含量可达到4%，主要存在于糊粉层及谷胚中，大部分为不饱和脂肪酸，还有少量磷脂。谷类所含维生素和矿物质的种类和数量因品种不同而有差异，由于食用量大，谷类是膳食B族维生素，包括维生素B_1、维生素B_2和烟酸的重要来源。

谷类种子结构基本相似（图1-5）。谷物种子脱去谷壳后，分为谷皮、糊粉层、胚乳和谷胚四个部分，其营养成分不尽相同。谷皮（糠）主要由膳食纤维、B族维生素、矿物质和植物化学物组成。糊粉层（外胚层）紧贴着谷皮，属于胚乳的外层，含有较

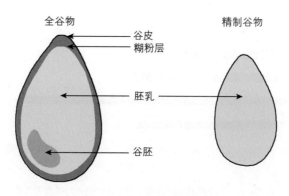

全谷物　　　　　　　　　精制谷物

谷皮
糊粉层

胚乳

谷胚

图1-5　全谷物和精制谷物结构

多的蛋白质、脂肪，丰富的 B 族维生素及矿物质。胚乳是谷粒的中心部分，主要成分是淀粉和少量蛋白质。谷胚是种子发芽的地方，含有蛋白质、脂肪、多不饱和脂肪酸、维生素 E、B 族维生素和矿物质等。玉米、小米中还含有类胡萝卜素。增加全谷物摄入量，可以减少精细加工造成的营养素损失。

2. 杂豆类

杂豆类主要有赤豆、芸豆、绿豆、豌豆、鹰嘴豆、蚕豆等。与大豆相比，杂豆中碳水化合物含量较高，含 50%~60% 的淀粉，所以杂豆类经常被作为主食看待。杂豆蛋白质含量约 20%，低于大豆，但氨基酸的组成与大豆相似，接近于人体的需要，尤其是富含谷类蛋白质缺乏的赖氨酸。与谷类食物搭配食用，可以起到很好的蛋白质互补作用。杂豆中脂肪含量低，约 1%。杂豆中 B 族维生素含量比谷类高，也富含钙、磷、铁、钾、镁等矿物质。赤豆、芸豆、绿豆、豌豆等传统食用方法是整粒煮或粉碎做馅，可以对全谷物起到良好补充作用。

3. 薯类

常见的薯类有马铃薯（土豆）、甘薯（红薯、山芋）、芋头、山药和木薯。我国大多数居民的饮食中常将马铃薯、山药和芋头作为蔬菜食用。薯类碳水化合物含量为 25% 左右，蛋白质、脂肪含量较低；薯类中的维生素 C 含量较谷类高；马铃薯中钾的含量非常丰富；甘薯中的 β- 胡萝卜素含量比谷类高，还含有丰富的膳食纤维。

4. 膳食贡献率

谷薯杂豆类食物是碳水化合物、蛋白质、B 族维生素、部分矿物质和膳食纤维的良好来源。根据 2015—2017 年中国居民营养与健康状况监测数据，我国居民谷薯类及杂豆类食物提供的营养素对膳食的贡献率见图 1-6。

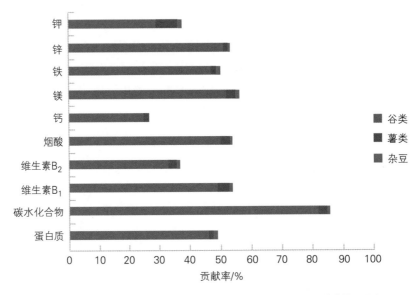

图 1-6　2015—2017 年我国居民谷薯杂豆类食物摄入对膳食营养素的贡献率

（四）膳食模式与健康关系的证据分析

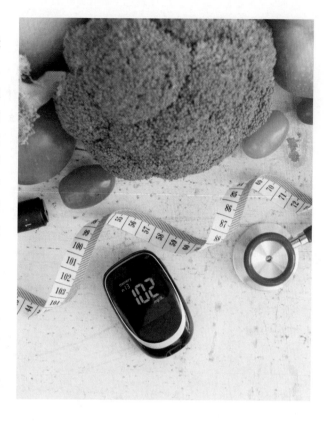

膳食模式的形成受一个国家或地区的人口、农业生产、食物流通、食品加工、消费水平、饮食习惯、文化传统、科学知识等多种因素的影响。一般根据膳食中各类食物所能提供的能量及营养素满足人体需要的程度来衡量该膳食结构是否合理。

根据食物的主要来源不同，膳食模式一般可分为3种类型：

动物性食物为主型：常见于欧美等经济发达国家和地区。膳食组成以动物性食物为主，年人均消费畜肉类、禽、蛋等量较大，而年人均谷类消费量仅为50~70kg。其膳食营养组成特点为高能量、高蛋白质、高脂肪、低膳食纤维。长期以动物性食物为主的饮食，优点是富含蛋白质、矿物质、维生素等，缺点是脂肪摄入过高，增加肥胖、高脂血症、冠心病、糖尿病等慢性病的发生风险。

植物性食物为主型：常见于亚洲和部分非洲国家和地区。膳食组成以植物性食物为主，动物性食物较少，年人均消费粮食多达140~200kg，而肉、蛋、奶及鱼虾年人均消费量共计仅为20~30kg。长期采用此型膳食模式，膳食蛋白质和脂肪的摄入量较低，蛋白质来源以植物性食物为主，但某些优质蛋白质、矿物质和维生素摄入不足，易增加营养缺乏病患病风险。

动植物性食物结合型：其膳食中植物性和动物性食物构成比例适宜，优质蛋白质约占膳食蛋白质的50%以上。这种膳食模式既可满足人体对各种营养素的需要，又可预防慢性病，一些国家和地区的饮食结构趋于此膳食模式。

除上述3种类型之外，还有一些各具特点的膳食模式，例如地中海膳食模式、DASH膳食等。地中海膳食模式由蔬菜、水果、海产品、五谷杂粮、坚果和橄榄油以及少量的牛肉和乳制品、酒等组成，是以高膳食纤维、高维生素、低饱和脂肪酸为特点的膳食结构。

平衡/合理膳食模式对人体生长发育、繁衍孕育、长寿健康功能早已得到证实。现有平衡/合理膳食与健康关系的国内外研究表明，遵循平衡/合理膳食模式还可以显著降低2型糖尿病、妊娠糖尿病、代谢综合征、乳腺癌、冠心病和非酒精性脂肪肝的发病风险，并可降低人群全因死亡风险。

检索查阅国内外（1997—2020 年）的相关文献，共纳入 191 篇文献作为主要证据。证据分析资料均显示，平衡 / 合理膳食模式（由于研究文献中观察对象的多样性，把其中的平衡膳食、DASH 膳食、地中海膳食模式等统称为平衡 / 合理膳食模式）具有食物多样化、以谷类食物为主、高膳食纤维摄入、低盐低糖低脂肪摄入的特点。平衡 / 合理膳食模式与人体健康关系的综合分析见表 1-12。

表 1-12　平衡 / 合理膳食模式、全谷物、薯类与人体健康的证据

项目	与健康的关系	证据来源	可信等级
平衡 / 合理膳食模式	可降低心血管疾病的发病风险	3 篇系统评价，10 项队列研究，1 项病例对照研究，3 项横断面研究	B
	可降低高血压的发病风险	2 篇系统综述，3 项队列研究，1 项病例对照研究，11 项横断面研究	B
	可降低结直肠癌发病风险	1 篇系统评价，2 项队列研究，4 项病例对照研究，1 项横断面研究	B
	可降低 2 型糖尿病发病风险	3 篇 Meta 分析，4 项队列研究，2 项巢式病例对照研究，5 项病例对照研究，9 项横断面研究	B
全谷物	增加摄入可降低全因死亡发生风险	8 篇系统评价	B
	增加摄入可降低心血管疾病发病风险	16 篇系统评价，1 项队列研究，1 项病例对照研究	B
	增加摄入可降低 2 型糖尿病发病风险	7 篇系统评价，1 项队列研究，1 项横断面研究	B
	增加摄入可降低结直肠癌发病风险	5 篇系统评价，2 项队列研究	B
	有助于维持正常体重、延缓体重增长	7 篇系统评价，3 项横断面研究	B
燕麦	增加燕麦摄入可具有改善血脂异常的作用	4 篇系统评价，13 项随机对照研究，3 项交叉对照研究，2 项自身前后对照研究	B
薯类	增加摄入可降低便秘的发生风险	7 项随机对照试验（RCT）研究，1 项自身对照临床研究	B
	过多摄入油炸薯片和薯条可增加肥胖的发生风险	1 项队列研究，1 项病例对照研究，4 项横断面研究	B

1. 平衡／合理膳食模式可降低心血管疾病的发病风险

共对 17 篇文献（包括 3 篇系统综述、10 项前瞻性队列研究、3 项横断面研究和 1 项病例对照研究，其中有 1 项前瞻性队列研究的研究对象为中国人群）进行综合评价，结果显示平衡／合理膳食模式为心血管疾病的保护因素，综合评价等级为 B 级。2015 年一项纳入超过 50 万例成年人的系统综述结果显示，健康膳食模式为心血管系统疾病的保护因素。与得分最低组相比，最高组人群心血管疾病发病风险降低 33%，OR（95%CI）为 0.67（0.60，0.75）。2019 年一项纳入超过 4 万例成年人的系统综述结果显示，地中海膳食模式为心血管系统疾病的保护因素。与得分最低组相比，得分最高组人群心血管疾病发病风险降低 20%~25%。

2. 平衡／合理膳食模式可降低高血压的发病风险

共对 17 篇文献（包括 2 篇系统综述、3 项前瞻性队列研究、11 项横断面研究、1 项病例对照研究）进行综合评价，结果显示平衡／合理膳食模式为高血压的保护因素，综合评价等级为 B 级。2016 年一项纳入超过 30 万例 15 岁以上人群的系统综述结果显示，健康膳食模式（富含蔬菜、水果、全谷物、橄榄油、鱼、大豆、家禽和低脂乳制品）是高血压的保护因素。与得分最低组相比，得分最高组人群高血压发病风险降低 19%，OR（95%CI）为 0.81（0.67，0.97）。

3. 平衡／合理膳食模式可降低结直肠癌发病风险

共对 8 篇文献（包括 1 篇系统综述、2 项队列研究、1 项横断面研究和 4 项病例对照研究）进行综合评价，结果显示平衡／合理膳食模式是结直肠癌的保护因素，综合评价等级为 B 级。2019 年一项纳入 28 个研究的系统综述结果显示，健康膳食模式可降低 19% 结直肠癌风险，其 RR（95%CI）为 0.81（0.73，0.91）。2018 年一项日本 93 062 例 40~69 岁人群的队列研究结果显示，健康膳食模式降低 15% 男性结直肠癌风险，其 HR（95%CI）为 0.85（0.72，1.00）。

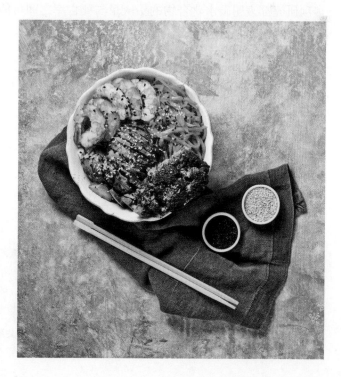

4. 平衡／合理膳食模式可降低 2 型糖尿病发病风险

共对 23 篇文献（包括 3 篇 Meta 分析、4 项队列研究、2 项巢式病例对照研究、5 项病例对照研究和 9 项横断面研究）进行综合评价，结果显示平衡／合理膳食模式与 2 型糖尿病的发生风险降低有关，综合评价等级为 B 级。2017 年一项纳入超过 150 万例人群的 Meta 分析结果显示，地中海饮食、DASH 饮食等高健康饮食指数的膳食与糖尿病发病风险降低有关，其 *RR*（95%*CI*）分别为 0.87（0.82，0.93）、0.81（0.72，0.92）和 0.79（0.69，0.90）。2020 年一项中国上海 5 376 例 40 岁以上居民的病例对照研究结果显示，水果蔬菜膳食模式与 2 型糖尿病发病风险降低有关，*OR*（95%*CI*）为 0.604（0.147，0.876）。

5. 碳水化合物摄入量过低或过高均可能增加死亡风险

宏量营养素可接受范围（acceptable macronutrient distribution ranges，AMDR）内碳水化合物和脂肪的饮食与全因死亡风险降低有关，尤其是这些膳食富含蔬菜、水果、坚果、全谷物、豆类、鱼和 / 或瘦肉及禽类时。五大洲 18 个国家 2019 年的 PURE 队列发现，研究按碳水化合物供能比分 5 组，最高组（碳水化合物供能比 77.2%）同最低组（碳水化合物供能比 46.4%）相比，*HR* 为 1.28（95%*CI* 为 1.12~1.46）。而一项利用美国国家健康和营养检查调查（NHANES）数据的队列研究显示，按碳水化合物供能比分 4 组，最低组（碳水化合物供能比 39%）同最高组（碳水化合物供能比 66%）相比，*HR* 为 1.32（95%*CI* 为 1.14~2.01）。美国人群的队列研究（ARIC 队列）表明，调整年龄、性别、教育、腰臀比、吸烟、身体活动、是否患糖尿病、不同测试中心、能量摄入等因素后，碳水化合物提供的能量百分比与全因死亡率之间呈 U 形关联，当碳水化合物提供的能量百分比为 50%~55% 时，死亡率最低（图 1-7）。亚组分析结果显示，50 岁以上人群碳水化合物的摄入量与全因死亡率成反比。一项 Meta 分析显示，碳水化合物摄入与死亡率之间呈 U 形关联，低碳水化合物摄入（<40%）和高碳水化合物摄入（>70%）都比中等摄入量具有更高的死亡风险。多项研究都表明碳水化合物的摄入量与死亡率之间可能呈 U 形关系，提示碳水化合物的摄入量并非越低越好。

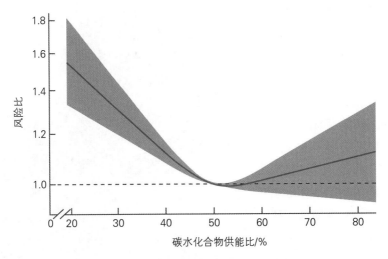

图 1-7　碳水化合物摄入量与全因死亡率关系的 U 形曲线

资料来源：Lancet Public Health，2018.

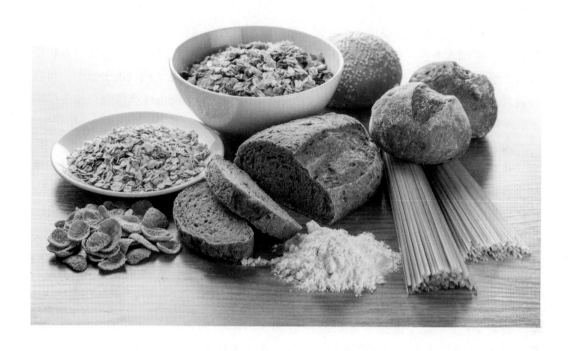

（五）全谷物、薯类与健康关系的证据分析

1. 全谷物与健康

共纳入 52 篇文献作为主要证据。目前有充足的证据表明，增加全谷物摄入可降低全因死亡风险、2 型糖尿病和心血管疾病的发病风险，有助于维持正常体重、延缓体重增长，推荐等级均为 B 级。全谷物与人体健康关系的综合分析见表 1-12。

（1）增加全谷物摄入可降低全因死亡的发生风险

共对 8 篇文献（8 篇系统评价）进行综合评价，结果显示增加全谷物摄入可降低全因死亡的发生风险，综合评价等级为 B 级。2017 年一项基于 19 项队列研究的 Meta 分析结果表明，和低摄入人群相比，全谷物高摄入人群全因死亡风险下降 12%，*RR*（95%*CI*）为 0.88（0.84，0.92）；剂量 - 效应关系显示，全谷物摄入每增加 30g/d，全因死亡风险可降低 8%，*RR*（95%*CI*）为 0.92（0.89，0.95）；摄入量达到 100g/d 时，风险降低 25%。

（2）增加全谷物摄入可降低心血管疾病的发病风险

共对 18 篇文献（包括 16 篇系统评价、1 项队列研究和 1 项病例对照研究）进行综合评价，结果显示增加全谷物摄入可降低心血管疾病的发病风险，综合评价等级为 B 级。2010 年一项包括 10 项队列研究的系统评价结果表明，和不吃或少吃全谷物（食品）人群相比，每天摄入 3 份全谷物食品或 48~80g 全谷物，心血管疾病发病相对风险可降低 21%，*RR*（95%*CI*）为 0.79（0.74，0.85）。

（3）增加全谷物摄入可降低 2 型糖尿病的发病风险

共对 9 篇文献（包括 7 篇系统评价、1 项队列研究和 1 项横断面研究）进行综合评价，结果显示增加全谷物摄入可降低 2 型糖尿病的发病风险，综合评价等级为 B 级。2012 年一项纳入 6 项队列研究和 21 项 RCT 研究的系统评价结果表明，增加全谷物摄入与 2 型糖尿病存在非线性相关，每天摄入全谷物食品 2 份（相当于 60g）以上，可获得较大的健康效益；和很少食用全谷物的人群相比，摄入 48~80g/d 全谷物可使 2 型糖尿病发病风险降低 26%，RR（95%CI）为 0.74（0.69，0.80）。

（4）增加全谷物摄入可降低结直肠癌的发病风险

共对 7 篇文献（包括 5 篇系统评价和 2 项队列研究）进行综合评价，结果显示增加全谷物摄入可降低结直肠癌的发病风险，综合评价等级为 B 级。2011 年一项包括 8 项队列研究的系统评价结果显示，全谷物摄入水平较高人群和摄入水平较低人群相比，结直肠癌发病相对风险下降 21%，RR（95%CI）为 0.79（0.72，0.86）。剂量 - 反应关系显示，全谷物食品摄入增加 90g/d，结肠癌发病风险降低 17%，RR（95%CI）为 0.83（0.78，0.89）。

（5）全谷物摄入有助于维持正常体重，延缓体重增长

共对 10 篇文献（包括 7 篇系统评价和 3 项横断面研究）进行综合评价，结果显示全谷物摄入有助于维持正常体重，延缓体重增长，综合评价等级为 B 级。2008 年一项纳入 15 项以欧美成年人为主的队列研究和横断面研究的 Meta 分析结果表明，全谷物摄入量≥48g/d 的人群与摄入量 <8g/d 的人群相比，其 BMI 降低 0.63kg/m^2（95%CI：0.46~0.80kg/m^2），腰围减少 2.7cm（95%CI：0.2~5.2cm），腰臀比降低 0.023（95%CI：0.016~0.030）。2012 年一项包括 38 项研究的系统评价结果显示，增加全谷物摄入会使 13 岁以上的青少年和成年人体重增长风险降低 17%，RR（95%CI）为 0.83（0.70，0.97）。

2. 燕麦、荞麦与健康

对小米、玉米、荞麦、燕麦等品种进行了单一品种与健康关系分析，仅对文献多的谷物品类分析如下。燕麦相关文献较多，共纳入 42 篇，结果表明增加燕麦摄入可具有改善血脂异常的作用，其推荐等级均为 B 级。

增加燕麦摄入可具有改善血脂异常的作用：共对 22 篇文献（包括 4 篇系统评价、13 项随机对照研究、3 项交叉对照研究和 2 项自身前后对照研究）进行综合评价，结果显示增加燕麦摄入可具有改善血脂异常的作用，综合评价等级为 B 级。2016 年一项纳入 58 项随机对照研究（美国、加拿大、中国人群等）的系统评价显示，与精制谷物组相比，每天摄入 3.5g β- 葡聚糖（相当于 70g 燕麦）持续 3 周以上，可明显降低 LDL-C、non-HDL-C 和 ApoB 的水平。也有研究表明增加燕麦摄入可具有改善血糖的作用。此外，另有研究显示，增加荞麦摄入可具有改善血脂异常的作用。2018 年一篇纳入 12 项随机对照研究（中国、印度、瑞典人群）的系统评价显示，与基线值或对照组相比，增加荞麦摄入可明显降低总胆固醇 0.5mmol/L（95%CI：-0.8~-0.2mmol/L）及总甘油三酯 0.25mmol/L（95%CI：-0.49~-0.02mmol/L）。

3. 薯类与健康

共纳入 14 篇文献，分析认为增加薯类摄入可降低便秘的发生风险，过多摄入油炸薯片和薯条可增加肥胖的发病风险，其推荐等级均为 B 级。薯类与人体健康关系的综合分析见表 1-12。

（1）增加薯类摄入可降低便秘的发病风险

共对 8 篇文献［包括 7 项随机对照试验研究和 1 项自身对照临床研究］进行综合评价，结果显示增加薯类摄入可降低便秘的发病风险，综合评价等级为 B 级。2009 年一项对中国 18~39 岁产妇进行的薯类与便秘关系的 RCT 研究显示，与对照组每天普通饮食相比，每天进食熟甘薯 200g 左右能显著提前产妇产后首次排便时间（t'=5.13，$P<0.001$），降低大便干硬、排便困难的发生率（χ^2=10.17，P=0.001）。

（2）过多摄入油炸薯片和薯条可增加肥胖的发病风险

共对 6 篇文献（包括 1 项队列研究、1 项病例对照研究和 4 项横断面研究）进行综合评价，结果显示过多摄入油炸薯片和薯条可增加肥胖的发病风险，综合评价等级为 B 级。2011 年一项对美国 3 个成年人队列（分别为 50 422 例、47 898 例、22 557 例）进行的研究表明，每 4 年体重平均增加 1.52kg，与 4 年内体重关系最密切的食物为油炸薯片（0.77kg）。2013 年一项对伊朗 216 例 6~12 岁儿童进行的油炸薯片与肥胖发生风险的病例对照研究发现，肥胖与油炸薯片的摄入频率有关，增加摄入油炸薯片的频率，肥胖发生风险增加 14%，OR（95%CI）为 1.14（1.02，1.28）。

【知识链接】

1. 从小培养健康饮食行为，做到食物多样

饮食行为是指在日常生活中反复进行的与饮食相关的行为。饮食行为是对饮食条件所产生的生理和心理的适应性行动，在人类发展过程和个体发育各阶段中形成。婴幼儿和少年时期是培养食物多样健康饮食行为的最佳阶段。鼓励儿童尝试多种食物，增加体验和认知，促进健康饮食行为的养成。不健康的饮食行为有挑食、偏食等，长期挑食和偏食会造成食物摄入单调，导致人体营养素摄入不足或缺乏。

2. 合理膳食与免疫力

科学合理的营养膳食能有效改善营养状况、增强抵抗力，有助于新冠肺炎防控与救治。中国营养学会联合中国医师协会、中华医学会肠外肠内营养学分会，针对新冠肺炎防控和救治特点，并根据《中国居民膳食指南》和国家卫生健康委员会 2020 年发布的《新型冠状病毒感染的肺炎诊疗方案（试行第四版）》，制定《新型冠状病毒感染的肺炎防治营养膳食指导》，供公众和医疗机构参考，详见国家卫健委官网：http://www.nhc.gov.cn/xcs/fkdt/202002/a69fd36d54514c5a9a3f456188cbc428.shtml。

免疫是指人体防御特定病原体、免除罹患疾病的能力。人体免疫系统由具有免疫功能的分子、细胞、组织和器官组成，广泛分布于全身，能够抵御外来病原体的入侵。

通常将人体的免疫功能分为特异性免疫（又称获得性免疫）和非特异性防御机制（又称先天性免疫），淋巴细胞及抗体属于特异性免疫，皮肤、黏膜、吞噬细胞属于非特异性防御机制，这两种免疫功能密切关联。

维持免疫力须依靠合理膳食和多种营养素的联合作用，其中蛋白质扮演着核心角色，是生命的物质基础。关于蛋白质的作用有很多研究，人体内有数以百计的各种类型的蛋白质，发挥着各自重要的生理功能，包括但不限于：促进生长发育和组织修补；调节人体的生理功能；构成免疫活性物质；构成遗传基因的物质基础；调节水盐代谢和酸碱平衡；运输营养物质等。

在整个生命过程中，饮食提供能量和营养素来满足免疫系统需求，如果饮食来源不足，也可以通过消耗内源（如身体储存）来满足。能量/蛋白质营养不良与免疫功能降低、感染易感性增加的关系确凿。几乎所有形式的免疫功能均受能量/蛋白质营养不良的影响，其非特异性防御与细胞免疫降低更严重。能量和宏量营养素和/或特定微量营养素不足都可以损害免疫系统，导致免疫功能低下。

3. 大米、面粉是否越白越好

为了追求口感和风味，精白米、精白面往往更受消费者欢迎。其实，提高谷物加工的精度降低了谷物的营养价值。由于过度加工，谷物籽粒的谷皮、糊粉层、胚芽被分离出去，仅留下淀粉含量高的胚乳部分，从而导致营养价值下降，膳食纤维损失严重，B族维生素和矿物质的损失占60%~80%。因此，长期食用精白米和精白面对健康不利，可造成维生素和矿物质摄入不足，甚至导致维生素缺乏病，如维生素B_1缺乏可引起脚气病。所以大米、面粉不是越白越好，从营养学角度，提倡适量地吃全谷物。

4. 血糖生成指数和血糖负荷

食物中的碳水化合物进入人体后经过消化分解成单糖，随后进入血液循环，进而影响血糖水平。由于食物进入胃肠道后消化速度不同，吸收程度不一致，葡萄糖进入血液速度有快有慢，数量有多有少。因此即使含等量碳水化合物的食物，对人体血糖水平的影响也不同。

食物血糖生成指数（GI）是指含50g碳水化合物的食物与相当量的葡萄糖在一定时间（一般为2个小时）体内血糖反应水平的百分比值，反映食物与葡萄糖相比升高血糖的速度和能力。通常把葡萄糖的血糖生成指数定为100。

血糖生成指数是衡量食物引起餐后血糖反应的一项有效指标。一般而言，食物血糖生成指数>70为高GI食物，55~70为中GI食物，<55为低GI食物（表1-13）。食物的血糖生成指数受多种因素影响，包括合理搭配、食物加工、烹调方法及膳食中所含的蛋白质、脂肪和膳食纤维等。

值得注意的是，有些血糖生成指数低的食物并不表示可以多吃。研究发现，果糖虽然属于低GI（23）食物，但如果摄入过多，可能会引起腹泻和血甘油三酯升高。西瓜的GI虽较高（72），但碳水化合物含量较低，在摄入少量西瓜的情况下，对血糖水

表 1-13　常见食物的血糖生成指数

食物名称	GI	食物名称	GI	食物名称	GI
大米饭	83	甘薯（红，煮）	77	菠萝	66
馒头（富强粉）	88	芋头（蒸）	48	香蕉（熟）	52
白面包	106	山药	51	猕猴桃	52
面包（全麦粉）	69	南瓜	75	柑橘	43
面条（小麦粉，湿）	82	藕粉	33	葡萄	43
烙饼	80	苏打饼干	72	梨	36
油条	75	酸奶	48	苹果	36
玉米	55	牛奶	28	鲜桃	28
玉米糁粥	52	胡萝卜	71	柚子	25
小米饭	71	扁豆	38	葡萄干	64
大麦粉	66	四季豆	27	樱桃	22
荞麦面条	59	绿豆	27	麦芽糖	105
燕麦麸	55	大豆（浸泡，煮）	18	葡萄糖	100
发芽糙米	54	花生	14	绵白糖	84
土豆（煮）	66	芹菜	15	果糖	23
马铃薯泥	73	西瓜	72	蜂蜜	73

资料来源:《中国食物成分表标准版（第6版第一册）》，2018年。

平的影响并不大。所以，应综合考虑食物的血糖生成指数与摄入量，即考虑血糖负荷（GL）。

　　GL是用食物的GI值乘以每百克或每食用份中所含可利用碳水化合物的量。一般认为GL<10为低GL食物，10~20为中GL食物，GL>20为高GL食物。食物的GI值是相对固定的，但GL值随着食用量的变化而变化。GI和GL的联合应用，有助于膳食血糖管理，对指导糖尿病患者和肥胖人群的饮食具有重要的意义。

5. 食物加工和血糖生成指数关系

　　就食物加工而言，谷类加工越精细GI越高。如小麦面条GI为82，荞麦面条GI为59，而全麦面条GI为37；相对于精白米饭GI为83，加工程度较低的全谷物GI相对较低，如发芽糙米GI为54，玉米糁粥GI为52，燕麦麸GI为55，均属于低GI食物。

同一种食物采用不同的烹调方法也影响血糖水平。研究表明,食用蒸煮较烂的米饭,餐后 0.5~1.0 小时内血糖水平明显高于干米饭;煮粥时间较长或加碱,在增加米粥黏稠度的同时也增加了血糖水平。为防止血糖快速升高,糖尿病患者不宜食用熬煮时间较长的精白米粥。

食物搭配对 GI 也有一定的影响。富含蛋白质、脂肪及膳食纤维的食物做成的混合饭菜,均可降低血糖生成指数。

6. 如何看待营养强化食品

食品营养强化是将一种或多种微量营养素添加到食品中,从而提高食用人群相应微量营养素摄入的方法,强化营养素的食品一般被称为营养强化食品。食品营养强化已有近 200 年历史,是国际上常用的改善微量营养素摄入不足的重要手段,我国主要有食盐加碘及添加了维生素 B_1、维生素 B_2、烟酸、钙、铁等微量营养素的强化食品。

食用营养强化食品应注意以下几个方面:

(1)优先从膳食中获取各种充足的天然营养素。对于健康人来说,除碘等个别营养素外,通常可以通过合理膳食满足机体对营养素的需要。因为天然食物中除了含有多种营养成分,还含有许多其他有益健康的成分,对预防慢性病、促进健康具有重要的作用。因此,只有当膳食不能满足营养需要时,才可以根据自身的生理特点和营养需求,选择适当的营养强化食品。

(2)科学选购,合理食用。应根据可能缺少的某些营养素,针对性选择所需要的营养强化食品。选购前应注意阅读营养标签,根据营养强化食品中营养素的含量及适宜人群,恰当选择相关产品及食用剂量。

(3)缺乏才补。值得注意的是,营养强化食品不是越多越好,不能盲目食用。

7. 特殊类型膳食模式

近年来,基于对疾病的恐慌和某些疾病治疗的需要,多样膳食模式在网络上传播兴起,如低碳水化合物饮食、生酮饮食、轻食、辟谷等。这些均不是健康人群的膳食模式,也没有证据表明长期采用这些膳食模式更健康。

准则二　吃动平衡，健康体重

Be active to maintain a healthy body weight

提要

食物摄入量和身体活动量是保持能量平衡、维持健康体重的两个关键因素。长期能量摄入量大于能量消耗量可导致体重增加，甚至造成超重或肥胖；反之则导致体重过轻或消瘦。体重过重和过轻都是不健康的表现，易患多种疾病，缩短寿命。成人健康体重的体质指数（BMI）应保持在 18.5~23.9kg/m² 之间。

目前，我国大多数居民身体活动不足，成年人超重和肥胖率达 50.7%。充足的身体活动不仅有助于保持健康体重，还能够增强体质，降低全因死亡风险和心血管疾病、癌症等慢性病发生风险；同时也有助于调节心理平衡，缓解抑郁和焦虑，改善认知、睡眠和生活质量。

各个年龄段人群都应该天天进行身体活动，保持能量平衡和健康体重。推荐成年人积极进行日常活动和运动，每周至少进行 5 天中等强度身体活动，累计 150 分钟以上；每天进行主动身体活动 6 000 步。鼓励适当进行高强度有氧运动，加强抗阻运动，多动多获益。减少久坐时间，每小时起来动一动。多动慧吃，保持健康体重。

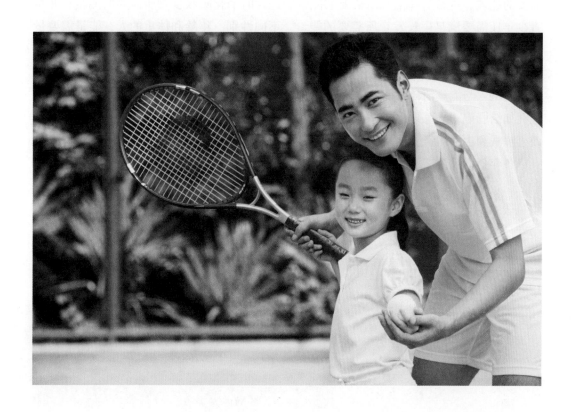

【核心推荐】

- 各年龄段人群都应天天进行身体活动，保持健康体重。
- 食不过量，保持能量平衡。
- 坚持日常身体活动，每周至少进行 5 天中等强度身体活动，累计 150 分钟以上；主动身体活动最好每天 6 000 步。
- 鼓励适当进行高强度有氧运动，加强抗阻运动，每周 2~3 天。
- 减少久坐时间，每小时起来动一动。

体重是客观评价人体营养和健康状况的重要指标，各年龄段人群都应该天天进行身体活动，保持健康体重。体重过轻一般反映能量摄入相对不足和营养不良，可导致机体免疫力降低，增加疾病的发生风险。体重过重反映能量摄入相对过多或身体活动不足，易导致超重和肥胖，可显著增加 2 型糖尿病、心血管疾病、某些癌症等的发生风险。

能量是人体维持新陈代谢、生长发育、从事身体活动等生命活动的基础，不同人群需要的能量不同。成年人能量需要主要包括维持生命活动所必需的能量即基础代谢需要的能量、进行身体活动所需要的能量和进食时消化吸收食物所需要的能量，儿童青少年还需要满足生长发育所需要的能量。不同性别、年龄和体重的人，能量需要量也不同。目前，我国 18 岁及以上成年人超重和肥胖率达 50.7%，6~17 岁儿童青少年超重和肥胖率为 19.0%，6 岁以下儿童超重和肥胖率为 10.4%。因此，增加身体活动，保持能量摄入与能量消耗平衡，维持健康体重，从而降低心血管疾病、2 型糖尿病及某些癌症如结肠癌、乳腺癌等慢性病的发生风险。同时，身体活动也有助于调节心理平衡，改善睡眠和生活质量。

各年龄段人群都应积极进行各种类型的身体活动。久坐不动是增加全因死亡率的独立危险因素，因此每小时应主动起来动一动，动则有益。推荐的成年人身体活动量见表 1-14。

表 1-14　推荐的成年人身体活动量

	推荐活动	时间
每天	主动进行身体活动 6 000 步	30~60 分钟
每周	至少进行 5 天中等强度身体活动	150~300 分钟
鼓励	适当进行高强度有氧运动和抗阻运动	每周 2~3 天，隔天进行
提醒	减少久坐时间，每小时起来动一动	

【实践应用】

（一）如何判断吃动平衡和健康体重

1. 吃动平衡

成年人能量代谢的最佳状态是达到能量摄入与能量消耗的平衡。这种平衡能使机体保持健康并胜任必要的生活活动和社会活动。能量代谢失衡，即能量过剩或缺乏都对身体健康不利。

体重变化是判断一段时期内能量平衡与否最简便易行的指标，也是判断吃动是否平衡的指标。每个人可根据自身体重的变化情况适当调整食物的摄入量和身体活动量。如果发现体重持续增加或减轻，就应引起重视。

家里准备一个体重秤，经常称一下早晨空腹时的体重。注意体重变化，随时调整吃与动的平衡。

2. 健康体重

目前常用的判断健康体重的指标是体质指数（body mass index，BMI），也称体重指数。它的计算方法是用体重（kg）除以身高（m）的平方。

一般人群 BMI 和人体脂肪含量（%）之间有很好的相关性，可以间接反映人体脂肪含量。人的体重包含身体脂肪组织的重量和骨骼、肌肉、体液等非脂肪组织的重量。对于大多数人而言，BMI 的增加大体反映体内脂肪重量的增加，但运动员等体内肌肉比例高的人，健康体重的 BMI 范围不一定适用。

我国健康成年人（18~64 岁）的 BMI 应在 18.5~23.9kg/m^2（表 1-15）。从降低死亡率考虑，65 岁以上老年人不必苛求体重和身材如年轻人一样，老年人的适宜体重和 BMI 应该略高（20~26.9kg/m^2）。

> **贴士：**
>
> 能量消耗的三个主要部分（基础代谢、身体活动和食物热效应），身体活动是变化最大、可以自我调节的能量消耗。因此必须充分重视身体活动，才能达到吃动平衡。

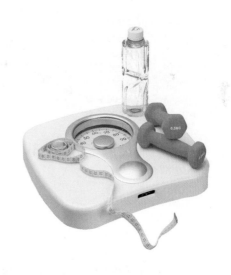

表 1-15　中国成年人体重分类

分类	BMI/（kg·m^{-2}）
肥胖	BMI≥28.0
超重	24.0≤BMI<28.0
体重正常	18.5≤BMI<24.0
体重过低	BMI<18.5

儿童青少年处于生长发育阶段，除了体重和身高作为重要的发育和营养状况指标外，也可以使用不同性别、年龄的 BMI 作为判断标准（附录六）。

（二）每天应吃多少

一般而言，一个人一天吃多少量食物是根据能量需要而计算出来的，故一天吃多少以食物供给是否满足一天能量需要为衡量标准。一个人每天需要的能量取决于许多因素，包括年龄、性别、身高、体重、身体活动水平以及怀孕或哺乳状态（女性）。随着年龄增长，基础代谢率下降，能量需要量也随之减少。另外，减肥、维持体重或增加体重的需求也会影响能量需要量。

根据《中国居民膳食营养素参考摄入量（2013 版）》，我国成年人（18~49 岁）低身体活动水平者能量需要量男性为 9.41MJ（2 250kcal），女性为 7.53MJ（1 800kcal）。中国 6 岁以上不同性别、年龄和不同身体活动水平人群能量需要量见图 1-8。

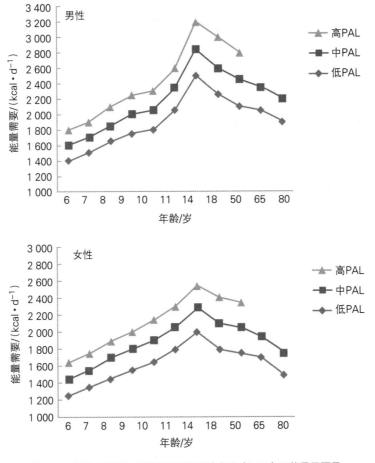

图 1-8　中国 6 岁以上人群不同身体活动水平（PAL）下能量需要量

（三）如何做到食不过量

食不过量主要指每天摄入的各种食物所提供的能量，不超过也不低于人体所需要的能量。不同食物提供的能量不同，如蔬菜是低能量食物，油脂、畜肉和高脂肪的食物能量较高。因此，要做到食不过量，需要合理搭配食物，既要保持能量平衡也要保持营养素的平衡。

贴士：

　　三大宏量营养素产热值：碳水化合物 1g=4kcal，蛋白质 1g=4kcal，脂肪 1g=9kcal。

以下窍门可以帮助您做到食不过量，建立健康的饮食行为：

（1）定时定量进餐：可避免过度饥饿引起的饱食中枢反应迟钝而导致进食过量。

（2）吃饭宜细嚼慢咽，避免进食过快，无意中进食过量。

（3）分餐制：不论在家或在外就餐，都提倡分餐制，根据个人的生理条件和身体活动量，进行标准化配餐和定量分配。

（4）每顿少吃一两口：体重的增加或减少不会因为短时间的一两口饭而有大的变化，但日积月累，从量变到质变，就可以影响体重的增减。如果能坚持每顿少吃一两口，对预防能量摄入过多而引起的超重和肥胖有重要作用。对于容易发胖的人，适当限制进食量，不要完全吃饱，更不能吃撑，最好在感觉还欠几口的时候就放下筷子。

（5）减少高能量加工食品的摄入：学会看食品标签上的营养成分表，了解食品的能量值，少选择高脂肪、高糖食品。

（6）减少在外就餐：在外就餐或聚餐时，一般时间长，会不自觉增加食物的摄入量，导致进食过量。

（四）身体活动量多少为宜

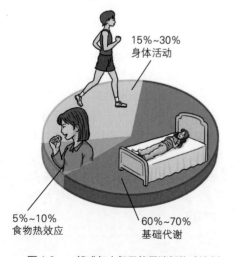

15%~30%
身体活动

5%~10%
食物热效应

60%~70%
基础代谢

图1-9　一般成年人每日能量消耗构成比例

成年人的能量消耗包括基础代谢、身体活动和食物热效应（图1-9）。身体活动包括职业性身体活动、交通往来活动、家务活动和休闲时间进行的身体活动。通常身体活动量应占总能量消耗的15%以上。建议每天主动运动为6 000步，或中等强度运动30分钟以上，可以一次完成，也可以分2~3次完成。

成年人每天能量摄入量在1 600~2 400kcal时，身体活动消耗15%是240~360kcal。一般来说，每天日常家务和职业活动等2 000~2 500步，按标准人体重计算的消耗能量60~

80kcal；主动性身体活动 6 000 步（5.4~6.0km/h 快走），需要约 42 分钟，能量消耗为 170kcal。两者加起来每天能量消耗共 230~250kcal。年龄超过 60 岁的老年人完成 6 000 步的时间可以更长些。体重越大，进行同等强度运动时消耗的能量越多，见表 1-16。

贴士：

身体活动指增加能量消耗的骨骼肌活动，包括家务活动、职业活动、交通活动和休闲时的主动性运动等。有益于健康的身体活动强调大肌群参与的能量消耗明显增加的活动。

表 1-16 成年人每天身体活动量相当于快走 6 000 步的活动时间

活动名称	时间 /min
太极拳	50
快走、骑自行车、乒乓球、跳舞	40
健身操、高尔夫球	30~35
网球、篮球、羽毛球	30
慢跑、游泳	25

进行不同强度身体活动消耗的能量不同，身体活动强度越大消耗的能量越多。身体活动强度用来描述进行身体活动时费力 / 用力的大小，可以用代谢当量（MET，梅脱）、心率或者自我感知的疲劳程度来衡量。通常中等强度身体活动的 MET 值为 3~5.9，活动时心率为最大心率的 60%~80%［最大心率可以用"220- 年龄（岁）"进行计算］，自觉疲劳程度或用力程度为"有点费力，或有点累、稍累"。

换句话说，中等强度身体活动是指需要用一些力，心跳、呼吸加快，但仍可以在活动时轻松讲话的活动。如快速步行、跳舞、休闲游泳，及做家务如擦窗子、拖地板等。中等强度身体活动，常用快走作为代表。中等强度的下限为中速（4km/h）步行。

高强度身体活动是指需要更多地用力，心跳更快，呼吸急促，如慢跑、健身操、快速蹬车、打网球、比赛训练，以及重体力劳动如举重、搬重物或挖掘等。高强度身体活动适合有运动习惯的健康成年人和青少年。

贴士：

代谢当量（metabolic equivalent, MET）用来描述有氧运动的运动强度。1 个 MET 指坐位休息时的能量消耗率，相当于每小时每千克体重消耗 1kcal 能量。其他活动的能量消耗用 MET 的倍数表示。低活动强度：1.1~2.9MET，中等活动强度：3~5.9MET，高活动强度：6~9MET。

中国居民膳食指南（2022）

运动不仅仅对保持健康体重有益，还有更多健康益处。

— 增进心肺功能，改善耐力和体能。

— 提高代谢率，增加胰岛素的敏感性，改善内分泌系统的调节。

— 提高骨密度，预防骨质疏松症。

— 保持或增加瘦体重，减少体内脂肪蓄积，防止肥胖。

— 改善血脂、血压和血糖水平。

— 调节心理平衡，减轻压力，缓解焦虑，改善睡眠。

— 肌肉力量的训练有益于强壮骨骼、关节和肌肉，有助于延缓老年人身体活动功能的衰退。

— 降低肥胖、心血管疾病、2 型糖尿病、某些癌症等慢性病的发生风险。

（五）如何达到身体活动量

除了日常身体活动如家务活动、职业性身体活动、交通往来活动外，应加强主动性运动。主动性运动的形式多种多样，主要包括有氧运动、抗阻运动（力量运动）、柔韧性运动和平衡协调类运动。运动时应兼顾不同类型的运动。

1. 设置目标，逐步达到

先有氧，后力量，重视柔韧性运动。

（1）有氧运动：如果平常身体活动很少，开始运动时，可以设定一个较低水平的目标，如每天进行 15~20 分钟的活动。选择使您感觉轻松或有点用力的强度，以及习惯或方便的活动，如步行、骑自行车等。给自己足够的时间适应活动量的变化，再逐渐增加活动强度和时间。

运动一段时间后，同样的用力可以走得更快，说明您的体质在增强，适合您运动的强度也需要增加。这时可以有一个更高的目标，选择一个更长时间和更高强度的运动，您的健康会因此受益更多。

（2）抗阻运动：主要针对身体的大肌肉群，包括上肢、下肢和腰、腹、背等核心肌肉群，以增强肌肉力量。阻力负荷可以采用哑铃、水瓶、沙袋、弹力带和健身器械，也可以是肢体和躯干自身的力量（如俯卧撑、引体向上等）。坚持每周 2~3 天抗阻运动，隔天进行。每天 8~10 个动作，每个动作做 3 组，每组重复 8~15 次。针对同一肌群的抗阻运动最好隔天 1 次，不要天天练习，以免恢复不足导致疲劳和损伤。

（3）柔韧性练习：身体灵活性柔软度练习很重要，伸展或柔韧性活动最好每天进行，特别是进行大强度有氧运动和抗阻运动前后。运动前热身包括颈、肩、肘、腕、髋、膝、踝各关节的屈曲和伸展活动，运动后包括颈、肩、上肢和下肢的肌肉拉伸活动。此外，太极拳、

贴士：

（1）有氧运动天天有；

（2）抗阻运动不可少；

（3）柔韧运动随时做。

瑜伽等也是不错的柔韧性练习。

2. 培养兴趣，把运动变为习惯

首先应当认识到，身体活动是一个改善健康的机会，而不是浪费时间；运动是每天必需的生活内容之一，能增进健康、愉悦心情。

活动可以随时随地进行。将运动列入每天的时间表，培养运动意识和习惯，有计划安排运动，循序渐进，逐渐增加运动量，达到每周建议量。

寻找和培养自己有兴趣的运动方式，并多样结合，持之以恒，把天天运动变为习惯。可供选择运动方案见表1-17。

表1-17　可选择的运动方案

方案	有氧运动	抗阻运动
1	周一、二、三、四、五，每天快走30min（可利用每天上、下班时间，往返各走15min），周六打羽毛球40min	
2	周一、周四快走40min，周二、周五广场舞30~40min	周三、六抗阻运动，上、下肢各3个部位，3组，每个部位重复8~12次/组，20min/d
3	周一、四慢跑30min，周末游泳50min	周二、五抗阻运动，上、下肢各4个部位，3组，每个部位重复8~12次/组，20~25min/d
4	骑自行车40min/d，慢跑15min/d，隔天交替进行	自选不连续的两天进行抗阻运动，上、下肢各4个部位，核心肌群1个动作，3组，每个部位重复8~12次/组，30min/d
5	快走或羽毛球、网球、乒乓球，30min/d，慢跑20min/d，交替进行，周末爬山1次（50min）	周中自选1~2天进行抗阻运动，上、下肢各4个部位，核心肌群1个动作，3组，每个部位重复8~12次/组，30min/d

---

常见运动类型及健康益处

有氧运动：也称耐力运动，如慢跑、游泳、自行车等，是一种身体大肌肉群参与的持续性有节奏的运动。运动中的能量来源主要由有氧代谢供给。有氧运动可有效地增强心肺耐力、减脂、控体重。

抗阻运动：也称力量运动，利用自身重量、哑铃、水瓶、沙袋、弹力带和健身器械等进行的抗阻力运动形式。抗阻运动可增加肌肉力量和质量，增加瘦体重，强壮骨骼和关节，预防摔倒。

柔韧性运动：指轻柔、屈曲伸展的运动形式，如太极拳、瑜伽、舞蹈等，可增加关节活动度，预防肌肉损伤，消除肌肉疲劳，提高运动效率。对保持身体活动功能及灵活性具有重要作用。

（六）如何把身体活动融入到日常生活和工作中

1. 利用上下班时间 充分利用外出、工作间隙、家务劳动和闲暇时间，尽可能地增加"动"的机会；尽可能减少出行开车、坐车、久坐等。利用上下班时间，增加走路、骑自行车、爬楼梯的机会。把身体活动融入到工作和生活中，如坐公交车，提前一站下车；每周主动少驾车，骑车上班或走路上班。

贴士：

每天或每周 5 天以上都进行中等强度的有氧运动，至少隔天 1 次，每周累计 150 分钟以上。成年人可以选择快走、游泳、乒乓球、羽毛球、篮球、跳舞等活动方式，老年人可以选择中速走、乒乓球、羽毛球、游泳、广场舞等。

2. 减少久坐时间 办公室工作过程中，能站不坐，多活动，如站着打电话、能走过去办事不打电话、少乘电梯多爬楼梯等。久坐者，每小时起来活动一下，做伸展运动或健身操。在家里尽量减少看电视、手机和其他屏幕时间。多进行散步、遛狗、逛街、打球、踢毽子等活动。

贴士：

久坐或静态行为指除了睡觉以外长时间坐着或躺着，包括长时间坐着工作、使用电脑、看电视等坐着（或躺着）所有形式。久坐只消耗很少的能量，且身体各个部分得不到活动。

3. 生活、运动、乐在其中 运动锻炼是身体活动的一类，指为达到一定目标而有计划、有特定活动内容、重复进行的一类身体活动，目的在于增进或维持身体素质的一个或多个方面。户外活动，沐浴阳光和新鲜空气，可以按自身具体情况、可利用的活动场地和设施等条件进行安排。总之，运动要多样化，把生活、娱乐、工作与运动锻炼相结合，久而久之将见到健康效果。

（七）体重过重或过轻怎么办

培养健康的饮食行为和运动习惯是控制体重或增重的必需措施。

1. 体重过重与减重

对于肥胖的人，饮食调整的原则是在控制总能量基础上的平衡膳食。一般情况下，建议能量摄入每天减少 1 256~2 093kJ（300~500kcal），严格控制油和脂肪摄入，适量控制精白米面和肉类，保证蔬菜、水果和牛奶的摄入充足。减重速度以每月 2~4kg 为宜。减肥不单是减重，更重要的是减少脂肪。禁食减肥常常以丢失水分和肌肉为代价，并不能维持长久；不吃谷物的低碳水化合物高蛋白质饮食，只能是暂时性的减肥计划，长期食用低碳水化合物食物或高蛋白质食物对健康十分不利。

运动可以帮助保持瘦体重、减少身体脂肪，建议超重或肥胖的人每天累计达到 60~90 分钟中等强度有氧运动，每周 5~7 天，累计运动能量消耗 2 000kcal 以上；抗阻肌肉力量锻炼隔天进行，每次 10~20 分钟。

2. 体重过轻与增重

体重过轻一般有两种情况，一种是身体脂肪含量和瘦体重都偏轻，另一种情况是脂肪含量正常，但是瘦体重偏轻，这种情况女性尤为突出。为健康和生理功能的需要，男性必需体脂肪最少应在3%~8%，而女性必需体脂肪最少应在12%~14%。健康体脂范围见表1-18。

表1-18 成年男性、女性的健康体脂范围

	必需体脂	健康体脂
男	3%~8%	15%~20%
女	12%~14%	25%~30%

体重过轻，如何达到健康体重？对于体重过轻者（BMI<18.5kg/m²），首先应排除疾病原因，然后评估进食量、能量摄入水平、膳食构成、身体活动水平、身体成分构成等。根据目前健康状况、能量摄入量和身体活动水平，逐渐增加能量摄入至相应的推荐量水平，或稍高于推荐量，平衡膳食。可适当增加谷类、牛奶、蛋类和肉类食物摄入，同时每天适量运动。

（八）运动应保证安全

每个人都应该寻找适合自己的运动，找到兴趣，长期坚持。年龄不同，适宜的运动也不尽相同，为了避免运动中可能发生的风险，注意事项如下：

- 根据天气和身体情况调整当天的运动量。
- 每次运动前应先做准备活动，运动开始应逐渐增加用力。
- 运动后不要立即停止活动，应逐渐放松。
- 肌肉力量锻炼避免阻力负荷过重，并隔天进行。
- 运动量大、日照强烈出汗多时适当补充水和盐，或运动饮料。
- 步行、跑步应选择安全平整的道路，穿合适的鞋袜。
- 运动中出现持续加重的不适感觉，应停止运动，及时就医。

老年人应该寻找适合自己的活动方式，通过有针对性的身体锻炼，既注意了安全，又可以有效、显著地降低跌倒风险。如：动态及静态的平衡练习、核心力量练习、下肢力量练习、柔韧性练习、协调练习等。

【科学依据】

【关键事实】

- 运动有利于身心健康，维持健康体重取决于机体的能量平衡。
- 体重过轻或过重都可能导致疾病发生风险增加；低体重和肥胖增加老年死亡风险。
- 超重和肥胖是慢性病的独立危险因素。
- 增加有规律的身体活动可以降低全因死亡风险；久坐不动会增加全因死亡风险，是独立危险因素。
- 增加身体活动可以降低心血管疾病、2 型糖尿病和结肠癌、乳腺癌等癌症的发病风险；有效消除压力，缓解抑郁和焦虑，改善认知、睡眠和生活质量。

体重和身体活动与健康密切相关，体重过轻或过重都会对健康产生显著影响。关于体重、身体活动与健康的关系，科学证据充足。

（一）我国居民能量摄入量、体质指数以及身体活动现状分析

1. 我国居民能量摄入量现状

2015 年中国居民营养与健康状况监测的数据显示，目前我国居民平均每标准人（轻体力活动男性）每天能量摄入量为 2 007kcal。

2. 体质指数和超重率的变化趋势

根据中国健康与营养调查（CHNS），近 30 年来 9~15 个省的监测结果表明，我国成年人（18~65 岁）BMI 和超重率在逐年增加。1991 年的调查显示我国成年人 BMI 平均值为 $21.5kg/m^2$，2018 年为 $24.5kg/m^2$，增加了 $3kg/m^2$。不同性别成年人 BMI 和超重率（按中国标准）变化趋势见图 1-10。

《中国居民营养与慢性病状况报告（2020 年）》显示，全国 18 岁及以上居民超重率和肥胖率分别为 34.3% 和 16.4%，比 2012 年分别上升了 4.2 和 4.5 个百分点；6~17 岁儿童青少年超重率和肥胖率分别为 11.1% 和 7.9%，比 2012 年均上升了 1.5 个百分点；6 岁以下儿童超重率和肥胖率分别为 6.8% 和 3.6%。1985—2014 年全国 6 次中国学生体质与健康抽样调查也发现，青少年的超重、肥胖呈明显上升趋势（图 1-11）。不论成人还是儿童青少年，超重和肥胖率均显著增加。

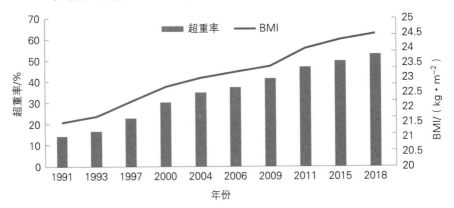

"中国健康与营养调查"项目成年男性（18~65岁）超重率和BMI的变化趋势

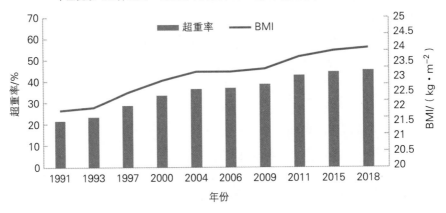

"中国健康与营养调查"项目成年女性（18~65岁）超重率和BMI的变化趋势

图 1-10　1991—2018 年中国成年人超重率和 BMI 变化趋势（9~15 个省监测结果）

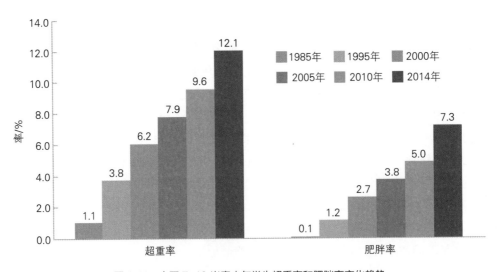

图 1-11　中国 7~18 岁青少年学生超重率和肥胖率变化趋势

3. 身体活动

目前，我国城乡居民从事中等和重度职业身体活动的人数和劳动时间大大减少，参加体育锻炼的程度仍显不足。1991—2009 年，中国成年人平均身体活动总量从 385.9MET·h/ 周下降到了 212.8MET·h/ 周。男性职业活动量 1991 年至 2011 年间下降了 31.0%，女性的趋势类似。静态行为时间从 1991 年的平均每周 15.1 小时增加至 2009 年的每周 20.0 小时。预计 2030 年中国成年人平均身体活动总量将继续下降至 188.5MET·h/ 周，静态行为时间将增至每周 25.2 小时（图 1-12）。

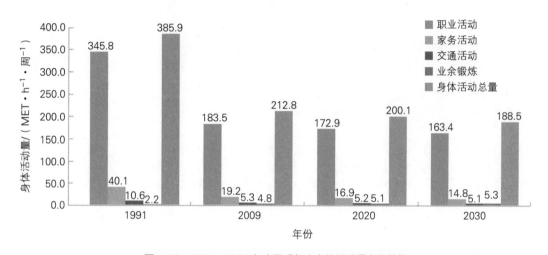

图 1-12　1991—2030 年中国成年人身体活动量变化趋势

资料来源：NG S W，HOWARD A G，WANG H J，et al. The physical activity transition among adults in China：1991-2011 [J] . Obes Rev, 2014, 15（1）：27-36. DOI：10. 1111/obr. 12127.

2014 年国家体育总局对全国十个省（自治区、直辖市）6~69 岁人群体育健身活动状况的抽样调查结果显示，我国 20~69 岁居民参加过体育锻炼的比例为 50.5%，其中每周参加 1 次及以上、每次锻炼时间 30~60 分钟者的比例为 39.8%（含在校学生），达到"经常参加体育锻炼"标准的比例为 31.2%（含在校学生）。6~19 岁儿童青少年，每周参加校内外体育健身活动（包含体育课、课外体育活动和校外体育锻炼）者为 99.8%，其中 81.7% 达到了"经常参加体育锻炼"的标准。达到 3 次及以上每周 1 小时高强度体育锻炼的儿童青少年比例仅 8.9%。近 70% 的成年人、20% 的儿童青少年运动不足或缺乏运动。

（二）体重和身体活动与健康关系证据分析

1. 体重与健康

经检索查阅国内（1997—2020 年）和国外（2002—2020 年）相关文献，共纳入 101 篇文献作为主要证据。体重过轻或过重都会对健康产生明显的影响，目前有充足的证据表明，超重和肥胖增加冠心病、2 型糖尿病、绝经后妇女乳腺癌、儿童高血压的发病风险，低体重和肥胖增加老年死亡风险，超重（按照各国正常范围）降低老年死亡风险，其证据级别均为 B 级。体重与疾病关系的系统综合分析见表 1-19。

表 1-19　体重与疾病关系的证据分析

与健康的关系	证据来源	证据级别 / 可信等级
超重、肥胖可增加冠心病的发病风险	4 篇系统综述和 14 项队列研究	B
超重、肥胖可增加 2 型糖尿病的发病风险	3 篇系统综述与 Meta 分析，10 项队列研究，2 项横断面研究	B
超重、肥胖可增加绝经后女性乳腺癌的发病风险	20 项队列研究	B
超重、肥胖可增加儿童高血压的发病风险	1 篇系统综述，2 项队列研究，13 项横断面研究	B
低体重和肥胖可增加老年死亡风险，超重可降低老年死亡风险	2 篇系统综述，30 项队列研究，其中亚洲人群文献 6 篇	B

（1）超重、肥胖可增加冠心病的发病风险：纳入 4 篇系统综述和 14 项队列研究的文献分析，结果表明超重和肥胖会增加冠心病的发病风险。BMI 每增加 $5kg/m^2$ 冠心病的发生风险增加 27%（HR=1.27，95%CI：1.23~1.31）；超重人群冠心病发生风险是体重正常人群的 1.26 倍（HR=1.26，95%CI：1.22~1.30），肥胖人群的冠心病发生风险是体重正常人群的 1.69 倍（HR=1.69，95 %CI：1.58~1.81）。

（2）超重、肥胖可增加 2 型糖尿病的发生风险：纳入 3 篇系统综述与 Meta 分析、2 项横断面研究和 10 项队列研究共 15 篇文献分析，结果表明肥胖（无论健康与否）与 2 型糖尿病有关。健康肥胖人群发生 2 型糖尿病的风险是健康正常体重人群的 4.03 倍（95%CI：2.66~6.09），非健康肥胖人群发生 2 型糖尿病的风险是健康正常体重人群的 8.93 倍（95%CI：6.86~11.62）。

（3）超重、肥胖可增加绝经后女性乳腺癌的发病风险：纳入 20 项体重与绝经后女性乳腺癌发生的队列研究，结果显示超重可以增加 12% 乳腺癌的发病风险（RR=1.12，95%CI：1.06~1.18），肥胖可以增加 16% 的发病风险（RR=1.16，95%CI：1.08~1.25）。

（4）超重、肥胖增加儿童高血压的发病风险：纳入 1 篇系统综述、2 项队列研究和 13 项横断面研究共 16 篇文献分析，结果显示肥胖会增加儿童高血压的发病风险。肥胖儿童青少年高血压患病率为正常体重儿童青少年的 4.0 倍（95%CI：2.8~5.7）。

（5）低体重和肥胖增加 65 岁以上老年人死亡风险，超重降低老年人死亡风险：纳入 2 篇系统综述和 30 项队列研究的文献分析，结果显示低体重和肥胖增加老年人死亡风险，超重（BMI 为 24.0~29.9kg/m²）降低老年人死亡风险。低体重（BMI<18.5kg/m²）增加 48% 的死亡风险（$HR=1.48$，95%CI：1.42~1.55），超重（BMI 为 24.0~29.9kg/m²）降低 10% 的死亡风险（$HR=0.90$，95%CI：0.88~0.92），肥胖（BMI≥30.0kg/m²）增加 36% 的死亡风险（$HR=1.36$，95%CI：1.21~1.52）。

2. 身体活动与健康

检索查阅国内（1997—2020 年）和国外（2002—2020 年）相关文献，共纳入 281 篇文献作为主要依据。目前有充足的证据表明，身体活动不足可导致体重过度增加，多进行身体活动不仅有利于维持健康体重，还能降低肥胖、2 型糖尿病、心血管疾病和某些癌症等发生风险和全死因死亡风险，改善脑健康，其证据级别均为 A 级。身体活动与疾病关系的系统综合分析见表 1-20。

（1）多进行身体活动可以降低或延缓体重增加过多风险：目前大量研究证据显示，多运动（每周至少 150 分钟中等强度身体活动）可以降低体重过度增加的风险，防止 BMI 增加。当进行足够量的中 - 高强度身体活动（每周超过 300 分钟）可以减体重并防止体重反弹；与适度的饮食控制相结合，运动减肥有累加作用。

（2）身体活动可以降低心血管疾病发生风险：1 篇系统综述和 9 篇 Meta 分析结果显示，身体活动总量增加与冠心病、脑卒中、心力衰竭和高血压等心脑血管疾病发病风险呈负相关，有显著剂量 - 反应关系。总身体活动量 3 000~4 000MET·min/ 周可显著降低心血管疾病发生风险。与活动不足人群（<600MET·min/ 周）相比，低（600~3 999MET·min/ 周）、中（4 000~7 999MET·min/ 周）、高身体活动水平（≥8 000MET·min/ 周）可降低缺血性心脏病发生风险分别为 16%（$RR=0.837$，95% CI：0.791~0.886）、23%（$RR=0.769$，95%CI：0.698~0.838）和 25%（$RR=0.754$，95%CI：0.704~0.809），降低缺血性脑卒中发生风险分别为 16%（$RR=0.843$，95%CI：0.779~0.918），19%（$RR=0.810$，95%CI：0.690~0.937）和 26%（$RR=0.736$；95%CI：0.659~0.811）。

（3）身体活动可以降低 2 型糖尿病发生风险：纳入 7 篇 Meta 分析、4 篇系统综述和 1 篇聚合分析共 12 篇文献分析，结果显示身体活动总量与 2 型糖尿病发生风险呈负相关，有剂量 - 反应关系。每周 150~300min 中 - 高强度身体活动可以降低 2 型糖尿病发生风险 25%~35%。与身体活动量 <600MET·min/ 周者相比，活动量为 600~3 999MET·min/ 周者 2 型糖尿病发病风险降低了 14%，4 000~7 999MET·min/ 周者降低了 25%，≥8 000MET·min/ 周者降低了 28%。

（4）身体活动可以降低某些癌症发生风险：McTiernan 等评估了 45 项系统评价、荟萃分析和聚合分析，其中包括数百项流行病学研究，涉及数百万人。比较身体活动量最高人群与最低人群的癌症发生率，强证据显示，身体活动可以降低 10%~20% 结肠癌、乳腺癌、膀胱癌、子宫内膜癌、食管腺癌、肾癌和胃癌的发生风险；中等证据显示，与身体活动量最低人群相比，身体活动量最高人群患肺癌的风险较低。

表 1-20 身体活动与疾病关系的证据体分析

与健康的关系	证据来源	证据级别／可信等级
适量运动能够减少普通人群和孕妇体重增加过多风险	33 篇原始研究，其中 26 项队列研究随访 1~22 年，1 项 RCT 研究随访 6 年	A
能够降低成年人血压，包括正常人和高血压病患者	10 篇 Meta 分析，每篇包含 9~93 项研究，总样本量 485 747	A
能够降低 2 型糖尿病发生风险	7 篇 Meta 分析，4 篇系统综述，1 篇聚合分析	A
能够降低心血管疾病、脑卒中、心衰发生风险	1 篇系统综述包括 254 项研究，9 篇 Meta 分析，每篇包含 12~43 项研究	A
能够降低某些癌症发生风险	结肠癌：7 篇 Meta 分析，1 篇聚合分析 乳腺癌：4 篇 Meta 分析，2 篇聚合分析 膀胱癌：2 篇 Meta 分析，1 篇聚合分析 子宫内膜癌：4 篇 Meta 分析，1 篇聚合分析 食管腺癌：3 篇 Meta 分析，1 篇聚合分析 胃癌：5 篇 Meta 分析，1 篇聚合分析 肾癌：2 篇 Meta 分析，1 篇聚合分析	A
能够降低全因死亡风险	2 篇系统综述，7 篇 Meta 分析，3 篇聚合分析	A
能够提高认知能力，降低痴呆风险	32 篇系统综述和 Meta 分析	A
能够降低抑郁风险，减少患有或不伴有抑郁症个体的抑郁症状	14 篇系统综述，27 篇 Meta 分析	A
能够减轻患有和不伴有焦虑症个体的特质焦虑	5 篇 Meta 分析，8 篇系统综述	A
能够改善睡眠	9 篇 Meta 分析，6 篇系统综述，共包含 166 项研究	A
能够改善生活质量	18 篇系统综述，14 篇 Meta 分析，1 篇聚合分析	A
久坐和看电视时间与全因死亡、心血管疾病、癌症和 2 型糖尿病高风险相关，是独立危险因素	1 篇 Meta 分析包含 34 项高质量队列研究；1 篇 Meta 分析包含 24 项前瞻队列研究	A

（5）身体活动有益于骨骼健康：大量研究显示，身体活动和运动训练对骨骼健康具有保护作用。有氧运动和抗阻运动对人一生的骨密度有积极的作用。纳入59项（12项观察性研究和47项试验研究）65岁以上人群体育活动预防骨质疏松症的Meta分析研究显示，体育活动改善老年人的骨骼健康，从而预防骨质疏松症。一篇包括12项研究的系统综述结果显示，适当的运动对关节炎有预防作用，尤其是对平时身体活动少的人。

（6）身体活动可以降低全因死亡风险：纳入2篇系统综述、7篇Meta分析和3篇聚合分析结果显示，中-高强度的身体活动与全因死亡风险呈负相关，且有剂量-反应关系。有规律的身体活动（每周150~300min/中-高强度）可以降低14%~35%全因死亡风险，相同运动量高强度运动比中等强度产生更好的效益。休闲活动、职业活动和日常活动均可降低全因死亡风险。每周运动消耗能量1 000kcal，死亡风险降低11%。

2020年一项关于每天步行步数与全因死亡风险研究（美国国家健康与营养调查，样本量4 840，平均年龄56.8岁，加速度仪测定步数）结果显示，与步行4 000步/天者比较，8 000步/天者全因死亡风险降低51%（*HR*=0.49，95% *CI*：0.44~0.55），12 000步/天者风险降低65%（*HR*=0.35，95% *CI*：0.28~0.45），与步速大小无关。

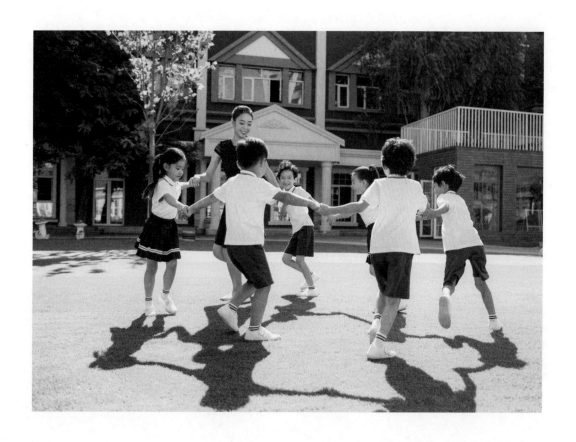

（7）身体活动对大脑健康有积极影响，包括认知、焦虑、抑郁、睡眠和生活质量：有规律的中 - 高强度身体活动对认知的各个组成部分都有好处。最强有力的证据表明可以降低痴呆的风险，改善执行功能。单次的身体活动能在短时间内促进执行功能的快速改善。身体活动还可以改善记忆、处理速度、注意力和学习成绩等认知功能。

强有力的证据表明，中 - 高强度的身体活动可以降低患抑郁症的风险，减少抑郁症患者和非抑郁症患者的抑郁症状。同样，中 - 高强度身体活动可以降低患有或不伴有焦虑症个体的普遍焦虑感（特质焦虑）。中 - 高强度身体活动也能提高人们生活质量，改善普通人群以及有失眠或睡眠呼吸暂停综合征人群的各种睡眠状况。

（8）久坐和看电视时间与全因死亡、心血管疾病、癌症和 2 型糖尿病高风险相关，是独立危险因素：1 篇包含 24 项前瞻队列研究的 Meta 分析结果显示，久坐与心血管疾病、癌症和全因死亡风险呈剂量 - 反应关系，久坐时间每天每增加 1 小时，心血管疾病发生风险增加 4%，癌症风险增加 1%，全因死亡风险增加 3%。看电视时间与心血管疾病和全因死亡风险也呈剂量 - 反应关系。看电视时间每天每增加 1 小时，心血管疾病发生风险增加 7%，全因死亡风险增加 4%。分层分析显示，在大多数静态活动人群中，高 BMI、糖尿病和高血压高风险者全因死亡风险进一步增加，而较高身体活动水平（10.1~19.9MET·h/ 周）全因死亡风险降低。

全因死亡和心血管疾病死亡风险增加的久坐时间阈值是 6~8h/d，看电视的阈值时间是 3~4h/d。

【知识链接】

1. 什么是身体活动水平

身体活动（physical activity, PA）定义为骨骼肌收缩引起的能量消耗增加的身体移动。有益于健康的身体活动强调大肌群参与、能量消耗明显增加的活动。可以增加循环和呼吸系统负荷、调动体内物质代谢、改善神经内分泌调节的活动，体现在适宜的身体活动形式、强度、时间、频度和总量上。身体活动水平（physical activity level，PAL）分为三个级别。低身体活动水平：休息、静态生活方式、坐位工作者（PAL≤1.69）；高强度身体活动水平：建筑工人、农民、矿工、运动员等（PAL≥2.0）；其他为中等身体活动水平。

运动：有计划、有目的重复进行的，并以改善或保持身体素质、身体功能或健康的身体活动。

2. 有氧身体活动和无氧身体活动

有氧和无氧身体活动的区分是基于运动中能量来源的差别，前者主要依靠三羧酸循环的有氧氧化供能，后者主要依靠磷酸原系统和糖酵解供能。

有氧身体活动指有节奏的重复活动，强度足够并能持续足够长时间以改善心肺功能的各种活动。有氧活动通常需要大肌肉群参与，如步行、打篮球、踢足球、跳舞等。

无氧身体活动通常强度较高，超出心血管系统向肌肉细胞供氧的能力范围。持续活动时间一般只能维持很短的时间，仅 2~3 分钟，如短跑和举重。

3. 运动量和运动强度判断

（1）运动量：指人体在运动中所承受的生理、心理负荷量以及消耗的热量，由完成运动的强度、持续时间和运动频率决定。运动量的标准单位可以用 MET·min/ 周和 kcal/周表示。低运动量：每周 <600MET·min/ 周；中等运动量：每周 600~3 000MET·min/ 周；高运动量：>3 000MET·min/ 周。

（2）运动强度：运动强度指运动对人体生理刺激的程度。可以用代谢当量（MET）、最大吸氧量（VO_{2max}）、心率和自觉疲劳或用力程度（RPE）表示。运动强度判断见表 1-21。

表 1-21　运动强度的判断

强度分级	相当于最大 心率百分比 /%	相当于最大吸氧量 （VO_{2max}）百分比 /%	自觉疲劳程度 （RPE）	代谢当量 / MET
低	<57	<37	很轻松	<2
较低	57~63	37~45	轻松	2~2.9
中	64~76	46~63	有点费力	3~5.9
高	77~95	64~90	费力	6~8.7
极高	≥96	≥91	很费力	≥8.8

注：最大心率 =220– 年龄（岁）。MET：代谢当量，1MET=3.5ml O_2/（kg·min）=1kcal/（kg·h）。

4. 什么是经常参与体育锻炼

每周参加体育锻炼或活动频率 3 次及以上，每次体育锻炼或活动持续时间 30 分钟及以上，每次体育锻炼的运动强度达到中等及以上，称为"经常参与体育锻炼"。

把运动生活化，不受时间、场地、环境、气候等客观条件的影响，可以在日常生活中随时随地开展，把运动变为"经常性"。

5. 能量消耗

能量消耗的三个主要方面，只有身体活动消耗变化较大，更容易自我调节掌控。

（1）基础代谢：维持人体最基本生命活动所必需的能量消耗，是人体能量消耗的主要部分，占人体总能量消耗的 60%~70%。基础代谢的定义为经过 10~12 小时空腹和良好的睡眠，清醒仰卧，恒温条件下（一般为 22~26℃），无任何身体活动和紧张的思维活动，全身肌肉放松时所需的能量消耗。此时机体处于维持最基本的生命活动状态，能量消耗仅用于维持体温、心跳、呼吸、各器官组织和细胞功能等最基本的生命活动。

基础代谢的水平用基础代谢率（basal metabolic rate，BMR）来表示，指人体处于基础代谢状态下，每小时每千克体重（或每 m² 体表面积）的能量消耗。BMR 的常用单位为 kJ/（kg·h）或 kJ/（m²·h）。

（2）身体活动：除基础代谢外，身体活动消耗的能量是影响人体总能量消耗的最重要部分，约占总能量消耗的 15%~30%。身体活动一般分为职业活动、交通活动、家务活动和休闲活动等。人体能量需要量的不同主要是由于身体活动水平不同。如静态或轻体力活动者，其身体活动的能量消耗约为基础代谢的1/3；而重体力活动者和运动员，其总能量消耗可达到基础代谢的2倍或以上。

（3）食物热效应：食物热效应也称食物特殊动力作用，为人体摄食过程中引起的额外能量消耗，是人体在摄食后对营养素的一系列消化、吸收、合成、代谢转化过程中所消耗的能量。不同营养素的热效应也有差别，一般碳水化合物为5%~10%，脂肪为0%~5%，蛋白质最高为20%~30%。成年人摄入的混合膳食，每日由于食物热效应而额外增加的能量消耗，相当于总能量消耗的10%。

另外，对于生长发育的儿童、孕妇、哺乳乳母等，生长发育还需要一定的能量消耗。

6. 能量平衡和持之以恒

俗话讲"一口吃不成胖子"，但一口一口累积起来，胖子就可能吃出来了。从体重增加发展到肥胖往往要经历较长的一段时间，这种变化必然建立在能量摄入大于消耗的基础之上，但是其中的差距并不一定很大。中国疾病预防控制中心营养与健康所在全国8个省进行的一项研究中发现，每天增加摄入不多的能量，相当于米饭40g、水饺25g（2~3个饺子）或烹调油5g，累积起来一年大概可以增加体重1kg，10年、20年之后一个体重正常的人就可以变成肥胖患者。因此，预防不健康的体重增加要从控制日常的饮食量做起，从少吃1~2口做起。这样每天减少一点能量摄入，长期坚持才有可能控制体重上升的趋势。另一方面，人们也应增加各种消耗能量的活动来保持能量的平衡。

应该认识到，预防肥胖是人类在21世纪面临的一个艰巨挑战，需要综合多方面的措施才有可能奏效。对于容易发胖的人，特别强调要适度限制进食量，不要完全吃饱，更不能吃撑，最好在感觉还欠几口的时候就放下筷子。此外还应注意减少高脂肪、高能量食物的摄入，多进行身体活动和运动锻炼。

准则三　多吃蔬果、奶类、全谷、大豆

Have plenty of vegetables, fruits, dairy, whole grains and soybeans

提要

蔬菜水果、全谷物、奶类、大豆及豆制品是平衡膳食的重要组成部分，坚果是平衡膳食的有益补充。蔬菜水果是维生素、矿物质、膳食纤维和植物化学物的重要来源，对提高膳食微量营养素和植物化学物的摄入量起到关键作用。循证研究发现，保证每天丰富的蔬菜水果摄入，可维持机体健康、改善肥胖，有效降低心血管疾病和肺癌的发病风险，对预防食管癌、胃癌、结肠癌等主要消化道癌症具有保护作用。全谷物食物是膳食纤维和 B 族维生素的重要来源，适量摄入可降低 2 型糖尿病的发病风险，也可保证肠道健康。奶类富含钙和优质蛋白质。增加奶制品摄入对增加儿童骨密度有一定作用；酸奶可以改善便秘和乳糖不耐症。大豆、坚果富含优质蛋白质、必需脂肪酸及多种植物化学物。多吃大豆及其制品可以降低绝经后女性骨质疏松、乳腺癌等发病风险。适量食用坚果有助于降低血脂水平和全因死亡的发生风险。

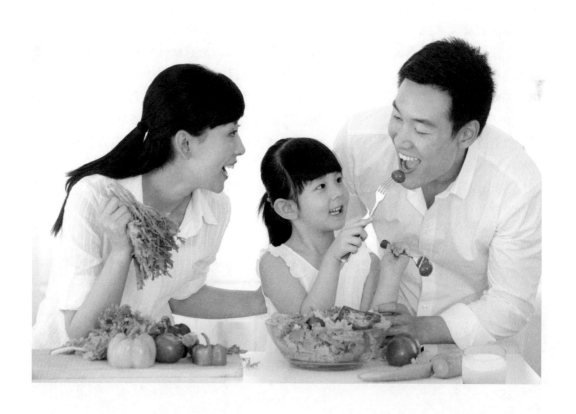

近年来，我国居民蔬菜摄入量逐渐下降，水果、奶类、全谷物和大豆摄入量仍处于较低水平。基于其营养价值和健康意义，建议增加蔬菜水果、奶类、全谷物和大豆及其制品的摄入。推荐成人每天摄入蔬菜不少于 300g，其中新鲜深色蔬菜应占 1/2；水果 200~350g；全谷物及杂豆 50~150g；饮奶 300ml 以上或相当量的奶制品；平均每天摄入大豆和坚果 25~35g。坚持餐餐有蔬菜，天天有水果，把全谷物、牛奶、大豆作为膳食重要组成部分。

【核心推荐】

- 蔬菜水果、全谷物和奶制品是平衡膳食的重要组成部分。
- 餐餐有蔬菜，保证每天摄入不少于 300g 的新鲜蔬菜，深色蔬菜应占 1/2。
- 天天吃水果，保证每天摄入 200~350g 的新鲜水果，果汁不能代替鲜果。
- 吃各种各样的奶制品，摄入量相当于每天 300ml 以上液态奶。
- 经常吃全谷物、大豆制品，适量吃坚果。

蔬菜水果、全谷物、奶类、大豆是维生素、矿物质、优质蛋白、膳食纤维和植物化学物的重要来源，对提高膳食质量起到关键作用。调查结果显示我国居民蔬菜摄入量呈下降趋势，水果、牛奶、全谷物摄入也长期不足，这成为了制约平衡膳食和导致某些微量营养素摄入不足的重要原因。奶类品种繁多，是膳食钙和优质蛋白质的重要来源。蔬菜水果富含维生素、矿物质、膳食纤维，且能量低，对于满足人体微量营养素的需要，保持人体肠道正常功能以及降低慢性病的发生风险等具有重要作用。蔬菜水果中还富含有机酸和芳香物质等，能够增进食欲，帮助消化。全谷物含有谷物全部的天然营养成分，还富含膳食纤维、B 族维生素和维生素 E 等，增加其摄入量与降低 2 型糖尿病、心血管疾病和癌症的发病风险有关。

蔬菜水果、全谷物、奶类、大豆及豆制品是平衡膳食的重要组成部分，不同年龄人群推荐的食物摄入量见表 1-22。

表 1-22　不同人群蔬菜水果、全谷物、奶类、大豆、坚果类食物建议摄入量

食物类别	单位	幼儿		儿童青少年			成人	
		2 岁~	4 岁~	7 岁~	11 岁~	14 岁~	18 岁~	65 岁~
蔬菜	（g/d）	150~250	200~300	300	400~450	450~500	300~500	300~450
	（份/日）	1.5~2.5	2~3	3	4~4.5	4.5~5	3~5	3~4.5
水果	（g/d）	100~200	150~200	150~200	200~300	300~350	200~350	200~300
	（份/日）	1~2	1.5~2	1.5~2	2~3	3~3.5	2~3.5	2~3

食物类别	单位	幼儿		儿童青少年			成人	
		2岁~	4岁~	7岁~	11岁~	14岁~	18岁~	65岁~
奶类	（g/d）	500	350~500	300	300	300	300	300
	（份/日）	2.5	2~2.5	1.5	1.5	1.5	1.5	1.5
全谷物和杂豆类	（g/d）	适量		30~70		50~100	50~150	
	（份/日）			—		—	—	
大豆	（g/周）	35~105	105	105	105	105~175	105~175	105
	（份/周）	1.5~4	4	4	4	4~7	4~7	4
坚果	（g/周）	—	—	—	50~70			
	（份/周）	—	—	—	5~7			

注：能量需要量水平计算按照2岁~（1 000~1 200kcal/d），4岁~（12 00~1 400kcal/d），7岁~（1 400~1 600kcal/d），11岁~（1 800~2 000kcal/d），14岁~（2 000~2 400kcal/d），18岁~（1 600~2 400kcal/d），65岁~（1 600~2 000kcal/d）。

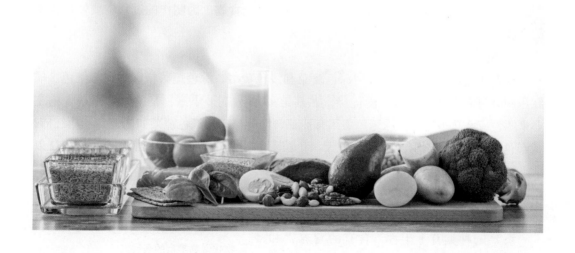

多吃蔬菜和水果，天天饮奶，常吃全谷物、大豆制品，对健康至关重要，也是实现平衡膳食的一个关键点。但是在现实生活中，如何达到这个目标尚需要努力去实践。

（一）如何挑选蔬菜水果

蔬菜、水果品种很多，不同蔬果的营养价值也相差很大。只有选择多种多样五颜六色的蔬果，合理搭配，才能做到食物多样，享受健康膳食。

1. 重"鲜"

新鲜应季的蔬菜水果，颜色鲜亮，如同鲜活有生命的植物一样，其水分含量高、

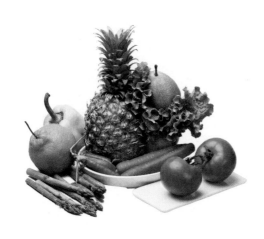

营养丰富、味道清新；而且仍在进行着呼吸和成熟等植物生理活动。食用这样的新鲜蔬菜水果对人体健康益处多。每天早上买好一天的新鲜蔬菜，用于当日食用；若购买的新鲜蔬菜量较多时，应将它们按照每次食用量分别用厨房用纸包起来放入冰箱冷藏，留住新鲜并尽早食用。

无论是蔬菜还是水果，如果放置时间过长，不但水分丢失，口感也不好。蔬菜发生腐烂时，还会导致亚硝酸盐含量增加，对人体健康不利。放置过久或干瘪的水果，不仅水分丢失，营养素和糖分同样有较大变化。

腌菜和酱菜是蔬菜储存的一种方式，也是风味食物。因制作的过程中要使用较多的食盐，不建议多吃。

2. 选"色"

根据颜色深浅，蔬菜可分为深色蔬菜和浅色蔬菜。深色蔬菜指深绿色、红色、橘红色和紫红色蔬菜，具有营养优势，尤其是富含 β- 胡萝卜素，是膳食维生素 A 的主要来源，应注意多选择。深绿色蔬菜有菠菜、油菜等；橘红色蔬菜如胡萝卜、西红柿；紫红色菜如紫甘蓝、红苋菜等。每天深色蔬菜的摄入量应占到蔬菜总摄入量的 1/2 以上。选择不同颜色蔬菜也是方便易行地实现食物多样化的方法之一。

3. 多"品"

蔬菜的种类有上千种，含有的营养素和植物化学物种类也各不相同，因此挑选和购买蔬菜时要多变换，每天至少达到 3~5 种（表1-23）。比如，土豆、芋头等根茎类蔬菜含有较

> **贴士：**
>
> 颜色，是水果与蔬菜营养素和植物化学物丰富的表现。
>
> 深色蔬菜是指绿、红、黄、橙、紫等非白色浅色蔬菜。

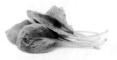

深绿色蔬果 ｜ 菠菜、油菜、芹菜叶、空心菜、莴笋叶、韭菜、西蓝花、茼蒿、萝卜缨、芥菜、西洋菜、猕猴桃等

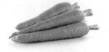

橙黄色蔬果 ｜ 西红柿、胡萝卜、南瓜、柑橘、柚子、柿子、芒果、哈密瓜、彩椒、香蕉、红辣椒等

红紫黑色蔬果 ｜ 红或紫苋菜、紫甘蓝、红菜苔、干红枣、樱桃、西瓜、桑葚、醋栗等

高的淀粉；叶菜、十字花科蔬菜如油菜、绿菜花（西蓝花）、各种甘蓝等，富含膳食纤维和异硫氰酸盐等有益物质，应该多选；番茄、青椒、南瓜、茄子等瓜茄类蔬菜维生素 C 和类胡萝卜素含量较高；鲜豆类是居民常选菜肴之一，蚕豆、豌豆、菜豆、豇豆、豆角等风味独特，含有丰富的氨基酸、多种矿物质和维生素。菌藻类食物如香菇、平菇等，维生素 B_2、铁、硒、钾等的含量都很高；海带、紫菜富含碘。每种蔬菜特点都不一样，所以应该不断更换品种，享受大自然的丰富多彩。

水果的种类也很繁多，除了从颜色和甜度来区别水果种类外，另一方面是从季节来区别。夏天和秋天属水果最丰盛的季节，不同的水果甜度和营养素含量有所不同，每天至少 1~2 种，首选应季水果。

表 1-23　常见蔬菜种类

蔬菜种类	举例
叶、花和嫩茎类	油菜、菠菜、菜花、青菜、芹菜、竹笋
根茎类和薯芋类	白萝卜、胡萝卜、甜菜头、芋头、山药
茄果类	南瓜、胡瓜、茄子、西红柿、青椒
鲜豆类	菜豆、豌豆、扁豆、蚕豆、长豆角
葱蒜类	大蒜、大葱、青葱、韭菜、洋葱
水生蔬菜	藕、茭白、慈姑、菱角
菌藻类	蘑菇、香菇、平菇、木耳、银耳
	海带、裙带菜、紫菜
其他	树生菜如香椿、槐花等；野菜如苜蓿、荠菜等

（二）怎样才能达到足量蔬果目标

1. 餐餐有蔬菜

对于三口之家来说，一般全家每天需要购买 3 种或不少于 1kg 新鲜蔬菜，并将其分配在一日三餐中。中、晚餐时每餐至少有 2 个蔬菜的菜肴，适合生吃的蔬菜，可作为饭前饭后的"零食"和"茶点"，既保持了蔬菜的原汁原味，还能带来健康益处。

在一餐的食物中，首先保证蔬菜重量大约占 1/2，这样才能满足一天"量"的目标。膳食讲究荤素搭配，做到餐餐有蔬菜。在食堂就餐，每顿饭的蔬菜也应占整体膳食餐盘的 1/2。

贴士：

水果中常见的糖包括果糖、葡萄糖和蔗糖。含糖量高（15% 以上）的水果有枣、椰肉、香蕉等鲜果。含糖量低的水果有草莓、柠檬、杨梅、桃等。

每种水果的糖构成不一样，一般果糖占 5%~13%。富含果糖的水果主要有苹果、香蕉、草莓、梨、芒果等。

2. 天天吃水果

一个三口之家，一周应该采购 4.5~7kg 的水果。选择新鲜应季的水果，变换种类购买，在家中或工作单位把水果放在容易看到和方便拿到的地方，这样随时可以吃到。有小孩的家庭，应注意培养孩子吃水果的兴趣。家长应以身作则，可以将水果放在餐桌上，或加入到酸奶中，成为饭前饭后必需的食物；注意培养儿童对水果的兴致，通过讲述植物或水果神奇故事、摆盘做成不同造型，吸引孩子，从而增加水果的摄入量。

3. 蔬果巧搭配

以蔬菜菜肴为中心，尝试一些新的食谱和搭配，让五颜六色的蔬菜水果装点餐桌，愉悦心情。单位食堂也应提供如什锦蔬菜、大拌菜等菜肴，利于人们进食更多的蔬菜水果。深色叶菜应占蔬菜总量的 1/2，红、绿叶菜、十字花科蔬菜更富含营养物质。自己制作水果蔬菜汁（不去掉渣）是多摄入蔬菜水果的好办法。蔬菜水果各有营养特点，不能替代或长期缺乏。多吃蔬果，也是减少能量摄入的好办法。

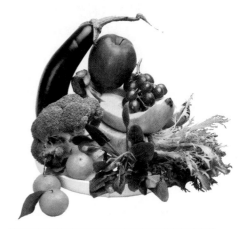

（三）巧烹饪，保持蔬菜营养

蔬菜的营养素含量除了受品种、产地、季节、食用部位等因素的影响，还受烹调加工方法的影响。加热烹调除改变食物口感和

十字花科是个庞大家族，几乎占了蔬菜的一半。常见的油菜、青菜、大白菜、小白菜、西蓝花、卷心菜、甘蓝、羽衣甘蓝、绿叶甘蓝、孢子甘蓝、萝卜、芥菜、芜菁等都是这个家族的成员。

形状外，一定程度上可降低非根茎类蔬菜的营养价值，如维生素的降解和矿物质的流失。西红柿、黄瓜、生菜等可生吃的蔬菜应在洗净后直接食用。根据蔬菜特性选择适宜的加工处理和烹调方法可以较好地保留营养物质。

1. 先洗后切

尽量用流水冲洗蔬菜，不要在水中长时间浸泡。切后再洗会使蔬菜中的水溶性维生素和矿物质从切口处流失过多。洗净后尽快加工处理、食用，最大程度地保证营养素的摄入。

2. 开汤下菜

水溶性维生素（如维生素 C、B 族维生素）对热敏感，沸水能破坏蔬菜中的氧化酶，从而降低对维生素 C 的氧化作用；另一方面，水溶性维生素对热敏感，加热又增加其损失。因此掌握适宜的温度，水开后蔬菜再下锅更能保持营养。水煮根茎类蔬菜，可以软化膳食纤维，改善蔬菜的口感。

3. 急火快炒

缩短蔬菜的加热时间，减少营养素的损失。但是有些豆类蔬菜如四季豆需要充分加热。

4. 炒好即食

已经烹调好的蔬菜应尽快食用，现做现吃，避免反复加热，这不仅是因为营养素会随储存时间延长而丢失，还可能因细菌对硝酸盐的还原作用增加亚硝酸盐含量。

（四）如何达到多吃奶类和大豆

奶类和大豆制品都富含优质蛋白，是膳食中的重要食物。

1. 选择多种奶制品

常见奶有牛奶、羊奶、马奶等，其中以牛奶的消费量最大。鲜奶经加工后可制成各种奶制品，市场上常见的有液态奶、奶粉、酸奶、奶酪和炼乳等。与液态奶相比，酸奶、奶酪、奶粉有不同风味，又有不同蛋白质浓度，可以多品尝，丰富饮食多样性。但是，应该注意的是乳饮料不属于奶制品。

乳类互换表

食物名称	重量 /g
鲜牛奶	100
酸奶	100
奶粉	12.5
干奶酪	10

注：乳制品按照与鲜奶的蛋白质比折算。

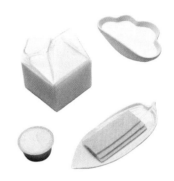

2. 大豆及其制品，可以换着花样经常吃

大豆包括黄豆、青豆和黑豆。我国大豆制品有上百种，通常分为非发酵豆制品和发酵豆制品两类。非发酵豆制品有豆浆、豆腐、豆腐干、豆腐丝、豆腐脑、豆腐皮、香干等，发酵豆制品有腐乳、豆豉等。

一般家庭和餐馆都将豆腐作为常见菜肴，可凉拌也可热炒，三口之家，一块豆腐（300g左右）正好为一盘菜肴。

每周可用豆腐、豆腐干、豆腐丝等制品轮换食用，如早餐安排豆腐脑和豆浆，或者午餐、晚餐可以使用豆腐、豆腐丝（干）等做菜，既变换口味，又能满足营养需求（图1-13）。家庭泡发大豆也可与饭一起烹饪，提高蛋白质的利用率。家庭自制豆芽和豆浆也是常吃豆制品不错的方法。

> **贴士：**
>
> 豆制品发酵后蛋白质部分分解，较易消化吸收，某些营养素（如微生物在发酵过程中合成的维生素 B_{12}）含量有所增加。大豆制成豆芽后，除含原有的营养素外，还含有较多的维生素 C。因此，当新鲜蔬菜缺乏时，豆芽是维生素 C 的良好来源。

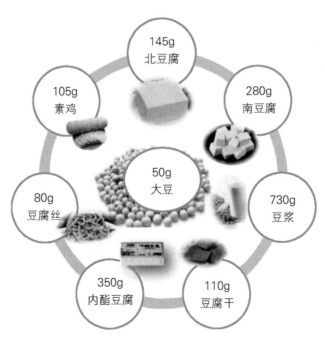

图 1-13　豆类食物互换图（按蛋白质含量）

3. 把牛奶制品、豆制品当作膳食组成的必需品

达到每天相当于 300ml 液态奶，实际并不难（图 1-14）。例如，早餐饮用一杯牛奶（200~250ml），午饭加一杯酸奶（100~125ml）即可。对于儿童来说，早餐可以食用奶酪 2~3 片，课间再饮一瓶牛奶或酸奶。

食堂可以考虑在午餐提供酸奶、液态奶等，并宣传和鼓励就餐者选择奶类等食物。

奶粉、奶酪更容易贮存。运输不便的地区，可采用奶粉冲调饮用；奶酪、奶皮也是不错的浓缩奶制品，奶茶应注意不要放太多盐。

超重和肥胖者宜选择饮用脱脂奶或低脂奶。

儿童应该从小养成饮用牛奶、早餐吃奶酪、喝酸奶等习惯，增加钙、优质蛋白质和微量营养素的来源。

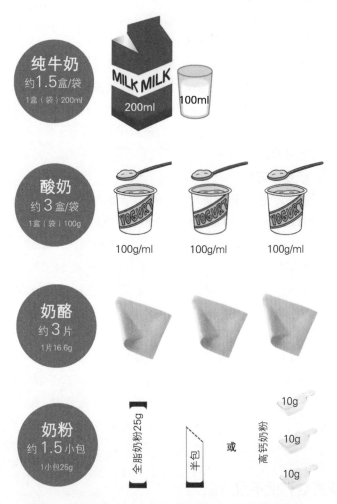

图 1-14　每天相当于 300ml 液态奶的乳制品（以钙含量为基准）

钙含量资料来源：《中国食物成分表标准版（第 6 版第二册）》，2019 年。

（五）全谷物、杂豆作为膳食重要组成

全谷物和杂豆本是两类食物，因为它们的共同特点是仅经碾磨/粉碎/压片等简单处理仍保留了完整形态，具有胚乳、胚芽（谷胚）、种皮等，最大程度地保留了其天然营养成分。

1. 全谷物，膳食好搭档

全谷物保留了天然谷物的全部成分。与精制谷物相比，全谷物可提供更多的B族维生素、矿物质、膳食纤维等营养成分及有益健康的植物化学物。

全谷物食物种类多样，营养丰富。推荐每天吃全谷物食物50~150g，相当于一天谷物的1/4~1/3。全谷物面包、燕麦片等，都可以作为膳食的一部分。

> **贴士：**
>
> 全谷物是指经过清理但未经进一步加工，保留了完整颖果结构的谷物籽粒；或虽经碾磨、粉碎、挤压等方式加工，但皮层、胚乳、胚芽的相对比例仍与完整颖果保持一致的谷物制品。
>
> 全谷物食品是指配方中含有全谷物原料，且其质量占成品质量的比例不少于51%的食品（以干基计）。

全谷物如小米、玉米、燕麦、全麦粉等都可以直接混搭，作为主食或粥类，一日三餐中至少一餐用全谷物，如早餐吃小米粥、燕麦粥、八宝粥等。午餐、晚餐中，可在小麦面粉中混合玉米粉或者选用全麦粉；白米中放一把糙米、燕麦等（适宜比例：全谷物1/4~1/3）来烹制米饭。

2. 巧用红豆、绿豆和花豆

红豆、绿豆、芸豆、花豆等属于大豆之外的杂豆。它们并不是谷类，因为一般都可以整粒食用，所以也放在这里一起讨论。杂豆可以和主食搭配食用，发挥膳食纤维、维生素B、钾、镁等均衡营养作用，提高蛋白质互补和利用。各种豆馅还是烹制主食的好搭档，豆浆机制成的五谷豆浆也是营养价值高的佐餐伙伴。

有些杂豆食物还可做成可口的菜肴，比如芸豆、花豆、红豆煮松软后，再适当调味，可制成美味凉菜；绿豆或红豆泡涨发芽可以炒菜。

3. 巧用现代炊具

全谷物入口感觉粗糙，杂豆不好煮熟，习惯精制米面细软口感的消费者，使用全谷物杂豆初期应学习适宜烹饪方法。对此，可发挥现代厨房炊具的作用来改善口感，例如用豆浆机制作全谷米糊，采用电饭煲、高压锅烹煮八宝粥、豆粥，采用电蒸锅蒸玉米棒、杂粮馒头等均可使其口感柔软。另外，加入芝麻粉、葡萄干和大枣等，可使膳食更美味。

（六）坚果有益，但不宜过量

坚果是人们休闲、接待嘉宾、馈赠亲友时的常见食品，是较好的零食和餐饮原料。坚果按照原料来源分为树坚果和果实种子。常见树坚果主要有核桃、扁桃仁、杏仁、

腰果、开心果、松子、榛子等；果实种子有花生、葵花子、南瓜子等。坚果属于高能量食物，但含有较高水平的不饱和脂肪酸、维生素E等营养素，故适量摄入有益健康，且其能量应该计入一日三餐的总能量之中。

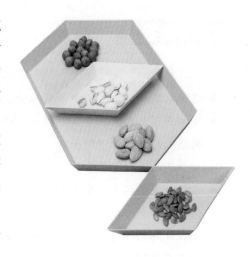

由于坚果脂肪含量高，若不知不觉摄入过多，易导致能量过剩，所以应注意适量。推荐平均每周50~70g（平均每天10g左右），如果摄入过多，应减少一日三餐中其他食物来源。

坚果可以作为零食食用，在办公场所的休息时间安排坚果类食品，既可活跃气氛，又可补充营养素。坚果还可以作为烹饪的辅料，加入到正餐中，如西芹腰果、腰果虾仁等。坚果也可以和大豆、杂粮等一起做成五谷杂粮粥，和主食类食物一起搭配食用。

贴士：

坚果每周可摄入50~70g。相当于每天带壳葵花瓜子20~25g（约一把半），或花生15~20g，或核桃2~3个。食用原味坚果为首选。

（七）从小养成食物多样的好习惯

蔬菜水果、全谷物、奶和豆类是良好膳食模式中的关键食物，也是影响儿童少年生长发育和成人健康的良好饮食来源，每个人都应该把其作为一生膳食的重要选择。

对于学龄前儿童，奶类的摄入要高于成人，而且从小养成多吃蔬菜水果、全谷物、奶和豆的饮食习惯，对保证均衡营养和健康及预防慢性病有着长期深远的积极意义。父母要从孩子小的时候就开始重视健康饮食行为的培养，日常生活中营造健康饮食的氛围，以增加孩子对蔬菜、水果、奶类、豆类等食物的喜好，并要以身作则，这样孩子才能耳濡目染，适应食物多样的平衡膳食模式。

另外，家长还需要多了解和学习食物营养知识，引导孩子树立正确的认识，促成实践健康的饮食行为。许多家长虽然知道有些不健康膳食行为对健康的消极影响，但却认为对孩子来说还有足够的时间去改善，如有些家长习惯把肉送到孩子碗里，习惯把快餐当作奖励和时尚，在孩子面前喝甜饮料等，都应予以纠正。

蔬菜	水果	全谷物	奶制品	大豆制品	坚果
每天不少于300g	每天200~350g	每天50~150g	每天300~500g	每周105~175g	每周50~70g
保证餐餐有选择多种各色深色蔬菜占1/2	保证天天吃吃新鲜水果	每天都应该有全谷物	每天保证足量可选择低脂脱脂产品乳糖不耐症可选酸奶	经常吃换着花样吃	经常吃不过量

【关键事实】

- 蔬菜水果提供丰富的微量营养素、膳食纤维和植物化学物。
- 增加蔬菜和水果、全谷物摄入可降低心血管疾病的发病和死亡风险。增加全谷物摄入可降低体重增长。
- 增加蔬菜摄入总量及十字花科蔬菜和绿色叶菜摄入量，可降低肺癌的发病风险。
- 多摄入蔬菜水果、全谷物，可降低结直肠癌的发病风险。
- 牛奶及其制品可增加儿童青少年骨密度；酸奶可以改善便秘、乳糖不耐受。
- 大豆及其制品含有多种有益健康的物质，对降低绝经后女性骨质疏松、乳腺癌的发病风险有一定益处。

研究发现，蔬菜水果的摄入不足，是世界各国居民死亡相关的前十大高危因素之一。新鲜蔬菜和水果能量低，微量营养素含量丰富，也是植物化学物的重要来源，增加蔬菜水果摄入可降低心血管疾病的发病和死亡风险，降低胃肠道癌症的发病风险。目前的研究也证明全谷物的摄入量与降低心血管疾病和某些癌症的风险有关。奶类和大豆制品是钙和优质蛋白质的良好来源，在改善居民营养，特别是提高贫困地区居民的营养状况方面具有重要作用。基于蔬菜水果、全谷物、奶类和大豆类食物在保持健康和预防疾病方面的重要作用，各国膳食指南，都将蔬菜水果、全谷物、奶类和豆类食物作为优先推荐摄入的食物种类。

（一）我国居民蔬菜水果、全谷物、奶类、豆类和坚果摄入量的现状及趋势

据 2015 年中国成人慢性病与营养监测数据显示，每标准人日蔬菜、水果、全谷物、奶类、大豆及坚果类的平均摄入量分别为 265.9g、38.1g、16.3g、25.9g 和 13.9g，均低于目前中国居民膳食指南的建议摄入量（图 1-15）。

2000—2018 年中国健康与营养调查数据显示，我国成年居民深色蔬菜和浅色蔬菜摄入量均持续下降，分别从 85.2g/d 和 237.2g/d 下降到 55.9g/d 和 193.2g/d，且蔬菜的消费仍以浅色蔬菜为主（图 1-16）。其中，2018 年不同年龄组成年居民每日蔬菜摄入量达到 300g 的人群比例仅有 21.9%~35.2%（图 1-17）。

从水果摄入量变化的长期趋势来看，2000—2018 年间我国成年居民水果摄入量先呈上升趋势，2011 年后出现下降趋势，2018 年成年人水果平均摄入量接近 50g/d，与膳食指南推荐的水果摄入量相比仍有很大差距。以 2018 年的数据为例，不同年龄组成年居民水果每日消费量不足 100g 的人群比例均在 80% 以上（图 1-18）。

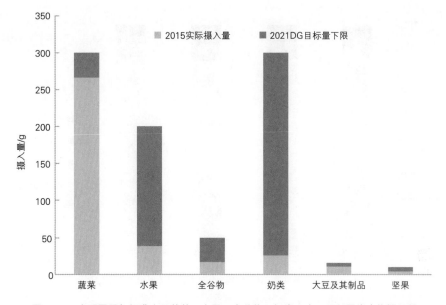

图 1-15　中国居民每标准人日蔬菜、水果、全谷物、奶类、大豆及坚果类食物摄入量

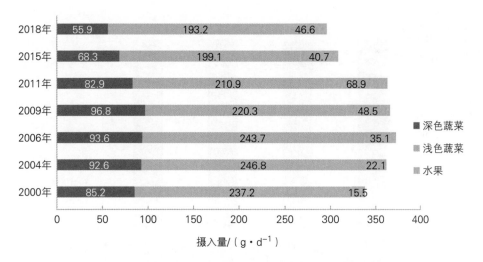

图 1-16　2000—2018 年我国成年居民蔬菜水果摄入量变化趋势

资料来源：中国健康与营养调查 CHNS（2018）。

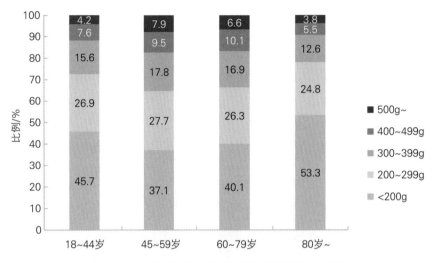

图 1-17　2018 年我国成年居民不同年龄组蔬菜摄入水平分布

资料来源：中国健康与营养调查 CHNS（2018）。

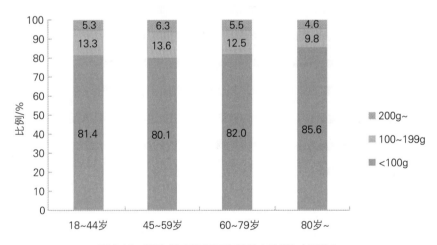

图 1-18　我国成年居民不同年龄组水果摄入水平分布

资料来源：中国健康与营养调查 CHNS（2018）。

我国居民大豆及其制品摄入量在 2000 年以后消费量呈下降趋势，中国健康与营养调查数据显示，成年居民大豆及其制品摄入量从 2000 年的 14.5g/d 下降到 2018 年的 12.8g/d。虽然全谷物和杂豆以及奶类消费量呈现上升趋势，但消费量仍然较低（图 1-19）。

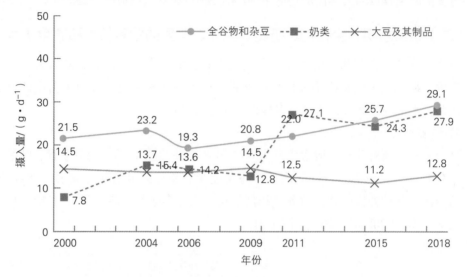

图 1-19　我国成年居民全谷物、奶类和大豆及其制品摄入量变化趋势

资料来源：中国健康与营养调查 CHNS（2018）。

我国成年居民每日全谷物和杂豆类的推荐摄入量是 50~150g。2018 年中国健康与营养调查数据显示，成年人全谷物和杂豆的摄入量接近 30g/d。超过 60% 的成年居民在膳食调查的 3 天中不消费全谷物和杂豆，尤其是 18~44 岁人群（66.4%）和 80 岁以上老年人（65.2%）不消费比例相对较高，仅有 16.9%~21.6% 的成年居民其他谷物和杂豆的日均摄入量达到 50g 以上（图 1-20）。

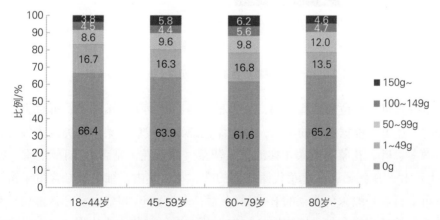

图 1-20　我国成年居民不同年龄组全谷物和杂豆摄入水平分布

资料来源：中国健康与营养调查 CHNS（2018）。

奶类消费率和消费量低的状况仍没有改善，2018年成年居民日均奶类及其制品消费量（27.9g）不及膳食指南推荐摄入量的1/10。在3天24h膳食调查中，成年居民近80%未消费奶类，且只有4%的居民日均摄入量达到200g以上。农村居民摄入量更低。此外，各年龄组均有近40%的居民在膳食调查期间不消费大豆及其制品，消费量达到膳食指南推荐量的人群比例均低于30%，其中80岁～组最低（25.8%）。

（二）蔬菜水果、全谷物、奶类、豆类、坚果的营养特点和膳食贡献

蔬菜、水果、全谷物、奶类和豆类是人类膳食的重要组成部分，富含人体所需要的维生素、矿物质、膳食纤维和植物化学物，奶类和大豆类也是优质蛋白质的重要来源。蔬菜、水果种类繁多，为食物多样提供了选择基础。

1. 营养特点

（1）蔬菜：新鲜蔬菜一般含水量为65%~95%，维生素C、β-胡萝卜素、叶酸、钾是蔬菜最具代表的营养素，除此之外，蔬菜还含有维生素B$_1$、维生素B$_2$、维生素E、镁、钙、铁等各种各样的微量营养素和植物化学物（多酚类、萜类等），且能量低，一般都低于125kJ（30kcal）/100g（图1-21）。

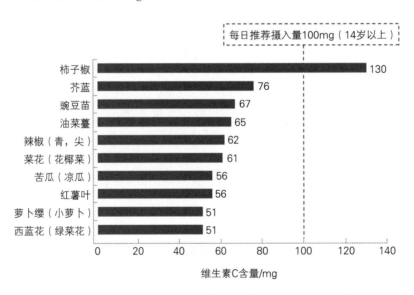

图 1-21 前十位维生素 C 含量最高的蔬菜（每 100g 可食部）

蔬菜按其可食部位和结构不同，分为根茎类、叶菜类、瓜茄类、鲜豆类、花芽类和菌藻类；还可以根据颜色的不同，分为深色蔬菜和浅色蔬菜。每类蔬菜各有其营养特点。嫩茎、叶、花菜类蔬菜（如油菜、菠菜、西蓝花）富含β-胡萝卜素、维生素C、维生素B$_2$、矿物质；在蔬菜代谢旺盛的叶、花、茎内，维生素C含量丰富，与叶绿素分布平行。一般深色蔬菜的β-胡萝卜素、维生素B$_2$和维生素C含量均较高，而且含有更多的植物化合物。植物性食物中胡萝卜素可转化为维生素A，受光合作用影响，叶类蔬菜的维生素含量一般高于根茎部和瓜菜类（图1-22）。十字花科蔬菜（如甘

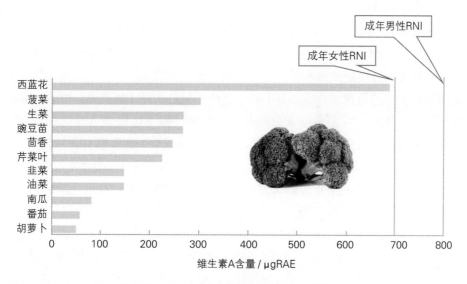

图 1-22　每 100g 蔬菜中相当于维生素 A 活性当量

蓝、菜花、卷心菜等）富含植物化学物如异硫氰酸盐；葱蒜类（如洋葱、大蒜、韭菜等）含有丰富的含硫化合物和一定量的类黄酮、皂苷类化合物；食用菌类食物（如口蘑、香菇、木耳、紫菜等）含有蛋白质、多糖、维生素 D 的前体物质麦角固醇等；藻类（如紫菜、海带）富含碘。

蔬菜中含有丰富的纤维素、半纤维素、果胶等膳食纤维，其含量一般在 2% 左右。由于采摘季节、加工方法、食用部位及品种不同，蔬菜中的膳食纤维含量也各有不同。

（2）水果：水果是大部分可以直接食用、多汁且大多数有甜味的植物果实的统称。多数新鲜水果含水量为 85%~90%，还是维生素 C、钾、镁和膳食纤维（纤维素、半纤维素和果胶）的良好来源（图 1-23）。水果种类很多，根据果实的形态和特性大致可分

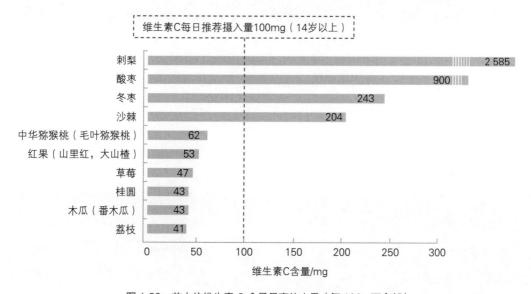

图 1-23　前十位维生素 C 含量最高的水果（每 100g 可食部）

为五类：浆果如葡萄、草莓等；瓜果如西瓜、哈密瓜等；柑橘类如柳橙、柚子等；核果（内果皮形成硬核，包有一枚种子）如桃、李、枣等；仁果（内有籽）如苹果、梨等。也可按照地区分类如热带水果。

不同种类水果的营养成分也各有不同。红色和黄色水果（如芒果、柑橘、木瓜、山楂、沙棘、杏、刺梨）β-胡萝卜素含量较高；枣类（鲜枣、酸枣）、柑橘类（橘、柑、橙、柚）和浆果类（猕猴桃、沙棘、黑加仑、草莓、刺梨）维生素C含量较高；鳄梨、香蕉、枣、红果、龙眼等钾含量较高。成熟水果所含的营养成分一般比未成熟的水果高。

一般来说，水果中碳水化合物含量较蔬菜高，在5%~30%之间，主要以双糖或单糖形式存在，如苹果和梨以果糖为主，葡萄、草莓以葡萄糖和果糖为主。水果中的有机酸如果酸、枸橼酸、苹果酸、酒石酸等含量比蔬菜丰富，能刺激人体消化腺分泌，增进食欲，有利于食物的消化，同时有机酸对维生素C的稳定性有保护作用。一些水果含有丰富的膳食纤维，尤其含较多的果胶，这种可溶性膳食纤维有增加肠道蠕动作用。此外，水果中还含有黄酮类物质、芳香物质、香豆素、D-柠檬萜（存在于果皮的油中）等植物化学物，它们具有特殊的生物活性，有益于机体健康。

（3）全谷和杂豆：我国传统饮食习惯中作为主食的大米、小麦、玉米、大麦、燕麦、黑麦、黑米、高粱、青稞、黄米、小米、粟米、荞麦、薏米等，如果加工得当均是全谷物的良好来源。

在谷物碾磨加工过程中，谷皮、糊粉层和谷胚常被分离出去成为废弃的糠麸。全谷物含有谷物全部的天然营养成分，如膳食纤维、B族维生素和维生素E、矿物质、不饱和脂肪酸、植物甾醇以及植酸和酚类等植物化学物（表1-24）。

表1-24 日常全谷物营养成分与精制谷物的比较（每100g可食部）

食物	蛋白质/g	维生素B₁/mg	维生素B₂/mg	烟酸/mg	维生素E/mg	铁/mg	锌/mg	膳食纤维/g
精制大米	7.3	0.08	0.04	1.1	0.2	0.9	1.07	0.4
精制小麦粉	13.3	0.09	0.04	1.01	Tr	Tr	0.94	0.3
全麦	13.2	0.50	0.16	4.96	0.71	3.6	2.6	10.7
糙米	7.9	0.40	0.09	5.09	0.59	1.47	2.02	3.50
燕麦	16.9	0.76	0.14	0.96	—	4.72	3.97	10.6
荞麦	9.3	0.28	0.16	2.2	0.9	6.2	3.6	6.5
玉米	8.5	0.07	0.04	0.8	0.98	0.4	0.08	5.5
小米	9	0.33	0.1	1.5	0.3	5.1	1.87	1.6
高粱	10.4	0.29	0.1	1.6	1.8	6.3	1.64	4.3
青稞果仁	8.1	0.34	0.11	6.7	0.72	40.7	2.38	1.8
黑麦	9	0.37	1.7	1.7	1.15	4	2.9	14.8

注：引自美国农业部数据库。Tr表示低于目前应用的检测方法的检出限或未检出。

（4）奶类：奶类是一种营养成分丰富、组成比例适宜、易消化吸收、营养价值高的天然食品，奶类可以提供优质蛋白质、维生素 B_2，尤其是钙的良好来源（表 1-25）。牛奶中蛋白质含量平均为 3%，其必需氨基酸比例符合人体需要，属于优质蛋白质。脂肪含量为 3%~4%，以微脂肪球的形式存在。奶类中的乳糖能促进钙、铁、锌等矿物质的吸收。

市场上常见的奶类食品主要有液态奶、酸奶、奶酪、奶粉等。酸奶常含有益生菌，经过发酵，乳糖、蛋白质和脂肪都有部分分解，更容易被人体消化吸收。经过发酵的酸奶和丰富的益生菌，对人体健康益处良多。

表 1-25　300ml 牛奶提供的营养价值

营养素	含量	成年女性	成年男性
		占 RNI 的百分比 /%	
蛋白质	9.9g	16	14
维生素 B_2	0.36mg	35	30
钙	321mg	39	39
镁	33mg	10	10
钾	540mg	27	27
锌	0.84mg	17	10
硒	4.02mg	10	10

（5）大豆类及其制品：大豆包括黄豆、黑豆和青豆。大豆制品通常分为非发酵豆制品和发酵豆制品两类：非发酵豆制品有豆浆、豆腐、豆腐干、腐竹等，发酵豆制品有豆豉、豆瓣酱、腐乳等。

大豆含有丰富的蛋白质、不饱和脂肪酸、钙、钾和维生素 E。大豆中蛋白质含量为 22%~37%，必需氨基酸的组成和比例与动物蛋白相似，而且富含谷类蛋白质缺乏的赖氨酸，是与谷类蛋白质互补的天然理想食品。大豆中脂肪含量为 15%~20%，其中不饱和脂肪酸约占 85%，必需脂肪酸——亚油酸含量高达 50%，且消化率高，还含有较多磷脂。大豆中碳水化合物含量为 30%~37%，近半是膳食纤维。大豆含有丰富的钾，每 100g 含 1 200~1 500mg；还含有多种益于健康的成分，如大豆异黄酮、植物固醇、大豆皂苷等。需要注意的是，大豆中的低聚糖成分——棉籽糖和水苏糖在肠道细菌

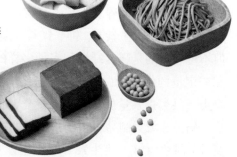

作用下发酵产生气体，可引起腹胀，而且大豆中植酸含量较高，会影响铁和锌等矿物质的生物利用。

（6）坚果：坚果常以干品消费，富含油脂的种子类坚果（如花生、瓜子、核桃、开心果、杏仁、松子、腰果等）脂肪含量可达 40% 以上，是一种高能量的食物。大部分坚果中脂肪酸以单不饱和脂肪酸为主，核桃和松子中多不饱和脂肪酸含量较高。葵花子、西瓜子和南瓜子中亚油酸含量较高，核桃是 α- 亚麻酸的良好来源（图 1-24）。种子类坚果的蛋白质含量多在 12%~36% 之间，碳水化合物在 15% 以下；坚果也是钾、钙、锌等矿物质，以及维生素 E 和 B 族维生素的良好膳食来源。花生中烟酸含量较高，杏仁中维生素 B_2 含量较高。每周吃适量的坚果有利于心脏健康。

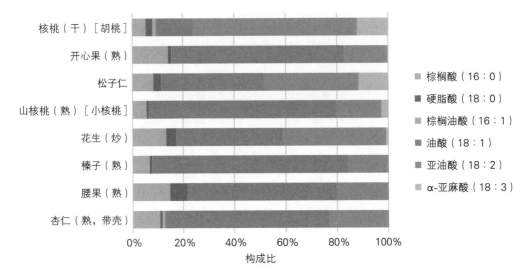

图 1-24　常见坚果的脂肪酸组成

2. 膳食贡献

在不同年龄组人群的膳食中，蔬果、全谷物、奶类、豆类食物在满足人体对微量营养素和膳食纤维的需要中均占有重要地位。以理想膳食为例，按照 2 000kcal 能量需要量水平和蔬菜、水果、大豆及其制品、奶类的目标量，计算其所提供的主要营养素，并与成年男性（轻体力活动）的膳食营养素推荐摄入量或适宜摄入量比较，计算不同种类食物的理想推荐摄入对膳食营养素的贡献率，结果见图 1-25。

蔬菜对膳食营养贡献率，最突出的是维生素 C、维生素 A（胡萝卜素）、钾、镁和叶酸；水果是维生素 C、钾、镁等。蔬菜水果的其他贡献由于缺乏完整数据无法计算，但不可忽略的是膳食纤维和多种多样的植物化学物。乳制品和豆类提供钙、维生素 B_2 和一定量的优质蛋白质。因此，结合我国居民蔬菜摄入量有所减少，水果、全谷物、奶类、豆类摄入量虽没有明显变化，但仍处于较低摄入水平的现况，以及蔬果、全谷物、奶类和大豆制品对膳食营养素的贡献，考虑这应该是造成我国 18 岁以上成年人视黄醇、维生素 B_1、维生素 B_2、维生素 C 和钙的摄入量普遍较低的主要原因。因此，建

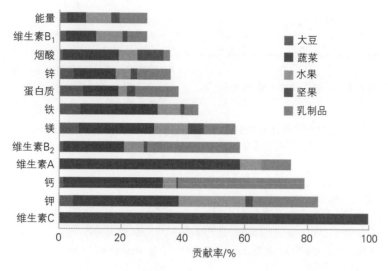

图 1-25　2 000kcal 平衡膳食模式中不同种类食物对膳食部分营养素的贡献率

议多吃蔬果、全谷物、奶类和大豆制品，以增加 β- 胡萝卜素、B 族维生素、维生素 C 和钙的摄入，是改善我国居民整体膳食微量营养素摄入水平不足、减少营养不良发生的有效举措和重要保障。

（三）蔬菜水果、奶类、豆类与健康证据分析

检索查阅国内（1997 年—2020 年）、国外（2002 年—2020 年）的相关文献，经过膳食与健康科学证据工作组的整体分析和综合评价，蔬菜、水果与健康关系的分析证据见表 1-26，奶及奶制品、大豆及其制品、坚果与健康关系分析的证据见表 1-27。

表 1-26　蔬菜、水果与健康的关系

项目	与健康关系	证据来源	证据级别 / 可信等级
蔬菜和水果 （联合摄入 研究）	可降低心血管疾病发病和死亡风险	2 篇系统综述，5 项队列研究	B
	可降低肺癌发病风险	2 项中国队列研究，3 项病例对照研究	B
蔬菜	增加摄入可降低心血管疾病发病和死亡风险	2 项系统评价，1 项特大型队列研究，3 项大型队列研究	B
	增加蔬菜摄入总量及十字花科蔬菜和绿色叶菜摄入量可降低肺癌发病风险	4 项系统评价，1 项大型前瞻性队列研究，1 项巢式病例对照研究	B
	增加摄入可降低食管鳞（腺）癌、结肠癌发病风险；十字花科蔬菜可降低胃癌、乳腺癌发病风险	18 篇系统评价，1 项 EPIC 研究	B
	增加绿叶蔬菜、黄色蔬菜摄入可降低 2 型糖尿病发病风险	4 项系统评价，3 项大型前瞻性研究	B

项目	与健康关系	证据来源	证据级别 / 可信等级
水果	增加摄入可降低心血管疾病的发病风险	6篇荟萃分析，6项系统综述，20项 RCT 研究，14项队列研究，1项横断面研究	B
	增加摄入可降低主要消化道癌症（食管癌、胃癌、结直肠癌）的发病风险	4篇 Meta 分析，7项队列研究，8项病例对照研究	B

表 1-27　奶类及其制品、大豆及其制品和坚果与健康的关系

	与健康关系	证据来源	证据级别 / 可信等级
奶类及 其制品	牛奶及其制品摄入可增加儿童、青少年及绝经后妇女的骨密度	2篇 Meta 分析，1篇系统评价，5项队列研究	B
	奶类及其制品摄入可能与前列腺癌、乳腺癌发病风险无关	5篇 Meta 分析，7项队列研究，5项病例对照研究，1项横断面研究	B
酸奶	酸奶摄入可改善乳糖不耐受症状	1项 RCT 研究，1项自身前后对照研究，5项交叉设计研究	B
	酸奶摄入可改善便秘	17项 RCT 研究，1项半随机对照试验研究，1项横断面研究	B
大豆及 其制品	可降低绝经前和绝经后女性乳腺癌的发病风险	13篇系统综述，2项病例对照	B
	可降低绝经前、后女性骨质疏松的发病风险	6篇系统综述，1项随机对照研究	B
坚果	可降低心血管疾病发病和死亡风险	心血管疾病发生：2篇 Meta 分析，1项队列研究 心血管疾病死亡：8篇 Meta 分析，1项队列研究	B
	可降低全因死亡风险	全因死亡：4篇 Meta 分析，2项队列研究	B
	可降低总胆固醇和甘油三酯的浓度	7个系统评价	B

1. 蔬菜摄入（量）与健康关系

（1）增加蔬菜摄入量可降低心血管疾病发病和死亡风险：综合 6 篇蔬菜与心血管疾病（CVDs）关联文献（来自欧洲、美国、中国、日本人群的队列研究）的 Meta 分析，结果表明每增加 80g/d 蔬菜摄入，心血管疾病发病风险降低 13%（$RR=0.87$；$95\%CI$：0.83~0.91），这与《中国居民膳食指南（2016）》的相关证据一致，研究也表明每增加 1 份（约 80g）蔬菜摄入，CVDs 的死亡风险减低 10%（$RR=0.90$；$95\%CI$：0.87~0.93），脑卒中的死亡风险降低 13%（$RR=0.87$，$95\%CI$：0.79~0.96），冠心病（CHD）的死亡风险降低 16%（$RR=0.84$，$95\%CI$：0.79~0.90）。

我国上海 13.48 万中老年人群的随访研究发现，当蔬菜摄入量男性从 144g/d 增加 583g/d，女性从 124g/d 增加到 506g/d 时，男性和女性心血管疾病死亡风险分别降低 36%（*HR*=0.64，95%*CI*：0.49~0.83）和 16%（*HR*=0.84，95%*CI*：0.67~1.04）。在不同种类的蔬菜中，十字花科蔬菜的作用最为显著。

（2）蔬菜与癌症

增加蔬菜摄入量对预防食管鳞（腺）癌具有保护作用；蔬菜摄入总量与胃癌发病风险无关，但葱类蔬菜和十字花科蔬菜对预防胃癌具有保护作用；蔬菜总量增加可降低结肠癌的发病风险，但与直肠癌的发病风险无关。

增加蔬菜摄入总量及十字花科蔬菜和绿色叶菜摄入量可降低肺癌的发病风险：纳入 27 项前瞻性队列研究的 Meta 分析（病例 1 万例）发现，蔬菜总摄入量最高组肺癌发病风险是最低组的 92%（95%*CI*：0.87~0.97），十字花科蔬菜摄入量最高组肺癌发病风险是最低组的 87%（95%*CI*：0.79~0.97），绿叶蔬菜摄入量最高组肺癌发病风险是最低组的 85%（95%*CI*：0.75~0.96）。

十字花科蔬菜摄入量增加可降低乳腺癌的发病风险，但与蔬菜摄入总量无关：综述了 8 篇文献（9 项前瞻性队列研究和 1 项巢式病例对照研究）的 Meta 分析，观察总人数达 75 万人，病例数达 1.66 万，结果显示蔬菜摄入量最高组的 *HR*（95%*CI*）为 0.99（0.92，1.06）。综合了 2 项队列研究和 11 项病例对照研究的 Meta 分析，病例数为 1.87 万，发现十字花科蔬菜最高摄入组乳腺癌发病风险显著降低了 10%（95%*CI*：0.85~0.96）。

（3）蔬菜摄入总量与糖尿病发病风险关系：综合了 7 篇文献的系统综述，在 88 万研究对象中随访到 4.5 万糖尿病病例，再次得出结果，蔬菜摄入总量增加，糖尿病发病风险呈下降倾向（*HR*=0.98，95%*CI*：0.96~1.00）；其中绿色叶菜有降低的趋势（*HR*=0.97，95%*CI*：0.94~1.00），黄色蔬菜可使糖尿病的发病风险降低 38%（*HR*=0.62，95%*CI*：0.52~0.73）。

2. 水果、蔬菜和水果的综合作用

纳入 110 篇英文文献，其中与心血管病相关 47 篇、2 型糖尿病相关 34 篇、肥胖相关 10 篇、消化道癌症（食管癌、结直肠癌、胃癌）相关 19 篇，综合评价分析水果摄入与多种疾病关系的证据如下：

（1）增加水果摄入量可降低心血管疾病发病风险：共对 47 篇相关文献（包括 6 篇荟萃分析、6 篇系统综述、20 项 RCT 研究、14 项队列研究和 1 项横断面研究）进行综合评价，依然支持总水果摄入量可降低心血管疾病发病风险。一项涵盖中国 67 211 名女性和 55 474 名男性的前瞻性队列研究显示，水果摄入量每增加 80g/d，心血管疾病发病风险降低 12%，*HR*（95%*CI*）为 0.88（0.80，0.97）。此外，用特定的水果或果汁（高黄酮类水果、猕猴桃、蓝莓、蓝莓粉和蓝莓汁、橙汁、酸樱桃汁、多酚的浆果汁、蔓越莓汁、红葡萄汁、石榴汁）干预的随机对照试验证据增多，其中 14 项相关研究结果表明水果或果汁的摄入可有效调节血压水平，对心血管疾病具有保护作用。

其他 4 项 Meta 分析、7 项队列研究和 8 项病例对照研究综合评价分析的证据还显示，增加水果摄入可以降低结直肠癌、食管癌、胃癌的发病风险。

（2）蔬菜和水果联合摄入可降低心血管疾病发生风险和死亡风险：纳入 2 篇系统综述和 5 项队列研究，样本量 469 551，其中心血管疾病死亡人数为 6 893 人，剂量-反应关系结果显示，每天每增加 1 份水果和蔬菜（1 份水果 80g，1 份蔬菜为 77g）可降低 4% 的心血管疾病死亡率，HR（95%CI）为 0.96（0.92，0.99）。

Zurbau 等人对 81 个队列（包括 4 031 896 人和 125 112 个心血管事件）前瞻性研究的系统回顾和 Meta 分析结果显示，不论是蔬菜和水果联合评价，还是蔬菜、水果亚组分析，蔬菜水果的高摄入均能降低心血管疾病和脑卒中的发生率和死亡率；而且水果中的柑橘、100% 果汁和苹果以及蔬菜中的葱类、胡萝卜、十字花科和绿叶蔬菜具有更好的效果。Aune 等人也观察到了苹果/豌豆、柑橘类水果、绿叶蔬菜/沙拉和十字花科蔬菜的摄入与心血管疾病之间的负相关关系。

（3）蔬菜和水果联合摄入可降低肺癌发病风险：纳入 2 项队列研究和 3 项病例对照研究的系统综述显示，蔬菜和水果联合摄入可降低肺癌的发病风险。其中，2013 年中国上海的队列研究（研究对象为 61 192 名男性，其中肺癌患病人数为 359 人）结果显示，总蔬菜和水果摄入增加可使肺癌发生风险降低 24%。

另外，增加蔬菜和水果摄入还可能降低乳腺癌和肥胖的发病风险。

3. 奶类及其制品与健康益处

共纳入 53 篇文献作为主要证据，其中心血管疾病相关文献 8 篇、糖尿病相关 9 篇、髋骨骨折相关 5 篇、骨密度/骨质疏松相关 7 篇、代谢综合征相关 6 篇、癌症相关 18 篇。综合评价分析奶类及其制品摄入与多种疾病关系，主要证据表明：

（1）牛奶及其制品摄入可增加儿童、青少年及绝经后妇女的骨密度：综合 2 篇 Meta 分析、1 篇系统综述、5 项队列研究，结果显示牛奶及其制品摄入可增加儿童、青少年及绝经后妇女的骨密度，推荐等级为 B 级。1 篇纳入了 7 项随机对照研究的系统评价显示，牛奶及其制品可增加儿童及青少年的骨密度。1 项加拿大 116 名 8~15 岁儿童/青少年随访长达十年的前瞻性队列研究显示，在儿童及青少年时期牛奶及其制品摄入高的女孩（平均每天摄入 3.8 份）比摄入低的女孩（平均每天摄入 1.3 份）在成年后有更高的桡骨骨干表面积、骨皮质面积以及骨皮质含量（$P<0.01$）。1 篇 Meta 分析纳入 6 项随机对照研究，其中 2 项是中国的研究，发现牛奶及其制品可增加绝经后女性骨密度，包括脊柱、股骨颈、髋骨及全身骨密度均显著增加。

奶类及其制品与中老年人髋骨骨折的发生率无关。对美国的 109 882 名 50 岁以上人群的研究发现，平均每天摄入 3 份总奶制品组与每天摄入 0.5 份组相比，可以降低女性髋骨骨折风险（*RR*=0.84，95%*CI*：0.70~1.01），但与男性髋骨骨折发病风险无关。

（2）奶类及其制品与癌症

牛奶及其制品摄入可能与前列腺癌发病风险无关：纳入 4 篇文献综合评价结果显示，牛奶及其制品与前列腺癌发病风险无关。2019 年和 2020 年发表的 2 篇队列研究，一项研究纳入 49 472 人，随访了 11.2 年，结果显示前列腺癌发病风险与总奶制品、低脂奶制品、全脂奶制品或牛奶摄入无关。另一项研究纳入 162 816 人，随访 14 年，结果显示牛奶摄入量与前列腺癌发病风险无明显相关，与牛奶摄入量最低组（每周 <2 次）相比，每天摄入牛奶≥2 次组 *RR*（95%*CI*）为 1.06（0.99，1.14），牛奶摄入量与前列腺癌发病风险无明显剂量 - 反应关系。

牛奶及其制品摄入可能与乳腺癌发病风险无关：11 篇相关文献综合评价结果显示，牛奶及其制品与乳腺癌发病风险无关。Dong 等的系统综述（共 1 063 471 人，24 187 例发病）结果显示，全脂牛奶及其制品与乳腺癌发病风险无关，*RR*（95%*CI*）为 0.99（0.85，1.15），但低脂牛奶及其制品摄入可能降低 16% 乳腺癌发病风险，*RR*（95%*CI*）为 0.84（0.73，0.96）。

2019 年一篇纳入 1 371 848 人的 Meta 分析结果显示，与低摄入量组相比，总奶制品或牛奶摄入量高可以降低结直肠癌的发病风险；低脂牛奶对结直肠癌也有保护作用，*RR*（95%*CI*）为 0.76（0.66，0.88）。另一篇 2018 年发表的 Meta 分析对于剂量 - 反应关系的研究发现，每天增加 200g 总奶制品摄入，结直肠癌的风险降低 7%（95%*CI*：0.91~0.94）。

（3）酸奶摄入量与健康益处

纳入 65 篇学术文献，其中酸奶与乳糖不耐症相关 7 篇、便秘相关 19 篇、2 型糖尿病相关 12 篇、幽门螺杆菌感染相关 19 篇、高脂血症相关 8 篇。综合评价分析后依然支持增加酸奶摄入可改善乳糖不耐受、便秘和幽门螺杆菌的根除率，其中我国研究的主要证据显示：

酸奶摄入可改善乳糖不耐受。2007 年样本量为 68 例的中国人群 RCT 研究显示，饮用 250ml 酸奶，呼气中氢含量升高水平显著低于等量普通牛奶。

酸奶摄入可改善便秘。2008 年和 2009 年样本量分别为 135 和 159 关于中国人群的 RCT 研究显示，每天摄入 100g 酸奶可改善便秘。

酸奶摄入可改善幽门螺杆菌的根除率。2014 年样本量为 200 的中国人群 RCT 研究显示，三联疗法结合每天摄入 200g 酸奶可改善幽门螺杆菌的根除率。Meta 分析研究酸奶与幽门螺杆菌感染根除率的关系，结果发现 *RR*（95%*CI*）为 1.15（1.10，1.21），意向治疗分析结果 *RR*（95%*CI*）为 1.16（1.10，1.23）。

4. 大豆及其制品摄入（量）与健康益处和风险分析

共纳入 94 篇文献作为主要证据，其中大豆及其制品与骨质疏松相关 8 篇、肥胖相关 7 篇、高血压相关 13 篇、高血脂相关 15 篇、2 型糖尿病相关 9 篇、心血管疾病相关 7 篇、乳腺癌相关 16 篇、前列腺癌相关 5 篇、结直肠癌相关 4 篇、胃癌相关 10 篇。综合评价分析大豆及其制品摄入与多种疾病关系，主要证据表明：

（1）大豆及其制品的摄入可降低乳腺癌的发病风险：2009—2014 年对相关病例对照研究和队列研究的荟萃分析结果显示，大豆及其制品的食用可以降低绝经前女性乳腺癌的发病风险，也可以降低绝经后亚洲女性乳腺癌的发病风险；目前的 Meta 分析和病例对照研究认为大豆及其制品（大豆摄入量≥1.62g/d，或豆腐摄入量≥14.4g/d，或大豆异黄酮 26.3mg/d）也可以降低乳腺癌的发生风险。

（2）适量增加大豆及其制品摄入的健康益处：共纳入 7 篇文献（包括系统综述、RCT 研究和前瞻性队列研究）综合评价，结果显示大豆及其制品摄入可降低心血管疾病的发生风险。2020 年发表于 Circulation 杂志的一篇前瞻性队列研究（样本来源包括：基线年龄 30~55 岁 74 241 名美国女性；基线年龄 25~42 岁 94 233 名美国女性；基线年龄 40~75 岁 42 226 名美国男性）显示，大豆异黄酮摄入量（0.11~4.24mg/d 之间）与冠心病（CHD）发病风险呈线性反比关系；此外，与几乎不摄入豆腐的人群（<1 份/月）相比，每周食用≥1 份豆腐的人群，其冠心病发病风险下降 12%，*HR*（95%*CI*）为 0.82（0.70，0.95）；每周食用≥1 份豆腐的人群，还可使未使用激素的绝经女性 CHD 发病风险降低 49%，*HR*（95%*CI*）为 0.51（0.26，0.99）。

还有许多直接利用大豆异黄酮提取物进行的研究。Meta 分析显示，异黄酮可显著改善更年期女性腰椎、髋部、股骨颈的骨密度。2020 年发表的一篇系统综述（纳入 52 篇随机对照研究的 5 313 名研究对象，大多是绝经后女性）显示，大豆异黄酮摄入量 <90mg/d 可以改善股骨颈的骨密度，若高剂量（≥90mg/d）摄入则有益于髋关节和腰椎的骨密度。Taku 等纳入 12 项 RCT 研究的系统综述结果显示，平均每天摄入 82mg 大豆异黄酮（47~150g 大豆）6~12 个月，可显著增加更年期女性腰椎骨密度 22.25mg/cm²，与对照组相比增加 2.38%。

5. 坚果摄入（量）与健康益处和风险分析

共纳入 44 篇文献作为主要证据，其中心血管疾病发病相关文献 3 篇、心血管疾病死亡相关 9 篇、脑卒中发病相关 6 篇、脑卒中死亡相关 5 篇、肿瘤发病相关 2 篇、肿瘤死亡相关 4 篇、全因死亡相关 6 篇、高血脂相关 7 篇、血糖相关 2 篇。主要证据表明：

系统评价显示，每天摄入 24g 或者 28g 坚果人群与几乎不摄入人群比较，可以降低心血管疾病的发病风险。来自美国、亚洲、澳大利亚、中国、德国人群队列研究的 Meta 分析，样本量为 413 727，其中心血管疾病死亡人数为 14 475 人，结果显示每天增加 28g

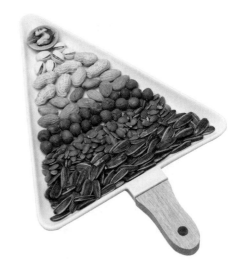

坚果摄入，心血管疾病死亡风险降低 29%，*RR*（95%*CI*）为 0.71（0.61，0.84）。

来自美国、欧洲、亚洲、澳大利亚人群队列研究的 Meta 分析，样本量 819 448，其中死亡人数为 85 870 人，剂量 - 反应关系结果显示，每日摄入坚果每增加 28g，全因死亡发生率下降 22%，*RR*（95%*CI*）为 0.78（0.72，0.84）。

61 项 RCT 研究（美国、澳大利亚、加拿大、新西兰、土耳其、巴西、日本、中国、韩国、印度、伊朗）的 Meta 分析，样本量为 2 582，剂量 - 反应关系结果显示，每天摄入 28g 坚果，各项血脂指标均显著下降，下降程度（95%*CI*）分别为：总胆固醇降低 4.7（–5.3，–4.0）mg/dl，LDL 胆固醇降低 4.8（–5.5，–4.2）mg/dl，ApoB 降低 3.7（–5.2，–2.3）mg/dl，甘油三酯降低 2.2（–3.8，–0.5）mg/dl。

【知识链接】

1. 了解植物化学物

随着营养科学的发展，在营养与健康和疾病关系的研究中，食物中已知必需营养素以外的化学成分，日益引起人们的关注。特别是这些成分在预防慢性病中的作用，更是令人瞩目，其中有些已作为保健食品的功效成分广为应用。这些食物中已知必需营养素以外的化学成分多为植物来源，故泛称植物化学物。一般包括酚类、萜类、含硫化合物、植物多糖等。酚类化合物（包括类黄酮）在柑橘类、苹果、梨、红葡萄、樱桃、黑莓、桃、杏等水果和胡萝卜、芹菜、西红柿、菠菜、洋葱、西蓝花、莴苣、黄瓜等蔬菜，以及谷物、豆类、茶叶、葡萄酒、咖啡豆、可可豆中含量较多。萜类化合物主要在柑橘类水果（特别是果皮精油）、食品调料、香料和一些植物油、黄豆中含量丰富。含硫化合物多存在于西蓝花、卷心菜、甘蓝等十字花科蔬菜和葱、蒜中。植物多糖按其来源分为香菇多糖、银耳多糖、甘薯多糖、枸杞多糖等，在菌藻类中含量较多。

植物化学物具有多种生理功能，主要表现在以下几个方面：抗氧化作用、抗炎、调节免疫力等，因此它具有保护人体健康和预防心血管疾病、癌症等慢性疾病的作用。

2. 蔬菜水果有什么不同

蔬菜和水果是不同食物种类，其营养价值和风味各有特点，尽管蔬菜和水果在营养成分和健康效应方面有很多相似之处。蔬菜品种远多于水果，而且蔬菜（深色蔬菜）的维生素、矿物质、膳食纤维和植物化学物的含量高于水果，故水果不能代替蔬菜。水果中游离糖、有机酸、芳香物质比新鲜蔬菜多，果糖含量高，且水果食用前不用加热，其营养成分不受烹调因素影响，故蔬菜也不能代替水果。在膳食中，水果可补充蔬菜摄入不足，蔬菜水果都有好的口感和风味，可以让人类享受食物的丰富多彩。

3. 果汁等加工水果制品不能替代鲜果

新鲜水果一般难以长期保存，携带和食用比较麻烦，随着现代工业的发展，各种水果加工制品出现。常见的水果制品有果汁、水果罐头、果脯、干果等。

果汁是由水果压榨去掉残渣而制成，但这些加工过程会使水果中的营养成分如维生素 C、膳食纤维等产生一定量的损失。果脯是将新鲜水果糖渍而成，维生素损失较多，含糖量较高。干果是将新鲜水果脱水而成，维生素有较多损失。水果制品失去了新鲜水果的感官、自然香味等天然特征，维生素等营养素流失较多，所以不能代替新鲜水果。用果汁代替水果对儿童健康也不利，易使儿童牙齿缺乏锻炼，面部皮肤肌肉力量变弱，眼球的调节功能减弱。但是在外出需要携带方便情况下，或者水果不足时，可以用果汁等制品进行补充。

4. 全谷物的血糖生成指数

GI 是评价含碳水化合物食物引起餐后血糖应答的一个生理指标。谷类加工越精细则 GI 越高，加工程度较低的全谷物 GI 相对较低。如小麦面条的 GI 为 82，而全麦粉面条 GI 则为 37；相对于精白米饭 GI 为 83，发芽糙米 GI 为 54，均属于低 GI 食物。因为全谷物食物富含膳食纤维，可降低血糖生成指数。

5. 其他国家饮奶量是多少

其他国家居民牛奶摄入量是多少呢？欧美国家牛奶消费量平均超过每人每年 300kg，我国居民只有 21.7kg，相差 15 倍之多。

世界各国膳食指南中成年人乳及乳制品推荐摄入量见表 1-28。

表 1-28　各国膳食指南中成年人乳及乳制品的建议摄入量

国家	每天建议量	国家	每天建议量
美国	3 杯（720ml）	土耳其	3 杯（600ml）
加拿大	2~3 份（500~750ml）	南非	1 杯（250ml）
法国	3 份（450ml）	印度	3 份（300ml）
瑞士	3 份（600ml）	智利	3 杯（600ml）
澳大利亚	3 份（750ml）	日本	2~3 份（200~300ml）
英国	每天要吃乳制品	韩国	1 杯（200g）
芬兰	500ml	中国	1.5 份（至少 300ml）

6. 为什么喝豆浆必须煮透

大豆含有一些抗营养因子，如胰蛋白酶抑制因子、脂肪氧化酶和植物红细胞凝集素，喝生豆浆或未煮开的豆浆后数分钟至 1 小时，可能引起中毒，出现恶心、呕吐、腹痛、腹胀和腹泻等胃肠道症状。这些抗营养因子遇热不稳定，通过加热处理即可消除。所以生豆浆必须先用大火煮沸，再改用文火维持 5 分钟左右，使这些有害物质被彻底破坏后才能饮用。

豆浆和牛奶是不同种类食物，豆浆中蛋白质含量与牛奶相当，易于消化吸收，其饱和脂肪酸、碳水化合物含量低于牛奶，不含胆固醇，且含有丰富的植物甾醇，适合老年人及心血管疾病患者饮用，但豆浆中钙的含量远低于牛奶，锌、硒、维生素 A、维生素 B_2 含量也比牛奶低。它们在营养上各有特点，两者最好每天都饮用。

准则四　适量吃鱼、禽、蛋、瘦肉
Eat moderate amounts of fish, poultry, eggs and lean meats

提要

　　鱼、禽、蛋和瘦肉均属于动物性食物，富含优质蛋白质、脂类、脂溶性维生素、B族维生素和矿物质等，是平衡膳食的重要组成部分。该类食物蛋白质的含量普遍较高，其氨基酸组成更适合人体需要，利用率高，但有些含有较多的饱和脂肪酸和胆固醇，摄入过多可增加肥胖和心血管疾病等发病风险，应当适量摄入。

　　鱼虾等水产类食物脂肪含量相对较低，且含有较多的不饱和脂肪酸，对预防血脂异常和脑卒中等疾病有一定作用，每周最好吃鱼2次。禽类脂肪含量也相对较低，其脂肪酸组成也优于畜类脂肪。蛋类中各种营养成分比较齐全，营养价值高，胆固醇含量也高，对一般人群而言，每天吃一个鸡蛋不会增加心血管疾病的发病风险。畜肉类脂肪含量较多，吃畜肉应当选瘦肉，每人每周畜肉摄入不宜超过500g。烟熏和腌制肉类在加工过程中易产生一些致癌物，过多食用可增加肿瘤发生的风险，应当少吃或不吃。

　　目前我国多数居民摄入畜肉较多，鱼等水产类较少，需要调整比例。建议成年人平均每天摄入总量120~200g，相当于每周吃鱼2次或300~500g，蛋类300~350g，畜禽肉类300~500g。

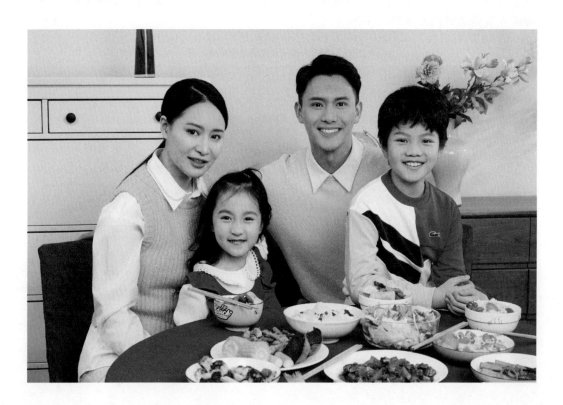

【核心推荐】

- 鱼、禽、蛋类和瘦肉摄入要适量，平均每天 120~200g。
- 每周最好吃鱼 2 次或 300~500g，蛋类 300~350g，畜禽肉 300~500g。
- 少吃深加工肉制品。
- 鸡蛋营养丰富，吃鸡蛋不弃蛋黄。
- 优先选择鱼，少吃肥肉、烟熏和腌制肉制品。

　　鱼、禽、蛋类和瘦肉可提供人体所需要的优质蛋白质和多种微量营养素，但有些含有较多的饱和脂肪酸和胆固醇，过多摄入对健康不利，因此建议适量食用。

　　水产品和畜禽肉中多数营养素含量相差不大，但脂肪含量和脂肪酸的组成有较大差异，对健康的影响有所不同。鱼和禽的脂肪含量相对较低，水产品还含有较多的不饱和脂肪酸，有些鱼类富含二十碳五烯酸（EPA）和二十二碳六烯酸（DHA），对预防血脂异常和心血管疾病等有一定作用。因此，应当优先选择鱼食用。

　　蛋黄是蛋类维生素和矿物质的主要集中部位，并且富含磷脂和胆碱，对健康十分有益，因此吃鸡蛋不要丢弃蛋黄。畜肉，尤其是肥肉，脂肪含量高，饱和脂肪酸较多，因此应少吃肥肉，选择瘦肉。烟熏和腌制肉在加工过程中，易受多环芳烃类和甲醛等多种有害物质的污染，过多摄入可增加某些肿瘤的发生风险，应当少吃或不吃。各年龄段人群的适宜摄入量见表 1-29。

表 1-29　不同人群动物性食物建议摄入量

食物类别	单位	幼儿		儿童青少年			成人	
		2 岁~	4 岁~	7 岁~	11 岁~	14 岁~	18 岁~	65 岁~
总量	（g/d）	50~70	70~105	105~120	140~150	150~200	120~200	120~150
畜禽肉	（g/周）	105~175	175~280	280	350	350~525	280~525	280~350
	（份/周）	2~3.5	3.5~5.5	5.5	7	7~10.5	7~10.5	5.5~7
蛋类	（g/周）	140~175	175	175~280	280~350	350	280~350	280~350
	（份/周）	2~3.5	3.5~5.5	3.5~5.5	5.5~7	7	5.5~7	5.5~7
水产品	（g/周）	105~140	140~280	280	350	350~525	280~525	280~350
	（份/周）	2~3	3~5.5	5.5	7	7.0~10.5	7~10.5	5.5~7

　　注：能量需要量水平计算按照 2 岁~（1 000~1 200kcal/d），4 岁~（1 200~1 400kcal/d），7 岁~（1 400~1 600kcal/d），11 岁~（1 800~2 000kcal/d），14 岁~（2 000~2 400kcal/d），18 岁~（1 600~2 400kcal/d），65 岁~（1 600~2 000kcal/d）。

【实践应用】

（一）如何把好适量摄入关

1. 控制总量，分散食用

成人每周水产品和畜禽肉摄入总量不超过 1.1kg，鸡蛋不超过 7 个。应将这些食物分散在每天各餐中，避免集中食用，最好每餐有肉，每天有蛋，以便更好地提供优质蛋白质和发挥蛋白质互补作用。

设计食谱：食谱定量设计，能有效控制动物性食物的摄入量。建议家庭和学校、幼儿园等，都应该学习制定食谱。1 周内鱼和畜禽肉、蛋可以互换，但不可用畜肉全部取代其他，每天最好不应少于 3 类动物性食物。

2. 小份量，量化有数

在烹制肉类时，可将大块肉材切成小块后再烹饪，以便食用者掌握摄入量（图 1-26）。

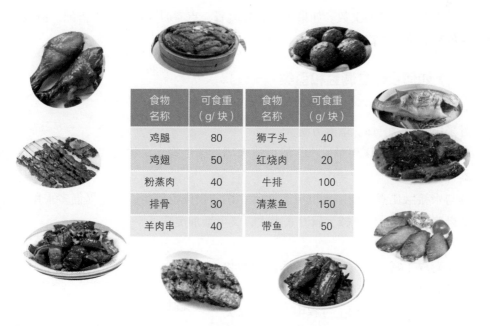

食物 名称	可食重 （g/块）	食物 名称	可食重 （g/块）
鸡腿	80	狮子头	40
鸡翅	50	红烧肉	20
粉蒸肉	40	牛排	100
排骨	30	清蒸鱼	150
羊肉串	40	带鱼	50

图 1-26　常见肉类食材和熟食品的重量

肉可切成片或丝烹饪，少做大排、红烧肉、红烧鸡腿等。

了解食材重量，便于烹饪时掌握食块的大小及食用时主动设计食物的摄入量，图 1-27 提示，一个鸡翅就可以满足每天肉类建议量。小份量是食物多样和控制总量的好办法，附录一所示份量表，40~50g 为一份，原则上成人每人每天 3~5 份。

3. 在外就餐时，减少肉类摄入

在外就餐时，会不自觉地增加动物性食物的摄入量。意识到在外就餐的弊端，应

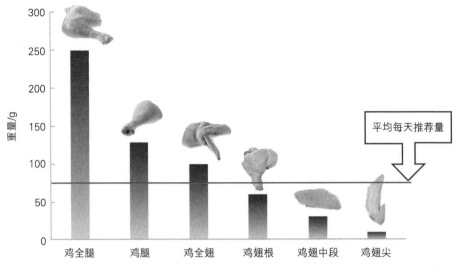

图 1-27　鸡的不同部位平均可食部重量比较

当尽量减少在外就餐的次数。如果需要在外就餐，点餐时要做到荤素搭配，清淡为主，尽量用鱼和豆制品代替畜禽肉。

（二）如何合理烹调鱼和蛋类

1. 鱼虾等水产品

可采用蒸、煮、炒、熘等方法。

煮对营养素的破坏相对较小，但可使水溶性维生素和矿物质溶于水中，其汤汁鲜美，不宜丢弃。

蒸与水接触比煮要少，所以可溶性营养素的损失也较少，因此提倡多采用蒸的方法。如果蒸后浇汁，既可减少营养素丢失，又可增加美味。

2. 鸡蛋

鸡蛋营养丰富，蛋黄是鸡蛋营养素种类和含量集中的部位，不能丢弃。可采用煮、炒、煎、蒸等方法。蛋类在加工过程中营养素损失不多，但加工方法不当，可影响消化吸收和利用。

煮蛋一般在水烧开后小火继续煮 5~6 分钟即可，时间过长会使蛋白质过分凝固，影响消化吸收。

煎蛋时火不宜过大，时间不宜过长，否则可使鸡蛋变硬变韧，既影响口感又影响消化。鸡蛋的大小不一，一般鸡蛋重量为 45~55g，但

> **贴士：**
>
> 不吃生鸡蛋，不喝生蛋清，不弃蛋黄。生鸡蛋的蛋白质成胶状，人体不易消化吸收；生蛋清中含有抗生物素蛋白和抗胰蛋白酶物质，前者影响生物素的吸收，后者抑制胰蛋白酶的活力，妨碍蛋白质的消化；蛋黄是鸡蛋营养素种类和含量集中部位，弃之浪费。

有的鸡蛋小于40g，有的则较大，在60g以上。了解鸡蛋大小重量不同，利于掌握摄入量（图1-28）。

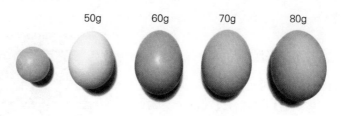

图 1-28　不同大小鸡蛋的重量比较

（三）畜禽肉吃法有讲究

一般而言，市场上常见的畜禽肉有鲜肉、冷却（鲜）肉、冷冻肉，其中冷却肉较常见。畜禽肉可采用炒、烧、爆、炖、蒸、熘、焖、炸、煨等方法。在滑炒或爆炒前可挂糊上浆，既可增加口感，又可减少营养素丢失。

1. 多蒸煮，少烤炸

肉类在烤或油炸时，由于温度较高，使营养素遭受破坏，如果方法掌握不当，如连续长时间高温油炸、油脂反复使用、明火烧烤等，容易产生一些致癌化合物污染食物，影响人体健康。

2. 既要喝汤，更要吃肉

我国南方地区居民炖鸡，有喝汤弃肉的习惯，这种吃法不能使食物中的营养素得到充分利用，造成食物资源的极大浪费。实际上，肉质部分的营养价值比鸡汤高得多。

贴士：

瓦罐鸡肉和汤部分主要营养素含量比较（每100g）

营养素	鸡肉	鸡汤	营养素	鸡肉	鸡汤
能量 /kcal	190	27.0	烟酸 /mg	0.5	0
蛋白质 /g	20.9	1.3	钙 /mg	16.0	2.0
脂肪 /g	9.5	2.4	钠 /mg	201	251
维生素 A/μgRE	63.0	0	铁 /mg	1.9	0.3
核黄素 /mg	0.21	0.07	锌 /mg	2.2	0

（四）少吃熏腌和深加工肉制品

烟熏和腌制肉制品是我国一些地区传统保存食物的方法，在制作的过程中也赋予了食物特殊的风味。但这些加工方法不仅使用了较多的食盐，同时油脂过度氧化等也存在一些食品安全问题，长期食用会给人体健康带来风险，因此应尽量少吃。肉类深加工制品由于油盐用量高，保存期长，不如鲜肉或冷却肉，不宜多吃。

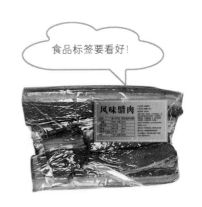

食品标签要看好！

（五）其他动物性来源食品

常有人问动物内脏是否可以吃？常见的动物内脏食物有肝、肾、肺和肠等，这些内脏食物中含有丰富的脂溶性维生素、B族维生素、铁、硒和锌等，适量摄入可弥补风味和日常膳食不足，多数内脏产品胆固醇含量偏高，建议每月可食用动物内脏食物2~3次，且每次不要过多。

也有人问鲍鱼、海参是否营养高？传统认为鲍鱼、海参、燕窝等都可以给人体提供特别营养补充，从其价格和营养成分比较，就是"物以稀为贵"了，鲍鱼、海参的主要营养价值也就是蛋白质，特别是胶原蛋白质。吃吃很好，但没有必要过分追求。

小贴士：

猪肝16g，可满足成人1日维生素A的需要；72g，可满足维生素B_2的需要；33g，可满足铁的需要。猪肾45g，可满足成人1日硒的需要。

【科学依据】

【关键事实】

- 目前我国居民畜肉、禽肉、鱼和蛋类的食用比例不适当，畜肉摄入过高，鱼、禽肉摄入过低。
- 鱼、畜禽肉和蛋类对人体的蛋白质、脂肪、维生素A、维生素B_2、维生素B_{12}、烟酸、铁、锌、硒的贡献率高。
- 增加鱼类摄入可降低全因死亡风险及脑卒中的发病风险。
- 适量摄入禽肉和鸡蛋与心血管疾病的发病风险无明显关联。
- 过量摄入畜肉能增加2型糖尿病、结直肠癌和肥胖发生的风险。
- 烟熏肉可增加胃癌和食管癌的发病风险。

（一）动物性食物摄入现状

从1982年至今的营养调查资料显示，我国居民肉类食品摄入量逐年增高（表1-30）。2015—2017年中国居民营养与健康状况监测结果表明，全国平均每标准人日畜、禽、鱼、蛋类食物的摄入总量为132.7g，其中鱼虾类24.3g、畜肉72.0g（猪肉为主约

64.3g）、禽肉 13.0g、蛋类 23.4g。畜肉占动物性食物总量的比例最高，为 54%，其中猪肉摄入的比例最大，可达 85.7%；禽肉最低，仅 10%（图 1-29）。与 2010—2012 年监测结果比较，近 5~8 年间变化不大。另一项来自中国健康与营养调查（CHNS）同样显示，从 2000 年到 2018 年，我国成人居民畜、禽、鱼、蛋类食物摄入量保持相对稳定水平（图 1-30）。

表 1-30　我国城乡居民每标准人日畜禽鱼蛋类食物摄入量

单位：g

	畜肉	禽肉	鱼虾类	蛋类	合计
1982 年	42.8		11.8	9.7	64.3
1992 年	50.0	8.9	25.6	16.0	100.5
2002 年	64.7	13.9	29.6	23.7	131.9
2010—2012 年	75.0	14.7	23.7	24.3	137.7
2015—2017 年	72.0	13.0	24.3	23.4	132.7

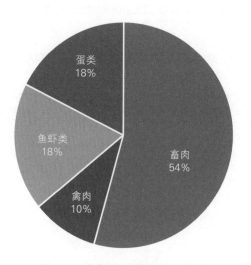

图 1-29　畜禽鱼蛋类食物摄入量构成

（二）鱼、禽、蛋类和瘦肉的营养价值和膳食贡献

　　动物性食物的蛋白质含量大都在 13%~20% 之间（表 1-31）。同类动物之间的脂肪酸构成比大致恒定，相对而言，牛、羊、猪等畜肉的饱和脂肪酸含量偏高。因此适量摄入肉类是满足蛋白质需求并避免饱和脂肪酸摄入过多的平衡膳食措施。

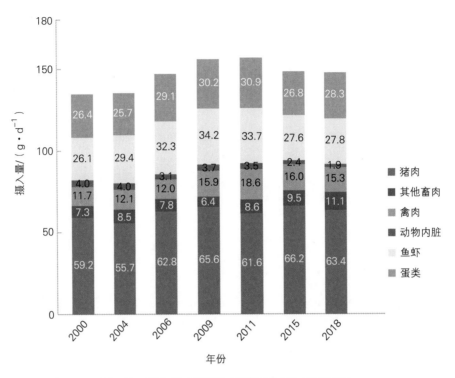

图 1-30　我国成年居民畜禽鱼蛋类食物摄入量变化趋势

表 1-31　常见动物性食物蛋白质含量比较（每 100g 可食部）

单位：g

食物名称	含量	食物名称	含量	食物名称	含量
猪肉（代表值）	15.1	鸡（代表值）	20.3	鲤鱼	17.6
猪肉（肥）	2.4	鸭（代表值）	15.5	青鱼	20.1
猪肉（瘦）	20.3	鹅	17.9	带鱼	17.7
牛肉（代表值）	20.0	鸡肝	16.6	海鳗	18.8
羊肉（代表值）	18.5	鸭肝	14.5	对虾	18.6
猪肝	19.2	鹅肝	15.2	海蟹	13.8
牛肝	19.8	鸡蛋（代表值）	13.1	赤贝	13.9
		鸭蛋	12.6	墨鱼（乌贼）	15.2
		鸡蛋黄	15.2		
		咸鸭蛋	12.7		

资料来源：《中国食物成分表标准版（第 6 版第二册）》，2019 年。

1. 畜禽肉的营养价值

（1）畜肉类：畜肉类包括猪、牛、羊等家畜的肌肉和内脏。畜肉的肌色较深，呈暗红色，故有"红肉"之称。蛋白质含量一般为10%~20%，牛羊肉含量较高可达20%，猪肉一般为13.2%左右；脂肪含量较高，平均为15%，猪肉最高，牛肉最低；碳水化合物含量较低；维生素主要以B族维生素和维生素A为主，内脏含量比肌肉多，肝脏中维生素A的含量尤为丰富，如每100g猪肝含6 502μgRAE，是肌肉中含量的100多倍；矿物质含量一般为0.8%~1.2%，瘦肉中的含量高于肥肉，内脏高于瘦肉，在猪肾中有丰富的硒，每100g猪肾含硒157μg，是肌肉中含量的十多倍。畜肉中的铁主要以血红素铁形式存在，消化吸收率很高。

畜肉蛋白质氨基酸组成与人体需要比较接近，利用率高，含有较多的赖氨酸，宜与谷类食物搭配食用。除猪肉外，脂肪组成多以饱和脂肪酸为主，内脏胆固醇含量高，脑中胆固醇含量最高，一般每100g动物脑中含2 400mg以上，高于蛋黄；其他脏器每100g含有300mg左右，是肌肉中含量的2~3倍。

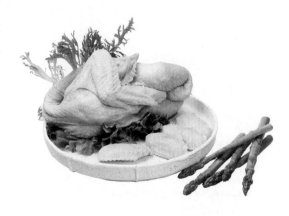

（2）禽类：主要有鸡、鸭、鹅等，以鸡为最多。蛋白质含量为16%~20%，其中鸡肉的含量最高，鹅肉次之，鸭肉相对较低；脂肪含量为9%~14%；维生素主要以维生素A和B族维生素为主，内脏含量比肌肉中多，肝脏中含量最多；矿物质在内脏中含量较高，肝脏和血液中铁的含量十分丰富，每100g中含10~30mg，并以血红素铁形式存在，消化吸收率很高。

禽类脂肪酸构成以油酸为主，其次为亚油酸、棕榈酸。内脏饱和脂肪酸和胆固醇含量较高，禽肝中胆固醇含量一般达350mg/100g左右，约是肌肉中含量的3倍。

2. 鱼虾蟹贝的营养价值

水产品主要是鱼、虾、蟹和贝类。此类食物富含优质蛋白质、脂类、维生素和矿物质。蛋白质含量为15%~22%；碳水化合物的含量较低，约1.5%；脂肪含量为1%~10%；含有一定数量的维生素A、维生素D、维生素E、维生素B_1、维生素B_2和烟酸，肝脏中维生素A和维生素D含量丰富；矿物质以硒、锌和碘的含量较高，其次为钙、钠、钾、氯、镁等，牡蛎和扇贝中含有丰富的

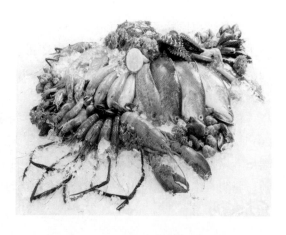

锌，河蚌和田螺含有较多的铁。

鱼类脂肪多由不饱和脂肪酸组成，单不饱和脂肪酸主要是棕榈油酸和油酸，多不饱和脂肪酸主要为亚油酸、亚麻酸、二十碳五烯酸（EPA）和二十二碳六烯酸（DHA）（表1-32）。鱼类多不饱和脂肪酸多为n-3系，且海水鱼中的含量比淡水鱼相对更高。在一些海水鱼中含有硫胺素酶和催化硫胺素降解的酶，大量食用生鱼可造成维生素 B_1 缺乏。

表 1-32　常见鱼中 EPA 和 DHA 含量

食物名称	脂肪（每 100g 可食部）/g	占总脂肪酸的百分比 /%	
		EPA（20：5）	DHA（22：6）
河鳗	10.8	2.6	6.2
鳙鱼	2.2	3.6	4.2
带鱼	4.9	1.9	5.3
大黄花鱼	2.5	2.7	5.1
鲐鱼	7.4	4.4	12.7
海鳗	5.0	3.7	8.3
三文鱼	15.8	3.5	4.9

资料来源：《中国食物成分表标准版（第 6 版第二册）》，2019 年。

3. 蛋类

蛋类有鸡蛋、鸭蛋、鹅蛋、鹌鹑蛋等，经常食用的是鸡蛋。蛋的营养成分大致相同。鸡蛋是优质蛋白质的来源，其蛋白质含量为 13% 左右；脂肪含量约 10%~15%；碳水化合物含量较低约 1.5% 左右；维生素含量丰富，种类较为齐全，包括所有的 B 族维生素、维生素 A、维生素 D、维生素 E、维生素 K、微量的维生素 C；矿物质含量为 1.0%~1.5%，其中以磷、钙、铁、锌、硒含量较高。鸡蛋所含的脂肪、维生素和矿物质主要集中在蛋黄中（表 1-33）。

蛋类蛋白质的营养价值很高，优于其他动物性蛋白质。蛋黄中的脂肪组成以油酸为主，磷脂含量也较高，胆固醇集中在蛋黄，每 100g 可达 1 510mg。蛋黄中含有卵黄高磷蛋白，对铁的吸收有干扰作用，故蛋黄中铁的生物利用率较低，仅为 3% 左右。

4. 膳食贡献率

鱼、禽、蛋类和畜肉在膳食满足人体对营养素的需要中占有重要地位。按照 2015—2017 年中国营养与健康状况监测数据，计算畜、禽、鱼、蛋类食物所提供的主要营养素对膳食营养素的贡献率，结果见图 1-31。畜禽类、蛋类和水产品是膳食蛋白质、脂肪、维生素 A、B 族维生素和矿物质的良好来源。其中猪肉对膳食脂肪贡献率高达 20%。

表 1-33　鸡蛋白和鸡蛋黄营养素含量比较

营养素（每 100g 可食部）	鸡蛋黄	鸡蛋白
蛋白质 /g	15.2	11.6
脂肪 /g	28.2	0.1
胆固醇 /mg	1 510	—
维生素 A/μgRAE	438	—
维生素 B$_1$/mg	0.33	0.04
维生素 B$_2$/mg	0.29	0.31
钙 /mg	112	9
锌 /mg	3.79	0.02

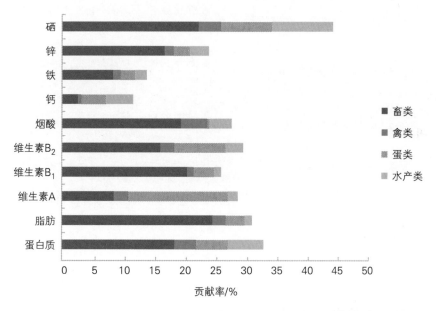

图 1-31　2015—2017 年居民畜禽蛋鱼虾类对膳食营养素的贡献率

（三）鱼、畜肉、禽和蛋与健康的关系证据分析

大量研究证实，鱼、畜肉、禽和鸡蛋与人体健康有密切的关系，适量摄入有助于增进健康，但摄入比例不当，可增加心血管疾病、肥胖和某些肿瘤的发生风险（表 1-34）。

表 1-34　鱼、畜肉、禽、鸡蛋和烟熏肉与人体健康的证据

项目	与健康的关系	证据来源	证据级别 / 可信等级
鱼肉	增加摄入可降低全因死亡风险	4 篇系统综述，5 项队列研究	B
	增加摄入可降低脑卒中的发病风险	6 篇系统综述，3 项队列研究，2 项病例对照研究	B
	增加摄入可降低中老年痴呆及认知功能障碍的发病风险	1 篇系统综述，9 项队列研究，1 项 RCT 研究，2 项横断面研究	B
禽肉	与心血管疾病的发病风险无关	2 篇系统综述，4 项队列研究	B
鸡蛋	与健康人群血脂异常无关，有心血管疾病病史者摄入应适量	3 项队列研究	B
	适量摄入与一般人群心血管疾病的发病风险无关	5 篇 Meta 分析，1 项队列研究	B
畜肉	过多摄入可增加 2 型糖尿病的发病风险	2 篇 Meta 分析，7 项队列研究，1 项病例对照研究	B
	过多摄入可增加结直肠癌的发病风险	1 篇 Meta 分析，6 项队列研究，3 项病例 - 对照研究	B
	过多摄入可增加肥胖的发生风险	1 篇 Meta 分析，1 项队列研究，2 项病例对照研究，3 项横断面研究	B
	适量摄入可降低贫血的发病风险	1 项队列研究，6 项横断面研究	B
烟熏肉	可增加胃癌的发病风险	1 篇系统综述，2 项队列研究和 12 项病例对照研究	B
	可增加食管癌的发病风险	1 篇系统综述，10 项病例对照研究	B

1. 鱼肉摄入与健康

检索查阅国内（1997—2020 年）、国外（2002—2020 年）相关文献，共纳入 88 篇文献作为主要证据。目前有充足的证据表明，多摄入鱼肉可降低成年人全因死亡、脑卒中、痴呆及认知功能障碍的发生风险，其推荐等级均为 B 级。

（1）增加摄入鱼肉可降低成年人全因死亡风险

对 9 篇文献（包括 4 篇系统评价和 5 篇队列研究，其中 3 篇研究涉及中国人群）进行综合评价，结果显示多摄入鱼肉可降低全因死亡风险，综合评价等级为 B 级。

2016年1篇纳入12项成年人（包括男性和女性）队列研究（6个美国人群队列、4个亚洲人群队列和2个欧洲人群队列）的Meta分析，样本量为672 389，平均随访时间为12年，发现与从未食用过鱼的人相比，每天食用60g鱼的人群总死亡风险降低了12%，*RR*（95%*CI*）为0.88（0.83，0.93）。2018年1篇对中国40~50岁人群进行14年随访的队列研究发现，与从不吃鱼人群相比，每日摄入鱼>68g的人群全因死亡风险降低30%，*HR*（95%*CI*）为0.70（0.59，0.85）。

（2）适量增加鱼肉摄入可降低成年人脑卒中的发病风险

对11篇文献（包括6篇系统评价、3篇队列研究和2项病例对照研究，其中5项研究来自中国人群）进行综合评价，结果提示增加鱼肉摄入可降低成年人脑卒中的发病风险，综合评价等级为B级。2017年1项纳入20项队列研究（40多万例18岁以上研究对象）的Meta分析发现，每日摄入鱼肉每增加100g，脑卒中发生风险降低14%，*RR*（95%*CI*）为0.86（0.75，0.99）。2018年一项对中国和美国近5万人的队列研究发现，鱼肉摄入高可降低中国人群脑卒中死亡风险，与从不摄入鱼类的人群比较，鱼类摄入0.1~33.3g、33.4~68g、>68g的人群脑卒中死亡风险下降30%左右；美国人群中未发现鱼肉对脑卒中死亡风险的保护作用。

（3）增加摄入鱼肉可降低中老年人痴呆及认知功能障碍的发病风险

纳入13篇文献（包括1篇系统评价，1项RCT研究，9项队列研究和2项横断面研究，其中2项研究涉及中国人群）对鱼肉与中老年人痴呆及认知功能障碍进行综合评价，结果提示多摄入鱼肉可降低发病风险，综合评价等级为B级。2014年一项对中国1 566名55岁以上老年人随访5.3年的队列研究发现，在≥65岁的老年人中，与食用<1份/周（相当于100g）鱼的人群相比，食用≥1份/周者的认知下降率平均降低了35%（95%*CI*：0.13~0.58）。

2. 禽肉摄入与健康

检索查阅国内（1997—2020年）、国外（2002—2020年）的相关文献，对6篇文献（包括2篇系统综述和4项队列研究）进行综合评价，结果显示禽肉摄入可能与心血管疾病无关，综合评价等级为B级。2013年1项在中国对13 290例40~74岁人群进行的禽肉与心血管疾病发病风险的队列研究发现，与摄入禽肉1.4g/d相比，女性禽肉摄入达33.8g/d时，心血管疾病的发病风险无明显变化，*HR*（95% *CI*）为0.96（0.82，1.13）。2010年在美国对84 136例30~55岁女性进行的禽肉（带皮或不带皮的鸡肉、鸡肉三明治、鸡肉火鸡热狗）与心血管疾病发病风险的队列研究发现，在控制能量摄入的情况下，与每天1份红肉相比，每天摄入1份禽肉者患心血管疾病的危险降低19%（95%*CI*：3%~33%）。

3. 鸡蛋摄入与健康

检索查阅国内（1997—2020年）、国外（2002—2020年）的相关文献，共纳入29篇文献作为主要证据。目前有充足的证据表明，鸡蛋摄入与健康人血脂异常无关，有心血管疾病病史者适量摄入；对健康人群而言，每日1个（每周7个）鸡蛋摄入与心

血管疾病发病风险无关。其推荐等级均为
B 级。

（1）鸡蛋摄入与健康人群血脂异
常无关，有心血管疾病史者适量摄入

对 3 篇文献（3 项队列研究）进行
综合评价，结果显示鸡蛋摄入与健康人
群血脂异常无关，有心血管疾病病史者适
量摄入，综合评价等级为 B 级。2020 年一项样
本量为 146 011、随访 9.5 年的队列研究发现，鸡蛋摄入
量与血胆固醇、血甘油三酯、LDL-C、HDL-C 及 TC/HDL-C 比值无关。

（2）鸡蛋适量摄入与心血管疾病的发病风险无关

对 6 篇文献（包括 5 篇 Meta 分析和 1 项队列研究）进行综合评价，结果显示在
一般人群中，鸡蛋摄入与心血管疾病的发病风险无关，综合评价等级为 B 级。2020
年一项包含 27 项队列研究的 Meta 分析显示，每天增加 1 个鸡蛋摄入与心血管疾病发
病风险无关，合并 RR（95% CI）为 0.98（0.93，1.03）。2013 年两项分别进行的 Meta
分析都表明，对一般人群而言，与从不吃鸡蛋或每周吃少于 1 个鸡蛋（≤1 个 / 周或
从不吃）人群相比，每天吃 1 个鸡蛋或更多（≥1 个 /d）与心血管疾病的发病风险无
关联。

4. 畜肉与健康

检索查阅国内（1997—2020 年）、国外（2002—2020 年）的相关文献，共纳入
54 篇文献作为主要证据。目前有充足的证据表明，过多摄入畜肉可增加 2 型糖尿
病、结直肠癌及肥胖风险，增加畜肉摄入可降低贫血的发病风险。其推荐等级均为
B 级。

（1）过多摄入畜肉可增加 2 型糖尿病的发病风险

对 10 篇文献（包括 2 篇 Meta 分析、7 项队列研究和 1 项病例对照研究）进行综
合评价，结果显示过多摄入畜肉可增加 2 型糖尿病的发病风险，综合评价等级为 B 级。
2009 年开展的对 433 070 例美国、中国、澳大利亚、英国、德国和芬兰 26~75 岁人群
进行的畜肉与 2 型糖尿病发病风险的 Meta 分析发现，与不摄入畜肉相比，每天摄入
150g 畜肉的人群 2 型糖尿病发病风险增加 64%，RR（95%CI）为 1.64（1.04，1.38）。
2019 年 1 项对中国 5 个城市和 5 个农村 35~74 岁成年人进行的队列研究发现，与不摄
入畜肉相比，畜肉摄入量每增加 50g/d，糖尿病发病风险增加 11%，HR（95%CI）为 1.11
（1.04，1.20）。

（2）过多摄入畜肉可增加结直肠癌的发病风险

对 10 篇文献（包括 1 篇 Meta 分析、6 项队列研究和 3 项病例对照研究）进行综
合评价，结果显示过多摄入畜肉可能增加结直肠癌的发病风险，综合评价等级为 B 级。
2013 年 1 项对 92 054 例欧洲和美国 18~75 岁人群进行的畜肉与结直肠癌发病风险的

Meta 分析发现，每天增加畜肉摄入 100g，结直肠癌发病风险增加 36%，*RR*（95%*CI*）为 1.36（1.17，1.58）。

（3）过多摄入畜肉可增加肥胖的发生风险

对 7 篇文献（包括 1 篇 Meta 分析、1 项队列研究、2 项病例对照研究和 3 项横断面研究）进行综合评价，结果显示过多摄入畜肉可能增加肥胖的发生风险，综合评价等级为 B 级。2013 年 1 项 Meta 分析发现，在调整 BMI 和能量摄入等因素后，畜肉可增加 40% 肥胖发生风险，*HR*（95%*CI*）为 1.40（1.77，1.73）。2014 年 1 项对 16 822 例中国人群进行的病例对照研究结果显示，与每天摄入畜肉 33.3g 人群相比，每天摄入 75g、116.7g、191.7g 畜肉的人群超重 / 肥胖（BMI>24kg/m²）的风险分别增加 9%、14%、和 27%，*OR*（95%*CI*）分别为 1.09（0.94，1.26）、1.14（0.98，1.33）和 1.27（1.07，1.49）。

（4）畜肉摄入可降低贫血的发病风险

对 7 篇文献（包括 1 项队列研究和 6 项横断面研究）进行综合评价，结果显示摄入畜肉可降低贫血的发病风险，综合评价等级为 B 级。2005 年 1 项对 6 779 例 35~69 岁英国女性的队列研究结果显示，每天摄入畜肉的人群比不摄入畜肉的人群血清铁蛋白高 36%，*HR*（95%*CI*）为 1.36（1.20，1.53）。2020 年 1 项对 6 864 例 60 岁以上日本老年人的横断面研究结果显示，进食肉类和蔬菜最高四分位数的研究对象患贫血的风险比最低四分位数者低 19%，*OR*（95%*CI*）为 0.81（0.66，1.00）。

5. 烟熏肉与健康

检索查阅国内（1997—2020 年）、国外（2002—2020 年）的相关文献，共纳入 33 篇文献作为主要证据。目前有充足的证据表明，过多摄入烟熏食品可增加胃癌、食管癌的发病风险，其推荐等级均为 B 级。

（1）过多摄入烟熏食品可增加胃癌的发病风险

对 15 篇文献（包括 1 篇系统综述、2 项队列研究和 12 篇病例对照研究）进行综合评价，结果显示烟熏食品可增加胃癌的发病风险，综合评价等级为 B 级。整体 Meta 分析结果显示，烟熏食品摄入增加 87% 胃癌的发病风险，*OR*（95%*CI*）为 1.87（1.53，2.28），其中中国人群胃癌的发病风险增加 103%，*OR*（95%*CI*）为 2.03（1.49，2.76）。

（2）摄入熏制食品可增加食管癌的发病风险

对 11 篇文献（包括 1 篇系统综述和 10 篇病例对照研究）进行综合评价，结果显示熏制食品增加食管癌的发病风险，综合评价等级为 B 级。整体 Meta 分析结果显示，熏制食品摄入增加 102% 食管癌的发病风险，*OR*（95%*CI*）为 2.02（1.54，2.65），其中中国人群食管癌的发病风险增加 203%，*OR*（95%*CI*）为 3.03（1.86，4.93）。

1. 饱和脂肪酸

饱和脂肪酸是指分子中不含双键的脂肪酸。在食物中，饱和脂肪酸的碳链长度主要为8~18个碳原子，分别为辛酸（8：0）、癸酸（10：0）、月桂酸（12：0）、豆蔻酸（14：0）、棕榈酸（16：0）和硬脂酸（18：0）。饱和脂肪酸存在于所有的动、植物性食物脂肪中，一般来说，动物性食物来源的脂肪中饱和脂肪酸含量相对较高，占40%~60%，主要为棕榈酸和硬脂酸，分别构成饱和脂肪酸的60%和25%左右。植物油和鱼类脂肪中饱和脂肪酸含量相对较低，不饱和脂肪酸含量相对较高。

饱和脂肪酸与其他脂肪酸一样，除了构成人体组织外，一个重要的生理功能是为人体提供能量。膳食饱和脂肪酸摄入量明显影响血脂水平。有证据表明，血脂水平升高，特别是血清胆固醇水平升高是动脉粥样硬化的重要影响因素，而膳食中饱和脂肪酸则与血清胆固醇升高有关。世界卫生组织和中国居民膳食营养素参考摄入量（2013版）均建议饱和脂肪酸的摄入量应低于膳食总能量的10%。

2. 科学认识胆固醇

胆固醇属于类脂，具有环戊烷多氢菲的基本结构。人体各组织中皆含有胆固醇，在细胞内除线粒体膜及内质网膜中含量较少外，它是许多生物膜的重要组成成分。胆固醇是体内合成维生素 D_3 及胆汁酸的前体，维生素 D_3 调节钙磷代谢，胆汁酸能乳化脂类使之与消化酶混合，是脂类和脂溶性维生素消化与吸收的必需条件。胆固醇在体内还可以转变成多种激素，包括影响蛋白质、糖和脂类代谢的皮质醇，与水和电解质体内代谢有关的醛固酮，以及性激素睾酮和雌二醇。

血脂是血中所含脂质的总称，其中包括胆固醇。血脂异常引起动脉粥样硬化的机制是目前研究的热点。现有研究结果证实，高胆固醇血症最主要的危害是易引起冠心病、脑卒中及其他动脉粥样硬化性疾病。

人体内的胆固醇主要有两个来源：一是内源性的，主要是由肝脏利用醋酸及其前体合成，人体内每天合成的胆固醇约1~1.2g，是人体内胆固醇的主要来源；二是外源性的，即机体通过食物摄入胆固醇，经膳食摄入的胆固醇仅占体内合成胆固醇的1/7~1/3（表1-35）。

膳食胆固醇的吸收及其对血脂的影响因遗传和代谢状态不同而存在较大的个体差异。部分人胆固醇摄入量高时还反馈抑制自身胆固醇的合成。近年研究表明，人体自身脂肪代谢对血中胆固醇的影响要远大于膳食中胆固醇摄入的影响，另外，脂肪酸的性质对胆固醇合成速率和血中脂质水平的影响更明显。对日本居民进行的3项研究显示，胆固醇摄入量与脑卒中（脑出血）没有关联。2011年，关于膳食胆固醇与冠心病关系的4项前瞻性队列研究的系统综述结果显示，即使胆固醇摄入量达到768mg/d，也未发现胆固醇摄入量与冠心病发病和死亡风险有关。《中国居民膳食营养素参考摄入量（2013版）》删除了对膳食胆固醇的上限值（2000年版胆固醇上限值是300mg/d），

表 1-35　常见动物性食物胆固醇含量（每 100g 可食部）

单位：mg

食物名称	含量	食物名称	含量	食物名称	含量
猪脑	2 571	鹅肝	285	猪肉（代表值）	86
牛脑	2 447	鱿鱼	268	羊肉（前腿）	86
鸡蛋黄	1 510	对虾	193	鲤鱼	84
鸡蛋（代表值）	648	猪肝	180	羊肉（代表值）	82
咸鸭蛋	647	赤贝	144	猪肉（瘦）	81
鸭蛋	565	海蟹	125	带鱼	76
猪肾	430	猪肥肉	109	鹅	74
鸡肝	356	青鱼	108	海鳗	71
鸭肝	341	鸡肉（代表值）	106	牛肉（代表值）	58
牛肝	297	鸭肉（代表值）	94	牛肉（里脊）	44

资料来源：《中国食物成分表标准版（第 6 版第二册）》，2019 年。

但这并不意味着胆固醇的摄入可以毫无节制。血液胆固醇与心血管疾病关系是确凿的，对患慢性病、血脂偏高或有家族史的高危人群，仍需注意控制膳食胆固醇摄入量。

3. 红皮鸡蛋与白皮鸡蛋营养价值比较

有些人在买鸡蛋时，很在乎蛋皮的颜色，认为红皮鸡蛋比白皮鸡蛋的营养价值高，其实不然。测定结果表明，两者营养素含量并无显著差别（表 1-36）。白皮与红皮鸡蛋蛋白质含量均为 12% 左右；脂肪含量红皮的略高为 10.5%，白皮的略低为 9.0%；其他营养素含量都是白皮鸡蛋较高，而红皮鸡蛋较低。

蛋壳的颜色主要是由一种称为卵壳卟啉的物质决定。有些鸡血液中的血红蛋白代谢可产生卵壳卟啉，因而蛋壳呈浅红色；而有些鸡如来航鸡、白洛克鸡和某些养鸡场的鸡不能产生卵壳卟啉，因而蛋壳呈现白色。颜色完全是由遗传基因决定的。因此，在选购鸡蛋时，无须注重蛋皮的颜色。

"土鸡蛋"和"洋鸡蛋"到底有什么区别，哪个营养价值更高呢？

真正意义上的"土鸡蛋"应该是完全散养，没有专门饲料，主要以虫子、蔬菜、野草等为食物的土鸡所生的蛋。而"洋鸡蛋"是养鸡场或养鸡专业户用合成饲料喂养的鸡所生的蛋，洋鸡蛋个头比较大，但蛋黄没有土鸡蛋大。两类鸡蛋的营养素含量比较见表1-36，相对而言，土鸡蛋的蛋白质、碳水化合物、胆固醇、钙、锌、铜、锰含量较高一些，而脂肪、维生素A、维生素B_2、烟酸、硒等含量较低，其他营养素差别不是很大。土鸡蛋中胆固醇含量高出2倍多，其原因可能与蛋黄所占比例较大有关。

表1-36 红皮鸡蛋、白皮鸡蛋和土鸡蛋营养素含量比较（每100g可食部）

营养素	白皮鸡蛋	红皮鸡蛋	土鸡蛋	营养素	白皮鸡蛋	红皮鸡蛋	土鸡蛋
蛋白质/g	12.7	12.2	14.4	烟酸/mg	0.2	—	—
脂肪/g	9	10.5	6.4	钙/mg	48	44	76
碳水化合物/g	1.5	0	5.6	镁/mg	14	11	5
胆固醇/mg	585	—	1338	铁/mg	2	1.0	1.7
维生素A/μgRAE	310	138	199	锌/mg	1	0.38	1.28
维生素E/mg	1.23	0.84	1.36	硒/mg	16.55	13.83	11.5
维生素B_1/mg	0.09	0.05	0.12	铜/mg	0.06	Tr	0.32
维生素B_2/mg	0.31	0.11	0.19	锰/mg	0.03	0.01	0.06

资料来源：《中国食物成分表标准版（第6版第二册）》，2019年。

4. 鲍鱼和鱼翅的营养价值有多高

鲍鱼和鱼翅自古在中国视为"海味之极品"。因其价格昂贵，民间传说"一口鲍鱼一口金""鱼翅价比黄金"。那么鲍鱼和鱼翅的营养价值是否也像其价格一样高呢？其实不然。

鲍鱼，为单壳贝类，属海洋软体动物。从营养角度看，鲍鱼的价值并不很突出。营养成分分析，每100g中含蛋白质12.6g，并不比黄鱼多，与蛤蜊相近；脂肪含量较低，但是胆固醇含量较高，其量是大黄鱼的2.8倍，蛤蜊的1.6倍；维生素A和维生素E的含量较高；钙、铁、锌的含量较高，但锌含量不如蛤蜊（表1-37）。鲍鱼中的营养素含量与其他水产动物比较，有高有低，营养价值并不像人们所认为的那么高。

表 1-37 鲍鱼和其他水产类食物主要营养素含量比较（每100g可食部）

营养素	鲍鱼（杂色鲍）	海参	大黄花鱼	蛤蜊（代表值）
蛋白质 /g	12.6	16.5	17.7	10.1
脂肪 /g	0.8	0.2	2.5	1.1
胆固醇 /mg	242	51	86	156
维生素 A/μgRAE	24	未检出	10	21
维生素 E/mg	2.20	3.14	1.13	2.41
维生素 B$_2$/mg	0.16	0.04	0.10	0.13
烟酸 /mg	0.20	0.10	1.90	1.50
钙 /mg	266	285	53	133
磷 /mg	77	28	174	128
铁 /mg	22.6	13.2	0.7	10.9
锌 /mg	1.75	0.63	0.58	2.38
硒 /μg	21.38	63.93	42.57	54.31
铜 /mg	0.72	0.05	0.04	0.11
锰 /mg	0.40	0.76	0.02	0.44

资料来源：《中国食物成分表标准版（第6版第二册）》，2019年。

鱼翅是鲨鱼、鳐鱼和银鲛鱼的鳍经加工而成，分析结果显示其营养成分并无特别之处。食用鱼翅是我国一个特有的文化现象，无论从保护自然生态的角度，还是从营养学角度来说，都应该拒绝购买和食用鱼翅。

准则五　少盐少油，控糖限酒
Limit foods high in salt, sugar and cooking oil, avoid alcoholic drinks

提要

食盐是食物烹饪或食品加工的主要调味品。我国居民的饮食习惯中食盐摄入量较高，而过多的盐摄入与高血压、脑卒中、胃癌和全因死亡有关，因此要降低食盐摄入，培养清淡口味，逐渐做到量化用盐，推荐每天食盐摄入量不超过 5g。

烹调油包括植物油和动物油，是人体必需脂肪酸和维生素 E 的重要来源。目前我国居民烹调油摄入量较多。过多烹调油的使用会增加脂肪的摄入，导致膳食中脂肪供能比超过适宜范围。过多摄入反式脂肪酸还会增加心血管疾病的发生风险。应减少烹调油和动物脂肪用量，推荐每天的烹调油摄入量为 25~30g。成年人脂肪提供能量应占总能量的 30% 以下。

过多摄入添加糖 / 含糖饮料，可增加龋齿、超重和肥胖等的发生风险。建议每天摄入添加糖提供的能量不超过总能量的 10%，最好不超过总能量的 5%。对于儿童青少年来说，含糖饮料是添加糖的主要来源，建议不喝或少喝，少食用高糖食品。

过量饮酒与多种疾病相关，会增加肝脏损伤、胎儿酒精综合征、痛风、心血管疾病和某些癌症的发生风险。因此应避免过量饮酒。若饮酒，成年人一天饮用的酒精量不超过 15g，儿童青少年、孕妇、乳母、慢性病患者等特殊人群不应饮酒。

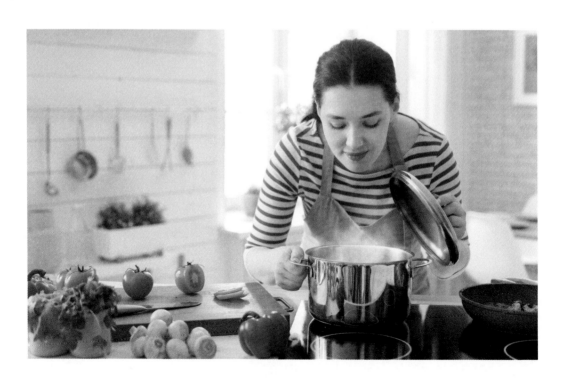

【核心推荐】

- 培养清淡饮食习惯，少吃高盐和油炸食品。成年人每天摄入食盐不超过 5g，烹调油 25~30g。
- 控制添加糖的摄入量，每天不超过 50g，最好控制在 25g 以下。
- 反式脂肪酸每天摄入量不超过 2g。
- 不喝或少喝含糖饮料。
- 儿童青少年、孕妇、乳母以及慢性病患者不应饮酒。成年人如饮酒，一天饮用的酒精量不超过 15g。

研究证据表明，食盐摄入过多可增加高血压、脑卒中等疾病的发生风险。目前我国居民食盐摄入普遍过多，因此应当减少食盐的摄入量。调查表明，我国很多居民脂肪摄入过多，烹调油摄入多是重要的因素，过多的脂肪（包括烹调油）、盐摄入是我国居民肥胖和慢性病发生的重要危险因素。添加糖是纯能量物质，我国居民糖的摄入主要来自于加工食品。儿童青少年中，含糖饮料是添加糖的重要来源，长期过多饮用不但增加超重肥胖风险，也会引发多种慢性病。烹调用糖要尽量控制到最小量，同时也要少食用高糖食品。酒的主要化学成分是乙醇（酒精），过量饮用可引起肝脏损伤，也是胎儿酒精综合征、痛风、部分癌症和心血管疾病等发生的重要危险因素，因此不推荐任何人饮酒。成年人若饮酒，应限量。

推荐各年龄段人群盐、油、糖的摄入量应控制在一个适宜的范围内（表 1-38）。

表 1-38　不同人群食盐、烹调油、添加糖的推荐摄入量和酒精的控制摄入量

单位：g/d

项目	幼儿		儿童			成人	
	2 岁～	4 岁～	7 岁～	11 岁～	14 岁～	18 岁～	65 岁～
食盐	<2	<3	<4	<5	<5	<5	<5
烹调油	15~20	20~25	20~25	25~30		25~30*	
添加糖	—		<50，最好 <25；不喝或少喝含糖饮料				
酒精	0					如饮酒，不超过 15	

注：* 轻身体活动水平。

（一）培养清淡口味，逐渐做到量化用盐用油

人的味觉是逐渐养成的，需要不断强化健康观念，改变烹饪和饮食习惯，以计量方式（定量盐勺、带刻度油壶）控制食盐、油等调味料的用量，逐渐养成清淡口味。按照目前每天食盐和烹调油的个人用量，设定减盐控油目标，循序渐进，逐渐降低摄入量，最终达到每人每天的食盐用量不超过 5g，烹调油应控制在 30g 以内。尤其要重点培养儿童的清淡饮食习惯，在家烹饪时推荐使用定量盐勺，每餐按量放入菜肴。

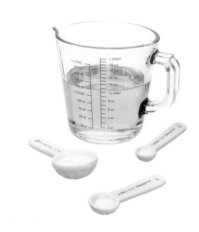

（二）如何做到食盐减量

1. 选用新鲜食材，巧用替代方法

烹调时应尽可能保留食材的天然味道，这样就不需要加入过多的食盐等调味品来增加食物的滋味。另外，可通过不同味道的调节来减少对咸味的依赖。如在烹制菜肴时放少许醋，提高菜肴的鲜香味，有助适应少盐食物；也可以在烹调食物时使用花椒、八角、辣椒、葱、姜、蒜等天然调味料来调味。高血压风险较高人群也可以酌情使用高钾低钠盐，既满足了咸味的要求，又可减少钠的摄入。

2. 合理运用烹调方法

烹制菜肴可以等到快出锅时或关火后再加盐，能够在保持同样咸度的情况下，减少食盐用量。对于炖、煮菜肴，由于汤水较多，更要减少食盐用量。烹制菜肴时加糖会掩盖咸味，所以不能仅凭品尝来判断食盐是否过量，而应该使用量具。用咸菜作烹调配料时，可先用水冲洗或浸泡，以减少盐的含量。

3. 做好总量控制

在家烹饪时的用盐量不应完全按每人每天 5g 计算，也应考虑成人、孩子的差别，还有日常食用的零食、即食食品、黄酱、酱油等的食盐含量，以及在外就餐，也应该计算在内。如果在家只烹饪一餐，则应该按照餐次食物分配比例计算食盐用量，如午餐占三餐的 40%，则一餐每人的食盐用量不超过 2g（5g×40%）。老年人更要减盐，60

> **减盐 5 招**
>
> - 学习量化。使用限盐勺罐，逐渐减少用量。
> - 替代法。烹调时多用醋、柠檬汁、香料、葱、姜等调味，替代一部分盐和酱油。
> - 适量肉类。肉类烹饪时用盐较多，适量食用可减少盐的摄入。
> - 烹饪方法多样。多采用蒸、煮、炖等烹调方式，享受食物天然的味道。不是每道菜都需要加盐。
> - 少吃高盐零食。看营养标签，拒绝高盐食品。

岁以上或有家族性高血压的人，对食盐摄入量的变化更为敏感，膳食中的食盐如果增加或减少，血压就会随之改变。吃盐过多可导致高血压，年龄越大这一危害也越大。在外就餐或者点外卖，更应注意少盐清淡。

4. 注意隐形盐（钠）问题，少吃高盐（钠）食品

鸡精、味精、蚝油等调味料含钠量较高，应特别注意。一些加工食品虽然吃起来咸味不大，但在加工过程中都添加了食盐，如挂面、面包、饼干等；某些腌制食品、盐渍食品以及加工肉制品等预包装食品往往属于高盐（钠）食品。为控制食盐摄入量，最好的办法是少买高盐（钠）食品，少吃腌制食品。常见的各类高盐食品见表1-46。

钠是预包装食品营养标签中强制标示的项目，购买时应注意食品的钠含量。一般而言，钠超过30%NRV（营养素参考值）的食品需要注意少购少吃，高盐高油食品定义见表3-4。

贴士：

碘在高温、潮湿环境或遇到食醋等酸性物质，很容易挥发，所以家庭在购买、保存和使用碘盐时应注意：①购买正规商店出售的、贴有碘盐标志的碘盐；②不要存放时间过长，要随吃随买；③装入有盖的容器，存放在阴凉、避光、干燥的地方；④炒菜、做汤待快熟出锅时放盐效果好；⑤不要用油炒碘盐。

贴士：

"隐形盐"指酱油、酱类、咸菜以及高盐食品等中看不见的盐。

一些食品食用量很少，却占成年人全天钠摄入量的1/3。如10ml酱油（1.6~1.7g盐），10g豆瓣酱（1.5g盐），一小袋15g榨菜、酱大头菜、冬菜（约1.6g盐），20g一块的腐乳（1.5g盐）。

高盐食品指钠含量≥800mg/100g的食品。1g盐=400mg钠。

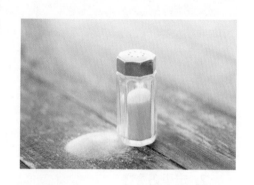

5. 要选用碘盐

为了预防碘缺乏对健康的危害，我国从20世纪90年代实施食盐加碘的措施，有效地控制了碘缺乏病的流行。除高水碘地区外，所有地区都应推荐食用碘盐，尤其有儿童少年、孕妇、乳母的家庭，更应食用碘盐，预防碘缺乏。我国除个别地区属于环境高碘地区外，大部分地区环境碘含量较低。

（三）如何减少烹调油摄入量

4岁以上人群，总脂肪的供能比最好不超过30%，也就是说一个成年人每天摄入50~70g脂肪，烹调油占很大比例。

1. 学会选择用油

根据国家相关标准，大多数食用油按照品质从高到低，一般可分为一级、二级、三级、四级。等级越高的食用油，精炼程度越高，但这并不等于油的营养价值就越高。精炼是一个去除毛油中有害杂质的过程，过程中也会流失维生素E、胡萝卜素、角鲨

烯和 β- 谷固醇等营养成分。不同食用油的脂肪酸组成差异很大（表 1-39）。一般来说，饱和型高的食用油脂耐热性较好，适合做煎炸食品，能打造酥脆的口感。大豆油、玉米油、葵花籽油等油脂不耐热，经煎炸或反复受热后易氧化聚合，适合炖、煮、炒类菜肴。家里采购食用油时注意常换品种，食用油品种的多样化能给我们提供脂肪酸和营养平衡保障。

表 1-39　食用油的营养型分类

食用油的营养型分类	代表性油脂	特征脂肪酸
高饱和脂肪酸类	黄油、牛油、猪油、椰子油、棕榈油、可可脂	月桂酸、豆蔻酸、棕榈酸等
富含 n-9 系列脂肪酸	橄榄油、茶油、菜籽油	高油酸单不饱和脂肪酸等
富含 n-6 系列脂肪酸	玉米油、葵花籽油、大豆油、花生油	高亚油酸型多不饱和脂肪酸等
富含 n-3 系列脂肪酸	鱼油、亚麻籽油、紫苏油	DHA、EPA、α- 亚麻酸等

2. 定量巧烹饪

练习和学会估量油的多少，烹饪用油定量取用，逐步养成习惯，培养成自觉的行为和健康美食方法。

烹调方式多种多样，不同烹调方法用油量有多有少。选择合理的烹调方法，如蒸、煮、炖、焖、水滑、熘、拌等，可以减少用油量。有些食物如面包、鸡蛋等煎炸时，可以吸取较多的油（图 1-32），最好少用煎炸的方法。

3. 少吃油炸食品

油炸食品口感好，香味浓，对食用者有很大诱惑，容易过量食用。油炸食品为高脂肪高能量食品，容易造成能量过剩。此外，反复高温油炸会产生多种有害物质，可对人体健康造成危害。

4. 动物油脂和饱和脂肪酸

动物油脂富含饱和脂肪酸，应特别注意限制加工零食和油炸香脆食品摄入，常温下"脆"和"起酥"的产品如薯条、土豆片、饼干、蛋糕、加工肉制品，都可能由富含饱和脂肪酸的黄油、奶油、烹饪的人造黄油、可可脂和棕榈油等制作。日常饱和脂肪酸的摄入量应控制在总能量的 10% 以下。

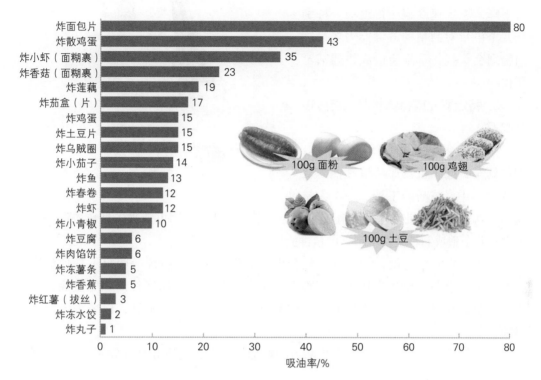

图 1-32　不同油炸食品的吸油率

引自:《食物营养成分速查》，2006 年。

（四）怎样限酒

1. 哪些人应禁酒

以酒精量计算，成年人如饮酒，一天最大饮酒的酒精量建议不超过 15g，任何形式的酒精对人体健康都无益处。

孕妇、乳母不应饮酒。研究证据提示酒精对胎儿脑发育具有毒性作用。孕期饮酒，即使很低的饮酒量也可能会对胎儿发育带来不良后果，酗酒更会导致胎儿畸形。酒精会通过乳汁影响婴儿健康，进而影响孩子的某些认知功能，如注意力不集中和记忆障碍等。所以孕妇、乳母应禁酒。

儿童少年不应饮酒。儿童少年正处于生长发育阶段，各脏器功能还不完善，此时饮酒对机体的损害甚为严重。即使少量饮酒，

贴士：

酒饮料中的酒精含量称为"酒度"。有三种表示方法：①容积百分比，以 %（V/V）为酒度，即每 100ml 酒中含有纯酒精的毫升数；②质量百分数，以 %（m/m）为酒度，即每 100g 酒中含有纯酒精的克数；③标准酒度，欧美常用此来表示蒸馏酒中酒精含量。

其注意力、记忆力、学习能力也会有所下降，思维速度将变得迟缓。特别是儿童少年对酒精的解毒能力弱，饮酒轻则会头痛，重则会造成昏迷甚至死亡。

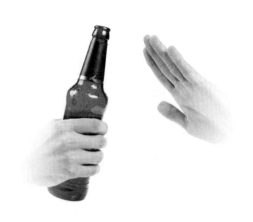

2. 特定职业或特殊状况人群应控制饮酒

在特定职业中严禁饮酒后工作，例如驾车、操纵机器或从事其他需要注意力集中、技巧的工种，一次大量饮酒，驾车或操作机械等可能造成不良的后果；长期饮酒则可能丧失动作协调和工作能力，并会造成酒精慢性中毒、酒精性脂肪肝等。

有的人对酒精过敏，微量饮酒就会出现头晕、恶心、冷汗等明显不良症状。正在服用可能会与酒精产生作用的药物者，患有某些疾病（如高甘油三酯血症、胰腺炎、肝脏疾病等）者都不应饮酒。血尿酸过高者不宜大量喝啤酒，以减少痛风发作风险。

过量饮酒还会导致交通事故及暴力的增加，对个人健康和社会安定都是有害的，应该严禁酗酒，酒后不开车。

3. 提倡文明餐饮，成年人若饮酒应限量

亲友吃饭时饮酒往往感觉上更体现热情和亲密的关系，并能烘托气氛。饮酒对健康并无益处，若饮酒应限量，注意饮酒时不劝酒、不酗酒，适量而止。每个人对于酒精的耐受程度有差异，有些人喝一点酒就会产生过敏反应，甚至昏迷；有些人虽然耐受力强，但过度饮酒对身体产生很大损害，可导致急、慢性酒精中毒、酒精性脂肪肝，严重时还会造成酒精性肝硬化；过量饮酒还会增加高血压、脑卒中等疾病发生风险。以酒精量计算（表1-40），成年人一天最大饮酒的酒精量建议不超过15g，任何形式的酒精对人体都无益处。

表1-40 含有15g酒精的不同酒量

类型	含15g酒精的量/ml
啤酒（4%计）	450
葡萄酒（12%计）	150
白酒（38%计）	50
高度白酒（52%计）	30

（五）控制添加糖摄入量

添加糖是指人工加入到食品中的糖类，具有甜味特征，包括单糖和双糖，常见的有蔗糖、果糖、葡萄糖、果葡糖浆等。常用的白砂糖、绵白糖、冰糖、红糖都是蔗糖。建议每天添加糖的摄入不超过50g，最好控制在25g以下。添加糖主要来源于加工食品，包括含糖饮料、糕点、饼干、甜品、冷饮、糖果等；部分来源于烹调用糖，如糖醋排骨、冰糖银耳羹等。

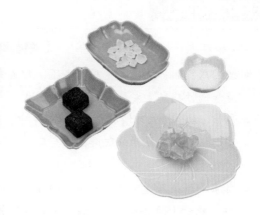

含糖饮料指在制作饮料的过程中人工添加糖，且含糖量在5%以上的饮料。对于儿童青少年人群，含糖饮料等饮品是添加糖的重要来源。多数含糖饮料中的糖含量为8%~11%，有的高达13%以上。还有调查表明，某些现制现售的奶茶含糖量在15%~25%。含糖饮料由于饮用量大，很容易摄入过多的糖，导致口味变重和增加超重、肥胖的发生风险。另外，注意看营养标签，某些酸奶的糖含量也很高。

> **贴士：**
>
> "控糖"要点：
> - 尽量做到少喝或不喝含糖饮料，更不能用饮料替代饮用水。糖含量≥11.5g/100ml属于高糖饮料。
> - 少吃甜味食品：糕点、甜点、冷饮等。
> - 做饭炒菜少放糖。
> - 要学会查看食品标签中的营养成分表，选择碳水化合物或糖含量低的饮料，注意隐形糖。
> - 在外就餐或外出游玩时更要注意控制添加糖摄入。

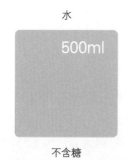

水
500ml

不含糖

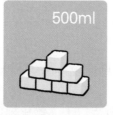

含糖8%的饮料
500ml

含40g糖

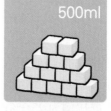

含糖14%的饮料
500ml

含70g糖

【关键事实】

- 我国居民油、盐摄入量居高不下，儿童青少年糖摄入量持续升高，成为我国肥胖和慢性病发生发展的关键影响因素。
- 高盐（钠）摄入可增加高血压、脑卒中、胃癌和全因死亡的发生风险。
- 脂肪摄入过多可增加肥胖的发生风险；摄入过多反式脂肪酸会增加心血管疾病的发生风险。
- 当添加糖摄入量 <10% 能量（约 50g）时，龋齿发病率下降；当添加糖摄入量 <5% 能量（约 25g）时，龋齿发病率显著下降。过多摄入含糖饮料可增加儿童青少年龋齿和肥胖的发病风险。
- 饮酒可增加肝损伤、胎儿酒精综合征、痛风、结直肠癌、乳腺癌等的发生风险；过量饮酒还可增加心脑血管疾病等的发生风险。

（一）我国居民油、盐、糖的摄入现状分析

1. 我国成年人的烹调油和盐摄入量

2015 年中国成年人慢性病与营养监测数据显示，每标准人日烹调油和盐的摄入量分别为 43.2g 和 9.3g。从烹调油和盐摄入量的长期变化趋势来看，1982—2015 年烹调油摄入量呈上升趋势，烹调盐有下降趋势（表 1-41）。

表 1-41　中国人群每标准人日烹调油、烹调盐及钠摄入量变化趋势

	1982 年	1992 年	2002 年	2012 年	2015 年
食用油 / g	18.2	29.5	41.6	42.1	43.2
盐 /g	12.7	13.9	12.0	10.4	9.3
钠 /mg		6 671	6 268	5 667	6 046

资料来源：1982—2012 年全国营养调查，2015 年中国成人慢性病与营养监测。

膳食指南推荐成年人每日烹调油摄入量 25~30g，盐摄入量 <5g。2015 年我国成年居民平均每日烹调油摄入量小于 30g/d 的人群比例为 42.9%，烹调用盐摄入量小于 5g/d 的人群比例为 23.3%，其中 80 岁以上人群比例最高，分别为 60.7% 和 37.3%；城市居民烹调油摄入量小于 30g/d 和烹调用盐摄入量小于 5g/d 的人群比例分别为 46.6% 和 27.7%，均高于农村居民。烹调油和烹调盐摄入水平的人群分布分别见图 1-33 和图 1-34。

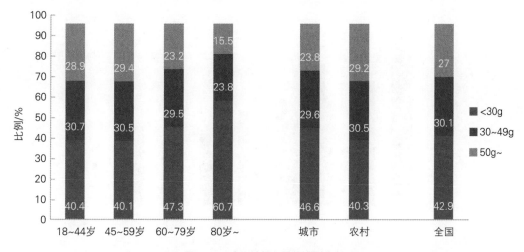

图 1-33　烹调油摄入量的人群分布

资料来源：2015 年中国成人慢性病与营养监测。

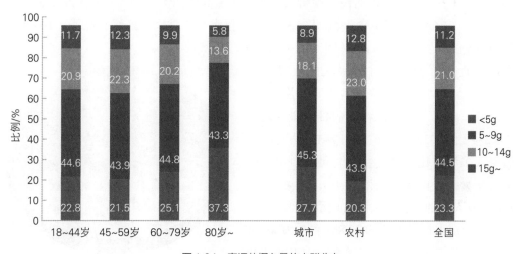

图 1-34　烹调盐摄入量的人群分布

资料来源：2015 年中国成人慢性病与营养监测。

2. 我国居民糖摄入量及人群分布

根据国家食品安全风险评估专家委员会发布的"中国城市居民糖摄入水平及其风险评估"报告，我国 3 岁及以上城市居民每标准人日糖平均摄入量为 9.1g，各年龄组糖平均摄入量女性普遍高于男性。糖平均摄入量最高的三个年龄组分别为 3~6 岁组（17.1g）、7~12 岁组（13.5g）、13~17 岁组（13.1g），随年龄的增长糖摄入量总体呈下降趋势（图 1-35）。

膳食指南推荐添加糖摄入量不超过 50g/d，最好控制在 25g 以下。我国各年龄组居民添加糖摄入量低于 50g/d 的比例均在 90% 以上，低于 25g/d 的比例均在 70% 以上，且随年龄的增加，各年龄组每标准人日糖摄入量 >50g 的人群比例呈下降趋势。

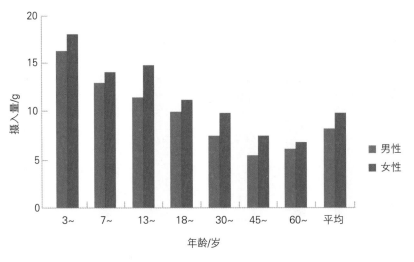

图 1-35　城市人群糖摄入量

　　我国 3 岁及以上城市居民，糖摄入来源占比最高的四类食物为食糖（28.2%）、含糖乳制品（24.4%，其中含糖酸奶 21.9%）、饮料类（17.7%）、焙烤食品类（19.9%），其他含糖食品合计占 9.8%（图 1-36）。含糖量高的糖果蜂蜜类，对糖摄入的贡献率为 1.3%。儿童青少年含糖饮料类的日均摄入量为 189.81g，成年人含糖饮料类的日均摄入量为 174.23g（图 1-37）。3~6 岁和 7~12 岁人群的糖摄入来源占比最高食物为含糖乳制品，分别占糖摄入量的 43.3% 和 34.4%；13~17 岁和 18~29 岁人群的糖摄入来源占比最高食物为饮料类，分别占糖摄入量的 32.8% 和 31.0%；30 岁以上人群占比最高食物为食糖，平均占糖摄入量的 36.0%。

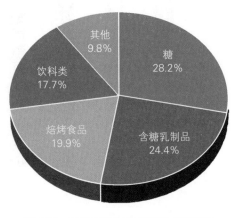

图 1-36　各类含糖食品对糖摄入的贡献率

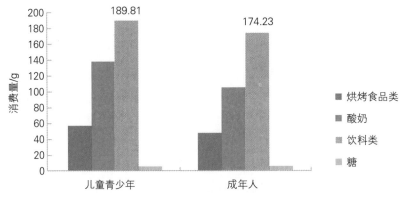

图 1-37　糖贡献高的前 4 类食物的消费量

3. 我国居民的饮酒状况

我国是世界上最早酿酒的国家之一，饮酒已成为日常生活的一种习俗。2015—2017 年中国居民营养与健康状况监测数据显示，我国城市成年男性过去 12 个月内饮酒率为 65.7%，农村为 63.2%；城市女性为 27.3%，农村女性为 18.8%（表 1-42）。

表 1-42　2015—2017 年我国成年人饮酒率

单位：%

年龄	合计		城市		农村	
	男	女	男	女	男	女
合计	64.5	23.1	65.7	27.3	63.2	18.8
18~44 岁	66.9	25.7	67.4	30.2	66.4	20.3
45~59 岁	67.2	22.3	68.2	26.0	66.1	18.9
60 岁 ~	51.6	16.0	53.9	17.8	49.9	14.7

2015—2017 年我国成年饮酒者日均酒精摄入量男性为 30.0g，女性为 12.3g。成年饮酒者酒精摄入水平分布见表 1-43。值得注意的是，56.8% 的成年男性酒精摄入量超过 15g/d。

表 1-43　2015—2017 年我国成年饮酒者每日酒精摄入水平分布

单位：%

	<5g	5g~	15g~	≥25g
男性	18.6	24.6	14.3	42.5
18~44 岁	24.9	29.6	13.8	31.7
45~59 岁	16.7	23.8	13.2	46.3
60 岁 ~	14.9	20.6	16.2	48.3
女性	40.0	32.2	11.7	16.1
18~44 岁	47.6	32.3	8.6	11.5
45~59 岁	40.9	31.2	12.0	15.9
60 岁 ~	31.9	33.3	14.1	20.7

（二）膳食中油、盐、糖的特点

1. 食盐

5g 食盐含钠 2 000mg、氯 3 000mg，可满足人体对钠和氯的需要。碘盐中碘的含量，取决于加碘量，根据《食用盐碘含量》（GB 26878—2011）的规定，在食用盐中加入碘强化剂后，平均碘含量为 20~30mg/kg，因此 5g 碘盐可提供碘 100~150μg。

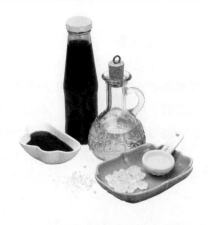

碘的来源还包括海产品等，减盐不需要担心碘摄入问题。

《中国居民营养与慢性病状况报告（2020年）》结果表明，全国18岁及以上成年人高血压患病率为27.5%，高盐摄入是高血压发生的重要影响因素，应引起重视。

我国居民钠的摄入，72%为烹调盐的贡献，8%为酱油的贡献，因此减盐（钠）的一项重要措施就是减少烹调盐的摄入。

2. 烹调油

烹调油可分为植物油和动物油。常见的植物油如大豆油、花生油、葵花籽油、菜籽油、芝麻油、玉米油、橄榄油等；常见的动物油如猪油、牛油、羊油、奶油（黄油）等。烹调油是提供人们所需脂肪的重要来源，占总脂肪的53%左右（总脂肪摄入量为79.9g）。

动物油所含脂肪酸比例与植物油脂不同，植物油富含维生素E。不同植物油中，脂肪酸的构成不同，各具营养特点。如橄榄油、茶油、菜籽油的单不饱和脂肪酸含量较高，玉米油、葵花籽油则富含亚油酸，胡麻油（亚麻籽油）中富含α-亚麻酸（图1-38）。因此应经常更换烹调油的种类，食用多种植物油。

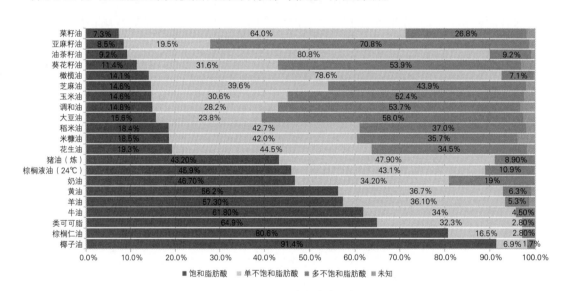

图1-38 常见油脂中脂肪酸组成图

资料来源：《中国食物成分表标准版（第6版第一册）》，2018年。

3. 添加糖

根据我国相关标准的定义，"糖"一词是对单糖和双糖的统称。单糖包括葡萄糖、果糖和半乳糖等；双糖包括蔗糖、乳糖和麦芽糖等；糖醇不包括在内。单糖和双糖都自然存在于植物性食物中，如食用的蔗糖主要是从甘蔗和甜菜中提取。食品烹调和加工过程中使用的糖主要是蔗糖、葡萄糖和果糖。

食品生产和制备过程中被添加到食品中的糖及糖浆被称为添加糖，包括白砂糖、绵白糖、果糖、红糖、玉米糖浆等。添加糖主要用于生产加工食品如饮料、果汁、甜点和糖果等。

食糖是纯能量食物，容易消化吸收，除果糖外，都具有较高的血糖生成指数（图1-39）。果糖也是目前已知天然糖中最甜的糖（图1-40）。

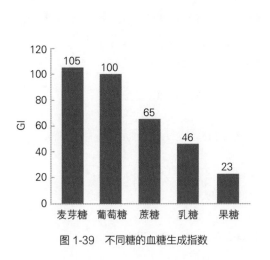

图 1-39　不同糖的血糖生成指数

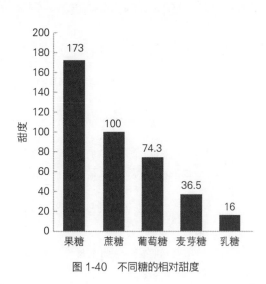

图 1-40　不同糖的相对甜度

我国用于茶、咖啡和烹饪的添加糖根据烹饪和饮食习惯不同而不同，总量并非过高，但是隐形添加糖如各种甜味饮料等包装食品的摄入使其摄入增多，导致产生的能量比例增大，应引起重视并加以改善。

（三）盐、油、酒、糖与健康关系证据分析

通过总结和分析国内（1997—2020 年）和国外（2002—2020 年）相关人群研究文献，经膳食与健康科学证据工作组的整体分析和综合评价，盐、油、糖、酒与健康关系证据分析见表 1-44。

1. 食盐与健康 / 疾病

（1）高盐（钠）摄入能够增加高血压发病风险，而降低盐（钠）摄入能够降低血压水平

对 13 篇文献（包括 9 篇系统综述、3 项队列研究和 1 篇横断面研究）进行综合评价，结果表明高盐摄入能够增加高血压发病风险，而降低盐摄入量能降低血压，综合评价等级为 A 级。一项系统综述结果显示，与钠摄入 <3.2g/d 相比，钠摄入≥7.6g/d 的中国人群患高血压的 HR（95%CI）为 1.84（1.56，2.16）。另外，将盐摄入从 9.4g/d 降低了 4.4g/d，研究人群的收缩压降低 4.18（95%CI：-5.18~-3.18）mmHg，舒张压降低 2.06（95%CI：-2.67~-1.45）mmHg。Mente 等对 35~70 岁人群的队列研究发现，人群估计钠排出每增加 1g，收缩压和舒张压分别增加 2.11（95%CI：2.00~2.22）mmHg 和 0.78（95%CI：0.71~0.85）mmHg；高血压患者和老年人群的发病风险增加更为明显。

表 1-44 盐、油、酒、糖与人体健康的证据

	与健康的关系	证据来源	可信等级
食盐	高盐（钠）能够增加高血压的发病风险，降低盐（钠）能够降低血压水平	9 篇系统综述，3 项队列研究，1 项横断面研究	A
	高盐（钠）可增加脑卒中的发病风险	4 篇系统综述，3 项队列研究	B
	高盐（钠）可增加胃癌的发病风险	7 篇系统综述，2 项队列研究，4 项病例对照研究，1 项横断面研究	B
	高盐（钠）可增加全因死亡的风险	3 篇系统综述和 1 项 RCT 研究	B
油脂	高脂肪摄入能够增加肥胖风险，减少总脂肪摄入有助于减轻体重	4 篇系统综述，3 项 RCT 研究	A
	以多不饱和脂肪酸部分替代饱和脂肪酸摄入可降低冠心病的发病风险	13 篇系统综述、4 项随机对照试验和 1 项队列研究	B
	反式脂肪酸摄入过多可增加心血管疾病死亡风险	9 篇系统评价，4 项 RCT 研究	B
添加糖	过多添加糖摄入可增加龋齿发病风险	2 篇系统综述，3 项队列研究，4 项横断面研究	B
	过多摄入含糖饮料可增加儿童、成年人龋齿的发病风险	5 项队列研究，6 项横断面研究	B
	过多摄入含糖饮料可增加儿童、成年人肥胖或体重增加的发生风险	4 篇系统综述与 Meta 分析，7 项队列研究，6 项横断面研究	B
酒	酒精摄入能够增加肝脏损伤风险	3 篇系统综述，3 项队列研究，1 项病例对照研究	A
	酒精摄入能够增加胎儿酒精综合征发病风险	1 篇系统综述，5 项队列研究，4 项病例对照研究	A
	酒精摄入能够增加痛风发病风险	1 篇系统综述，2 项队列研究，1 项病例对照研究，1 项横断面研究	A
	酒精摄入可增加结直肠癌发病风险	2 篇系统综述，4 项队列研究，3 项病例对照研究	B
	酒精摄入可增加乳腺癌发病风险	3 篇系统综述，8 项队列研究，2 项病例对照研究	B
	过量饮酒可增加心血管疾病发病风险	8 篇 Meta 分析，14 项队列研究，3 项 RCT 研究	B

（2）高盐（钠）的摄入可增加脑卒中的发病风险

对 7 篇文献（4 篇系统综述和 3 项队列研究）进行综合评价，结果表明高盐摄入可增加脑卒中的发病风险，综合评价等级为 B 级。Strazzullo 等对 177 025 例人群进行系统综述发现，高盐摄入者患脑卒中风险的合并 *RR*（95%*CI*）为 1.23（1.06，1.43），钠的摄入每增加 1.15g/d，脑卒中的发病风险可增加 6%。1 项队列研究认为，排钠低于 3g/d 或高于 6g/d，均会增加脑卒中发病风险。2012 年，WHO 对 72 878 例成年人队列研究进行系统评价显示，与对照组相比，高钠摄入组人群患脑卒中风险增加 24%，*RR*（95%*CI*）为 1.24（1.08，1.43）；其中脑卒中死亡率增加 63%，*RR*（95%*CI*）为 1.63（1.27，2.10）。

（3）高盐（钠）摄入可增加胃癌的发病风险

对 14 篇文献（7 篇系统综述、2 项队列研究、4 项病例对照研究和 1 项横断面研究）进行综合评价，结果表明高盐摄入可增加胃癌的发病风险，综合评价等级为 B 级。一项病例对照研究显示，与钠摄入 <3g/d 组相比，高钠摄入 3~5g/d 组和 >5g/d 组患胃癌的风险分别增加 95% 和 278%，*OR*（95%*CI*）分别为 1.95（1.23,3.03）和 3.78（1.74,5.44）。赵风源等对 16 个省（自治区、直辖市）的中国人群 23 篇有关胃癌主要危险因素的病例对照研究进行定量综合分析发现，与对照组相比，高盐饮食和盐渍食品均增加了胃癌发病风险，合并 *OR*（95%*CI*）分别为 2.42（1.51，3.86）和 4.06（2.37，6.97）。

（4）高盐（钠）摄入可增加全因死亡的风险

对 4 篇文献（3 篇系统综述和 1 项 RCT 研究）进行综合评价，结果表明高盐摄入可增加全因死亡的风险，综合评价等级为 B 级。23 项队列研究和 2 项临床 RCT 研究的 Meta 分析显示，与低钠饮食相比，正常饮食组全因死亡率降低 9%（95%*CI*：0.82~0.99）；与正常饮食相比，高钠饮食组全因死亡率增加 16%（95%*CI*：1.03~1.30）。

2. 油脂与健康 / 疾病

（1）高脂肪摄入可增加肥胖风险，减少总脂肪摄入有助于降低体重

对 7 篇文献（4 篇系统综述、3 项 RCT 研究）进行综合评价，结果表明高脂肪摄入可增加肥胖风险，减少总脂肪摄入有助于降低体重。综合评价等级为 A 级。一篇纳入 37 项 RCT 研究（来自中国、澳大利亚、北美、欧洲、新西兰人群）的 Meta 分析，样本量为 57 079，结果显示减少脂肪摄入体重降低 1.4（95%*CI*：−1.7~−1.1）kg、BMI 降低 0.5（95%*CI*：−0.6~−0.3）kg/m^2、腰围减小 0.5（95%*CI*：−0.7~−0.2）cm、体脂百分比下降 0.3%（95%*CI*：−0.6%~0）。

（2）以多不饱和脂肪酸部分替代饱和脂肪酸摄入可降低冠心病的发病风险

纳入 18 篇文献（13 篇系统综述、4 项 RCT 和 1 项队列研究）进行综合评价，结果表明饱和脂肪摄入过多或占供能比过高可增加心血管疾病的发病与死亡风险，增加多不饱和脂肪摄入或供能比可降低心血管疾病的发病与死亡风险，综合评价等级为 B 级。Hamley 等（2017）纳入 11 项队列研究进行 Meta 分析，结果显示以多不饱和脂肪替代部分饱和脂肪会显著降低总冠心病风险，*RR*（95%*CI*）为 0.80（0.65，0.98）。饱

和脂肪供能比过高可升高心血疾病死亡风险，而增加多不饱和脂肪供能比可降低此风险。2020 年的一篇系统综述（来自中国、日本、美国、英国、意大利等国家人群）发现，增加 5% 饱和脂肪的能量摄入升高了 3%CVD 死亡风险，增加 5% 多不饱和脂肪能量摄入降低 5%CVD 死亡风险。

（3）反式脂肪酸摄入过多可导致心血管疾病死亡风险升高

对 13 篇文献（9 篇系统评价、4 项 RCT 研究）进行综合评价，结果表明，反式脂肪可导致心血管疾病死亡风险升高，综合评价等级为 B 级。一篇纳入 19 项队列研究的 Meta 分析（中国、日本、瑞典、意大利、美国、英国等）涵盖了 20~84 岁人群，结果显示反式脂肪摄入多会导致 CVD 死亡风险升高 14%，RR（95%CI）为 1.14（1.02，1.26）；进一步剂量 - 反应关系分析显示，每增加 1% 来自反式脂肪的能量，CVD 死亡风险增加 6%，RR（95%CI）为 1.06（1.02，1.11）。

3. 添加糖、含糖饮料与健康 / 疾病

（1）过量摄入添加糖可增加龋齿的发病风险

对 9 篇文献（2 篇系统评价、3 项队列研究和 4 项横断面研究）进行综合评价，结果表明过量添加糖可增加龋齿的发病风险，综合评价等级为 B 级。WHO 营养与口腔健康合作中心（Collaborating Centre for Nutrition and Oral Health）针对糖与龋齿关系进行系统综述，纳入 55 篇文献，其中儿童青少年研究 50 篇，42 篇显示添加糖摄入量与龋齿有关；成人研究 5 篇，全部显示添加糖摄入量与龋齿有关。结果认为当添加糖摄入量 <10% 能量（约 50g）时，龋齿发生率下降；当添加糖摄入量 <5% 能量（约 25g）时，龋齿发病率显著下降。

（2）过多摄入含糖饮料可增加儿童、成人龋齿发病风险

对 11 篇文献（5 项队列研究和 6 项横断面研究）进行综合评价，结果表明过多摄入含糖饮料可增加儿童、成人龋齿发病风险，综合评价等级为 B 级。2020 年德国一项 10 岁及 15 岁儿童的队列研究显示，在随访 10 年时，含糖饮料摄入量与龋失补牙面数、光滑面龋、龋失补牙面数与光滑面龋之和的增加显著相关，OR（95%CI）分别为 1.29（1.06，1.57）、1.24（1.03，1.49）和 1.27（1.05，1.55）；在随访 15 年时，含糖饮料摄入量与龋失补牙面数的增加显著相关，OR（95%CI）为 1.12（1.01，1.25）。

（3）过多摄入含糖饮料可增加儿童、成年人肥胖或体重增加的发生风险

对 17 篇文献（4 篇系统综述与 Meta 分析，7 项队列研究、6 项横断面研究）进行综合评价，均发现含糖饮料与肥胖有关，综合评价等级为 B 级。1 篇 2017 年纳入 25 项前瞻性队列研究的系统综述显示，成年人和儿童摄入含糖饮料可增加体重和 BMI。另外一篇 Meta 分析（n=216 307）研究对象包含中国人群，显示每天每增加 1 份（335~350ml）含糖饮料摄入，儿童 BMI 在 1 年内增加 0.03kg/m^2，成年人体重 4 年内增加 2.01kg。

此外，研究表明，过多摄入含糖饮料可增加成年人 2 型糖尿病的发病风险。对 8 篇文献（2 篇系统综述和 Meta 分析以及 6 项队列研究）进行综合评价，研究结果均

认为含糖饮料与 2 型糖尿病有关，综合评价等级为 B 级。2015 年发表的一篇系统综述（包含 17 项队列研究，样本量 464 936，包括来自美国、西班牙、中国、法国、日本和芬兰成人以及非裔美国人，其中 2 型糖尿病发病 38 253 人）认为，每天每多喝一份（250ml）含糖饮料会使 2 型糖尿病的发病率增加 18%。一篇纳入 8 项队列研究的系统综述，包含美国成年人群、芬兰成年人群、新加坡华裔成年人群，包括 310 819 名参与者和 15 043 例 2 型糖尿病患者，研究结果显示，与含糖饮料低摄入（每月少于 1 份或不喝）人群相比，高摄入人群（每天 1~2 份）2 型糖尿病患病率增加 26%。还有研究显示过多摄入含糖饮料可增加成年人血脂异常的发生风险。一篇美国在 2015 年发表的针对 8~15 岁儿童青少年的横断面研究显示，含糖饮料摄入量与较高的血浆 TG 浓度有关（0~2 份 / 周：62.4mg/dl；2~7 份 / 周：65.3mg/dl；超过 7 份 / 周：71.6mg/dl，趋势 P=0.03）。

4. 酒与健康 / 疾病

（1）酒精摄入能够增加肝脏损伤的风险

对 7 篇文献（3 篇系统综述、3 项队列研究和 1 项病例对照研究）进行综合评价，显示过量饮酒可增加肝损伤风险，综合评价等级为 A 级。Shimazu 等研究发现，男性每天酒精摄入 >69g 时，肝癌发病风险是不饮酒者的 1.76 倍（HR=1.76，95%CI：1.08~2.87）；女性每天酒精摄入 ≥23g 时，肝癌发病风险是不饮酒者的 3.6 倍（HR=3.60，95%CI：1.22~10.66）。Jepsen 的队列研究还显示，饮酒可增加肝硬化患者腹水、静脉曲张出血风险和肝硬化死亡率。

（2）酒精摄入能够增加胎儿酒精综合征（FAS）发病风险

对 10 篇文献（1 篇系统综述、5 项队列研究和 4 项病例对照研究）进行综合评价，结果显示妊娠期间饮酒可增加新生儿早产、死亡、迟发败血症、低出生体重等不良妊娠结局的风险，影响新生儿期甚至儿童和青少年期的脑部发育，综合评价等级为 A 级。Strandberg 等的队列研究显示，妊娠期间每周饮酒多于 4 杯（约含 48g 酒精），或者妊娠期间酗酒次数大于 3 次可增加新生儿死亡率，HR（95%CI）分别为 3.56（1.15，8.43）和 2.69（1.27，5.69）。Yoshihiro 等的队列研究显示，与不喝酒的人群相比，怀孕期间每天饮酒 1g 或更多与发生早产的风险增加显著相关，OR（95% CI）为 2.58（1.00，5.80）。

（3）酒精摄入能够增加痛风发病风险

对 5 篇文献（1 篇系统综述、2 项队列研究、1 项病例对照研究和 1 篇横断面研究）进行综合评价，结果显示饮酒以及饮不同种类酒均能够增加痛风的发病风险，综合评价等级为 A 级。Wang 等的系统综述结果显示，少量（酒精≤12.5g/d）、适量（酒精 12.6~37.4g/d）、过量（酒精≥37.5g/d）饮酒均能增加痛风的发病风险，RR（95%CI）分别为 1.16（1.07，1.25）、1.58（1.50，1.66）、2.64（2.26，3.09）。Nakamura 等的队列研究显示，与不饮酒者相比，经常、大量、过量饮酒者增加高尿酸血症发生风险，HR（95%CI）分别为 1.40（1.07，1.84）、1.64（1.23，2.21）和 1.98（1.40，2.80）。

（4）酒精摄入可增加结直肠癌发病风险

对 9 篇文献（2 篇系统综述、4 项队列研究和 3 项病例对照研究）进行综合评价，结果显示大量饮酒可增加结直肠癌发病风险，但尚未明确少量饮酒与结直肠癌危险性的关系，综合评价等级为 B 级。2011 年，Fedirko 等的系统综述结果显示，与不饮酒者相比，饮酒可增加结直肠癌发病危险。Zhu 的系统综述显示，与不饮酒者相比，每天摄入酒精 50g、100g 以上均可增加结直肠腺瘤发病风险，*RR*（95%*CI*）值分别为 1.16（1.02，1.33）和 1.61（1.42，1.84）。2015 年 Cho 等的队列研究发现，在男性中，较长时间和较高的平均饮酒量与结直肠癌发病风险升高相关，与不饮酒者相比，饮酒时间≥30 年组 *HR*（95%*CI*）为 1.93（1.17，3.18），饮酒量≥30g/d 组 *HR*（95%*CI*）为 2.24（1.31，3.84）。

（5）酒精摄入可增加乳腺癌发病风险

对 13 篇文献（3 篇系统综述、8 项队列研究和 2 项病例对照研究）进行综合评价，结果显示酒精摄入可增加乳腺癌的发病风险，综合评价等级为 B 级。Park 的队列研究发现，与不饮酒者相比，不同程度的酒精摄入随摄入量均增加乳腺癌发病风险，最小剂量 5~9.9g/d 组，风险增加 23%，*HR*（95%*CI*）为 1.23（1.06，1.42）；最大剂量≥30g/d 组，风险增加 53%，*HR*（95%*CI*）为 1.53（1.32，1.77）。Kwan 等的队列研究显示，与不饮酒者相比，酒精摄入≥6g/d 组增加 19% 绝经后妇女乳腺癌的复发率，*HR*（95%*CI*）为 1.19（1.01，1.40）。

（6）过量饮酒可增加心血管疾病发病风险

对 25 篇文献（8 篇 Meta 分析、14 项队列研究和 3 项 RCT 研究）进行综合评价，结果表明过量饮酒可增加心血管疾病发生风险，综合评价等级为 B 级。在 Costanzo 的荟萃分析中发现，饮酒与心血管疾病患者的全因死亡率呈 J 型曲线关系，酒精摄入 >24g/d 为拐点。2017 年发表的队列研究显示，持续大量饮酒与较高的心血管疾病发病风险有关，尤其是在男性中，男性过量饮酒者动脉僵硬度显著增加（b=0.11m/s，*P*=0.009）。

【知识链接】

1. 哪些食物隐藏盐

食盐在烹调中的主要作用是调制口味和增强风味。常见的"隐藏盐"主要见于调味品，如酱油、咸菜、酱豆腐、味精等。在加工食品中，一方面添加食盐能增加食品的美味；另一方面也是食品保存中最常用的抑菌剂。

除此之外，在食品加工过程中，含钠的食品添加剂如谷氨酸钠（味精）、碳酸氢钠（小苏打）、碳酸钠、枸橼酸钠、苯甲酸钠等，这些都会增加加工食品的钠含量。常见的高钠食物见表 1-46。

2. 什么是反式脂肪酸

脂肪酸的空间构象中，若氢原子分布在不饱和键的同侧，称为顺式脂肪酸；反之，氢原子在不饱和键的两侧，称为反式脂肪酸。常用植物油的脂肪酸均属于顺式脂肪酸。部分氢化的植物油可产生反式脂肪酸，如氢化油脂、人造黄油、起酥油中都含有一定量的反式脂肪酸。

研究表明，反式脂肪酸摄入量多时可升高低密度脂蛋白，降低高密度脂蛋白，增加患动脉粥样硬化和冠心病风险。摄入来源于氢化植物油的反式脂肪酸会使冠心病发病风险增加 16%。如女性将反式脂肪酸摄入量降至占总能量的 2%，可使冠心病发病风险下降 53%。还有研究表明，反式脂肪酸可干扰必需脂肪酸代谢，可能影响儿童的生长发育及神经系统健康。《中国居民膳食营养素参考摄入量（2013版）》提出"我国2岁以上儿童和成人膳食中来源于食品工业加工产生的反式脂肪酸的最高限量为膳食总能量的 1%"，大致相当于 2g。

2012 年国家食品安全风险评估专家委员会对我国居民反式脂肪酸膳食摄入水平进行了评估，估计摄入量较低。按供能比计算，反式脂肪酸来自加工食品的占 71%（表1-45），其中又以植物油来源最高，约占 50%，如植物人造黄油蛋糕、含植脂末的奶茶等；天然食品如奶类等，占 29%。由于膳食模式不同，我国居民膳食中反式脂肪酸目前摄入量远低于欧美等国家。基于 2002 年全国营养调查数据计算，我国居民反式脂肪酸供能比为 0.16%，2011 年专项调查显示北京、广州两城市居民反式脂肪酸供能比为 0.30%。

表 1-45 常见包装食品反式脂肪酸含量

反式脂肪酸来源	食品名称	贡献率 /%
	植物油	49.81
加工来源	糕点（包括蛋糕、派、萨其马、其他糕点）	4.05
	比萨、汉堡、三明治	2.65
	饼干	2.50
	油饼、油条	2.36
	面包（包括牛角、奶油或其他）	2.31
	其他 *	7.49
	小计	71.17

资料来源：中国居民反式脂肪酸膳食摄入水平及其风险评估报告（2012）。

注：* 其他包括方便面、小吃、速冻食品、膨化食品、巧克力（合计）、糖果、速溶咖啡 / 咖啡伴侣、冷冻饮品、禽肉制品、其他固体饮料、奶茶 / 奶精、月饼、酱类等。

3. 高盐（钠含量）食品表

常见高盐（钠含量）食品见表1-46。

表1-46　常见高盐（钠含量）食品表（每100g）

食物名称	钠/mg	相当于盐含量/g
零食类		
海苔	1 599.1	4.06
奶油五香豆	1 577.0	4.01
方便面	1 144.0	2.91
怪味胡豆	1 102.1	2.80
玉米片	725.0	1.84
甘草杏	2 574.2	6.54
地瓜干	1 287.4	3.27
九制梅肉	958.0	2.43
雪梅	895.6	2.27
肉类鱼类		
盐水鸭（熟）	1 557.5	3.96
酱鸭	981.3	2.49
低脂奶酪	1 684.8	4.28
咸鸭蛋	2 706.1	6.87
虾米（海米，虾仁）	4 891.9	12.43
草鱼（熏）	1 291.8	3.28
蟹足棒	1 242.0	3.15
鱼丸	854.2	2.17
咸菜类		
榨菜	4 252.6	10.80
萝卜干	4 203.0	10.68
大头菜	6 060.0	15.39
腐乳（红）[酱豆腐]	3 091.0	7.85

食物名称	钠 /mg	相当于盐含量 /g
其他		
龙须面	711.2	1.81
油条	585.2	1.49
面包（均值）	230.4	0.59
咸面包	526.0	1.34
豆腐丝（油）	769.4	1.95
豆腐干	690.2	1.75
素火腿	675.9	1.72
热狗（原味）	684.0	1.74
比萨饼（夹奶酪）	533.0	1.35
三明治（夹火腿、干酪）	528.0	1.34
开心果（熟）	756.4	1.92
松子（熟）	666.0	1.69
葵花子（熟）	634.7	1.61
龙虾片	639.5	1.62
春卷（素馅）	535.8	1.36
薯圈	701.6	1.78
饼干（咸）	697.2	1.77
洋葱圈	519.0	1.32
薯片（烧烤味）	508.6	1.29

资料来源：《中国食物成分表标准版（第 6 版第二册）》，2019 年；《中国食物成分表标准版（第 6 版第一册）》，2018 年。

注：1g 食盐 =400mg 钠，1g 钠 =2.5g 食盐。

第一部分　一般人群膳食指南

准则六　**规律进餐，足量饮水**
Adhere to a healthy eating habit and drink adequate amounts of water

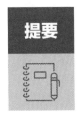

提要　规律进餐是实现平衡膳食、合理营养的前提。一日三餐、定时定量、饮食有度，是健康生活方式的重要组成部分，不仅可以保障营养素全面、充足摄入，还有益健康。饮食不规律、暴饮暴食、不合理节食等不健康的饮食行为会影响机体健康。应规律进餐，每天吃早餐，合理安排一日三餐，早餐提供的能量应占全天总能量的 25%~30%，午餐占 30%~40%，晚餐占 30%~35%。

水是构成人体成分的重要物质并发挥着重要的生理作用。水的摄入和排出要平衡，以维护适宜的水合状态和正常的生理功能。足量饮水是机体健康的基本保障，有助于维持身体活动和认知能力。在温和气候条件下，低身体活动水平成年男性每天喝水 1 700ml，成年女性每天喝水 1 500ml。应主动、足量喝水，少量多次，推荐喝白水或茶水，不用饮料代替白水。含糖饮料摄入过多会增加龋齿、肥胖的发生风险，少喝或不喝含糖饮料。

【核心推荐】

- 合理安排一日三餐，定时定量，不漏餐，每天吃早餐。
- 规律进餐、饮食适度，不暴饮暴食、不偏食挑食、不过度节食。
- 足量饮水，少量多次。在温和气候条件下，低身体活动水平成年男性每天喝水 1 700ml，成年女性每天喝水 1 500ml。
- 推荐喝白水或茶水，少喝或不喝含糖饮料，不用饮料代替白水。

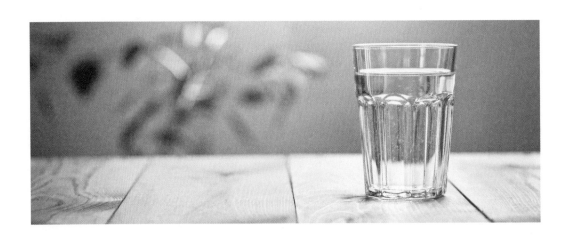

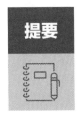
中国居民膳食指南（2022）

实现平衡膳食、合理营养的前提是保证规律进餐。合理安排一日三餐的时间、食物的品种和量是落实平衡膳食的实践，不仅可以保证营养素全面、充足的摄入，而且有益健康。目前，我国居民中三餐不规律、不吃早餐或早餐营养质量差的占有一定比例，而且在农村居民中更为常见。进餐不规律会引起代谢紊乱，增加肥胖、糖尿病等疾病的发生风险。规律进餐需要做到一日三餐、定时定量，根据作息时间、生活习惯和劳动强度等进行适当调整。早餐是一天中的第一餐，是健康生活的开始，应做到每天吃早餐，并且吃好早餐。暴饮暴食、偏食挑食、过度节食都是不健康的饮食行为，暴饮暴食、经常在外就餐增加超重肥胖的发生风险，过度节食增加营养不足及微量营养素缺乏的风险，应做到不暴饮暴食、不偏食挑食、不过度节食，尽量在家就餐。

水是人体最重要的组成部分，在维持体液平衡、参与机体新陈代谢、调节体温以及润滑器官和关节等方面都起着必不可少的作用。水的摄入和排出维持着动态平衡，饮水过多或过少都会影响机体的水合状态，不利于机体健康。机体对水的需要量受年龄、性别、身体活动水平、膳食结构和环境等多种因素的影响。研究表明，饮水不足会降低机体的身体活动能力和认知能力，还会增加泌尿系统疾病等风险。我国居民中饮水不足的现象较为普遍。因此，应做到每天足量、主动喝水，少量多次，推荐喝白水或茶水，少喝或不喝含糖饮料。

【实践应用】

（一）如何安排一日三餐的时间和食物量

规律进餐是指一日三餐、定时定量、饮食有度。规律进餐是健康生活方式的组成部分，是平衡膳食的具体饮食生活实践。在日常生活中，人们的作息、饮食、工作或学习等社会活动形成了一定的规律，人体的生理功能，特别是消化系统等也形成了与之相适应的规律。因此，应根据实际情况来合理安排一天的餐次和食用量。

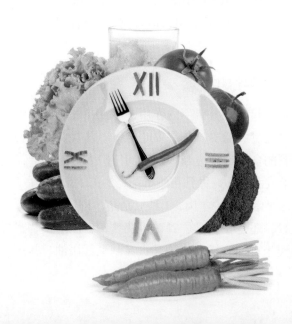

通常情况下，上班上学时间都相对固定，综合考虑消化系统生理特点和日常生活习惯，应一日三餐，两餐的间隔以4~6小时为宜。早餐安排在6：30—8：30，午餐11：30—13：30，晚餐18：00—20：00为宜。学龄前儿童除了保证每日三次正餐外，还应安排两次零点。

用餐时间不宜过短，也不宜太长。用餐时间过短，急急匆匆、狼吞虎咽，不仅不能享受到食物的味道，还不利于消化液的分泌及消化液和食物的充分混合，从而影响食物的消化吸收；用餐时间太长，容易引起过量摄取食物。建议早餐用餐时间为15~20分钟，午、晚餐用餐时间为20~30分钟。应细嚼慢咽享受食物的美味。

进食环境会影响消化液的分泌和食物的消化吸收。应营造轻松、愉快的进餐氛围，可以放点轻音乐，谈论轻松的话题；进餐时应相对专注，不宜边进餐边看电视、看手机等。

合理分配一日三餐的食物量。通常以能量作为分配一日三餐进食量的标准。早餐提供的能量应占全天总能量的25%~30%，午餐占30%~40%，晚餐占30%~35%。每人每天摄入的能量应根据职业、劳动强度和生活习惯进行相应调整，中、高身体活动水平者应分别比低身体活动水平者每天多摄入300kcal、800kcal的能量。

（二）如何保证天天吃好早餐

认识早餐对膳食营养摄入、工作学习效率和健康的重要性。把早餐作为每天健康生活方式的开始，按时作息，留出准备早餐的时间，养成规律的生活。

早餐的食物应品种多样、合理搭配。早餐的食物应包括谷薯类、蔬菜水果、动物性食物、奶豆坚果等4类食物。可以根据食物种类的多少来快速评价早餐的营养是否充足。

低身体活动水平成年人早餐的能量应为600~700kcal。其中谷类为100g，可以选择馒头、面包、麦片、面条、粥等；适量的含优质蛋白质丰富的食物，如鱼、肉、牛奶、鸡蛋、豆腐脑等；加上100g的新鲜蔬菜和50~100g的水果。不同年龄、劳动强度的个体所需要的能量和食物量不同，应根据具体情况加以调整。早餐食谱举例见表1-47。

（三）如何安排好午餐和晚餐

午餐在一日三餐中起着承上启下的作用，不仅要补充上午消耗的能量和营养，还要为下午的活动提供能量和营养。午餐要吃饱，不仅要保证食物的种类，还要保证食物的营养质量。午餐的食物选择应当根据不同年龄人群的营养需要，遵照平衡膳食的要求。主食可选择米或面制品，做到粗细搭配；2~3种蔬菜，1~2种动物性食物，如鱼虾等水产品、鸡肉、瘦猪肉、牛羊肉，1种豆制品，1份水果。

无论是在家就餐，还是在食堂、餐馆等就餐，应注意食物多样、荤素搭配。在家吃午餐或自带午餐便于合理安排食物种类、控制烹饪用油、盐等，可按照膳食指南推

表 1-47　营养充足的中西式早餐食谱举例

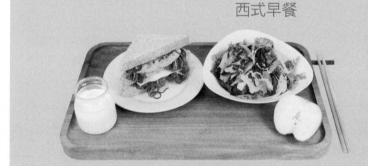

<table>
<tr><td colspan="2" align="center">食 谱</td></tr>
</table>

中式早餐

米粥 100g　　　　　　瘦肉炒时蔬（肉丝 20g，蔬菜 100g）
全麦馒头 100g　　　　豆浆 200ml
煮鸡蛋 1 个　　　　　香蕉 50~100g

供能和营养素
能量：655kcal
蛋白质：26.5g
脂肪：14.5g
碳水化合物：89g

西式早餐

全麦面包 100g　　　　酸奶 100ml
鸡胸肉 50g　　　　　蔬菜沙拉（蔬菜 100g，低脂沙拉酱 10g）
奶酪一片 10g　　　　苹果 100g

供能和营养素
能量：670kcal
蛋白质：25g
脂肪：17.5g
碳水化合物：75g

荐规划 1 周的食物种类和量。在食堂或餐馆就餐、点外卖时，应注意食物的合理选择和搭配，可选 200g 左右的米饭、面类等主食，一荤一素两个菜；做到口味清淡，少选或不选油炸食品、盐含量高的腌制食品等。食堂供餐都按照学生的营养需求设计和安排，注意种类的多样和搭配，科学烹调，注意食物的色香味。学生应尽量吃完，不浪费食物。

晚餐不宜过于丰盛、油腻，否则会延长食物的消化时间，影响睡眠。晚餐时间不要太晚，至少在睡觉前 2 小时进食。

晚餐就餐地点多在家中或餐馆。由于工作生活的安排比较紧张，早、午餐的安排常常比较仓促，晚餐的安排往往比较丰盛；上班族为了节约时间休息，忽略晚餐合理搭配甚至直接不吃晚餐。晚餐应确保食物品种丰富，并考虑早、午餐的进餐情况，适当调整晚餐食物的摄入量，保证全天营养平衡。同时做到清淡少油少盐。主食可以选富含膳食纤维的食物，如小米、薏米、荞麦、红薯等，既能增加饱腹感，又可以促进肠胃蠕动；搭配蔬菜、水果、适量动物性食物和豆制品，多采用蒸、煮、炖、清炒等，少用炸、煎等烹调方法。

（四）在外就餐应注意什么

应选择食品安全状况良好、卫生信誉度在B级及以上的餐饮服务单位。点餐时要注意食物多样，荤素搭配；不铺张浪费，适量而止；尽量选择用蒸、炖、煮等方法烹调的菜肴，避免煎炸食品和含脂肪高的菜肴，以免摄入过多油脂；进食注意顺序，可以先吃少量主食，再吃蔬菜、肉类等；增加蔬菜摄入，肉类菜肴要适量；食量要适度，特别是吃自助餐时，更应该注意做到食不过量。

> **贴士：**
>
> 餐饮单位卫生信誉度等级：
>
> 😊 A级，卫生许可审查结果为良好，日常卫生监督管理量化评价为良好。
>
> 😊 B级，卫生许可审查结果为良好，日常卫生监督管理量化评价为一般。
>
> 😐 C级，卫生许可审查结果为一般，日常卫生监督管理量化评价为一般。

（五）零食要不要吃

零食是指非正餐时间食用的食物或饮料，不包括水。任何食物都含有一定量的能量和营养素，当身体活动增加或前一餐摄入不足时，可以作为一日三餐之外的营养补充。选择和食用零食应注意：选择营养素密度高的食物，如鸡蛋、牛奶、豆制品等，还可选择新鲜蔬菜水果以及坚果等；少选油炸或膨化食品，建议的选择方式见表1-48。

表1-48　零食推荐食用种类

	营养特点	食用频率	零食举例
可经常食用	低盐、低糖、低脂	每天都可适当食用	奶及奶制品：牛奶、酸奶、奶粉等 新鲜蔬菜：西红柿、黄瓜等 水果：苹果、梨、柑橘等 谷薯类：煮玉米、全麦面包、红薯、土豆等 蛋类：煮鸡蛋、鹌鹑蛋 原味坚果：瓜子、核桃、榛子等 豆制品：豆浆、豆腐干等
限制食用	高盐、高糖、高脂	偶尔或尽量少	糖果、油炸食品、薯片、含糖饮料、腌鱼干、盐渍食品、水果罐头、蜜饯等

吃零食的量不宜多，以不影响正餐为宜，更不应该代替正餐。

两餐之间可适当吃些零食，睡前 1 小时不宜吃零食。

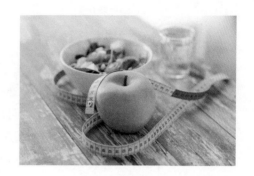

（六）不暴饮暴食、不偏食挑食

1. 不暴饮暴食

暴饮暴食是指在较短时间内摄入大量食物或饮料的一种饮食行为。暴饮暴食是一种不健康的饮食行为，是超重肥胖和胃肠道疾病的危险因素之一，如不及时调整和矫正，进一步发展可能成为暴食障碍和神经性贪食症。

应采取以下措施防止暴饮暴食：①认识暴饮暴食对健康的危害；②调整心理状态，及时疏解压力；③积极调整或治疗心理疾病；④尽量在家吃饭，少聚餐，营造愉悦就餐氛围；⑤享受美食的同时，注意饮食有度有节。

> **贴士：**
>
> 人们在以下情况下容易暴饮暴食：①压力过大，比如工作、遭遇意外变故、失恋等；②心理疾病；③聚餐；④纯粹爱吃美食等。

2. 不偏食挑食

偏食是指对某些食物的偏好，日常表现为只吃自己喜欢吃的食物，而不吃或很少吃其他食物的饮食行为。挑食是指对食物的挑剔行为，只吃自己喜欢的食物。偏食挑食是一种不健康的饮食行为，是在婴幼儿期发展和形成的，主要和这个时期的喂养行为和辅食添加等密切相关。

应采取以下措施防止偏食挑食：①充分认识偏食挑食对营养素摄入及健康的危害；②尝试吃原来不吃的食物；③变换烹调方式。

当孩子出现偏食挑食时，家长需要：

（1）及早发现，分析原因，并及早纠正。

（2）调整食谱，增加食物的多样性，提高孩子对食物的接受程度，避免容易让孩子产生厌烦情绪的单调食谱。还可以让孩子认识并尝试各种各样的食物，避免孩子特别喜欢吃某些食物，但其他的食物一点不吃。

（3）通过参与食物的选择、购买、准备和烹饪，让孩子了解和认识食物，帮助孩子养成珍惜粮食、不浪费食物的好品质。

（4）当偏食、挑食的孩子有了进步，家长要对孩子健康的饮食行为及时给予口头表扬和鼓励，激发孩子进步的动力。

（5）家长除了对孩子的偏食、挑食行为给予纠正外，自己首先要做好孩子的榜样，自己不挑食偏食，不浪费食物，通过言传身教帮助孩子形成健康的饮食观念和行为。

（七）不过度节食

1. 避免过度节食

节食是一种有意识控制食物摄入的饮食行为。节食会引起能量和营养素摄入量低于身体营养需求。过度节食会诱发代谢紊乱，导致体重下降、营养不良的发生。

要避免采取过度节食或不科学的方式减轻或控制体重。应建立正确的健康观，合理安排一日三餐和身体活动。一旦发现由于过度节食导致的营养不良，要及早就医；需要时，在医生和营养师的指导下进行矫正和治疗。

2. 减轻或控制体重时的节食

为恢复正常体重的适度节食，应在营养师指导下进行。基本原则是在相对低能量摄入的前提下，满足机体各种营养素的需要。首先要保证主食、鱼肉蛋奶、水果蔬菜等食物种类的齐全，适度减少高能量食物摄入量，从而减少能量摄入，这种方法被称为"限制能量的平衡膳食"，也被称为"传统低能量膳食"。原则上，每天少摄入500kcal 或 20%~30% 的能量，达到减轻或控制体重的目的。在减少能量摄入的同时，需要注意能量配比，建议限制能量的平衡膳食其三大营养素供能比为：碳水化合物 40%~55%，脂肪 20%~30%，蛋白质 15%~20%。

（八）如何判断机体是否缺水

当摄入水分过少或水分丢失过多时，会引起缺水，机体处于脱水状态。可根据体重变化、血浆渗透压、尿液指标（排尿量、尿液渗透压、尿比重、尿液颜色、排尿次数）、唾液渗透压、泪液渗透压等来判断机体的水合状态。其中比较敏感的指标是尿液渗透压和尿比重等，但需要专门的仪器进行测定，不适用于日常生活中。

简便易行的办法是根据口渴、排尿次数、尿液量和颜色来判断机体的水合状态。

（1）口渴：当机体下丘脑的渗透压感受器感受到内环境渗透压上升时，会将这个信息传递给大脑皮层，进而产生口渴的主观感觉。但需要注意的是，出现口渴已经是身体明显缺水的信号。因此，要避免出现口渴现象，应主动喝水。

（2）排尿次数和排尿量：一般健康成年人每天排尿次数为 4~8 次，每天排尿量为 500~4 000ml，每次排尿量约为 300ml，排尿次数和排尿量多少与水摄入量密切相关。当机体排尿次数和尿液量比平时减少时，提示水分摄入过少，机体可能出现缺水状态。

（3）尿液颜色：健康成年人的正常尿液颜色是略带黄色透明。当饮水过少时，机体抗利尿激素和醛固酮分泌增加，改变肾脏远端小管及集合小管对水的通透性，增加对水分的重吸收，进而减少水分的排出，此过程使得尿液被浓缩，尿液颜色加深，并随缺水程度的增加而加深。因此，可以采用尿液比色卡来判断机体的水合状态。尿液比色卡将尿液颜色的深浅分成若干个等级，通过将自己的尿液颜色与尿液比色卡进行比对，可判断尿液颜色处于的等级，进而判断水合状态。水分摄入充足时，正常的尿液颜色为透明黄色或是浅黄色。当尿液颜色加深，呈现黄色时，机体可能摄入水分较少，存在脱水状态；呈现较深黄色和深黄色时，提示机体水分不足或缺少水分，处于脱水状态，见图1-41。

颜色	水合状态
透明黄色	水分充足，水合状态适宜
浅黄色	水分充足，水合状态良好
黄色	水分较少，存在脱水风险
较深黄色	水分不足，脱水状态
深黄色	缺少水分，脱水状态

图 1-41 尿液颜色和水合状态

（九）日常生活如何适量喝水

体内水的主要来源包括饮水、食物中的水。一般情况下，我国居民通过饮水获得的量约占总水量的50%，通过食物获得水分占总水量的40%。在温和气候条件下，低身体活动水平成年男性每天总水适宜摄入量为3 000ml，每天水的适宜摄入量为1 700ml，从食物中获得水为1 300ml；女性每天总水适宜摄入量为2 700ml，每天水的适宜摄入量为1 500ml，从食物中获得水为1 200ml。

不同年龄、不同性别人群水的适宜摄入量不同。孕妇因孕期羊水以及胎儿，水分需要量增多。孕妇每天总水适宜摄入量为3 000ml，乳母每天总水适宜摄入量为3 800ml。不同环境下，如高温、高湿、寒冷、高海拔等特殊环境，机体对于水分的需求也会发生改变，需要及时补充水分甚至电解质。

应主动喝水、少量多次。感觉口渴已经是身体明显缺水的信号，应主动饮水，不要等到口渴了再喝水。喝水可以在一天的任意时间，每次1杯，每杯约200ml。建议成年人饮用白水或茶水，儿童不喝含糖饮料。

贴士：

温和气候条件下，一般低身体活动水平的成年居民每天可喝7~8杯水。

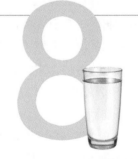

可早、晚各饮1杯水，其他时间里每1~2小时喝一杯水。睡前喝一杯水，有利于预防夜间血液黏稠度增加。睡眠时由于呼吸作用、隐性出汗和尿液分泌等，不知不觉会丢失水分。起床后虽无口渴感，但体内仍会因缺水而血液黏稠，喝水可降低血液黏度，增加循环血容量，建议早晨起床后空腹喝一杯温开水。进餐前不要大量饮水，否则会冲淡胃液，影响食物的消化吸收。

饮水的温度不宜过高。机体口腔和食管表面黏膜的温度一般为36.5~37.2℃，建议饮水的适宜温度在10~40℃。水温超过65℃，会使机体口腔和消化道造成慢性损伤，增加食管癌的患病风险。

在进行身体活动时，要注意身体活动前、中和后水分的摄入，可分别喝水100~200ml，以保持良好的水合状态。当身体活动强度较大、时间较长时，需要根据机体排汗量等补充水分，并酌情补充电解质。

（十）如何做到不喝或少喝含糖饮料

> **贴士：**
> 白水是指自来水、经过滤净化处理后的直饮水、经煮沸的白水、桶装水以及包装饮用纯净水、天然矿泉水、天然泉水等各种类型饮用水。

建议用白水或茶水替代含糖饮料。

白水廉价易得，安全卫生，不增加能量，不用担心"添加糖"带来的健康风险，建议首选白水。

目前我国饮料市场中超过半数的饮料都是含糖饮料。含糖饮料的主要成分是水和添加糖，营养价值、营养素密度低。过多摄入含糖饮料可增加龋齿、超重肥胖、2型糖尿病、血脂异常的发病风险。

应认识到过量饮用饮料，特别是含糖饮料对健康的危害，少选购或不选购含糖饮料，家里不储存含糖饮料；日常中不把饮料当作水分的主要来源，不用饮料代替白水。在选购饮料时，注意查看营养标签，选择低糖或无糖饮料。

有些人尤其是儿童不喜欢喝没有味道的白水，可以在水中加入1~2片新鲜柠檬片、3~4片薄荷叶等增加水的色彩和味道，也可以自制一些传统饮品，如绿豆汤、酸梅汤等，注意不要添加糖。

除了白水，也可以选择喝淡茶水。我国是茶的起源地，饮茶是我国传统饮食文化之一。茶叶中含有茶多酚等多种对健康有益的成分，经白水浸泡，可以溶出到茶水中。经常适量饮茶，不但可以补充水分，而且对健康有益。

要注意冲泡茶叶的温度和方式。冲泡红茶的温度以接近100℃为宜，冲泡绿茶的温度以

> **贴士：**
> 含糖饮料指的是在制作饮料的过程中人工添加糖，且含糖量在5%以上的饮料。我国国家标准《预包装食品营养标签通则》（GB 28050—2011）规定，含糖量≤5g/100g的饮料属于低糖饮料。含糖量≤0.5g/100g的饮料，可称为无糖饮料。中国营养学会团标规定≥11.5g/100g为高糖饮料。

80℃为宜，泡2~3分钟即可。

不宜大量饮用浓茶。大量饮用浓茶，茶叶中的鞣酸会影响铁的吸收。因此，缺铁性贫血的人应注意少喝浓茶。茶叶中含有咖啡因，会影响对咖啡因敏感者的睡眠，需要注意饮茶的时间和量。

咖啡是将咖啡豆经过烘焙、研磨、冲泡等工艺制成的饮料，已有悠久的饮用历史，是世界上广泛流行的饮料之一。在选择咖啡时，应选择不加糖的现煮咖啡；如饮用包装咖啡，建议不加入糖。注意咖啡因的摄入量，对于健康成年人，每天摄入不超过2~3杯咖啡。不建议孕妇喝咖啡，如饮用，每天不超过1杯。另外，咖啡因不仅存在于咖啡中，而且在茶、可可、巧克力等食物中含量也不少，因此此类饮品或食物也不要摄入过多。

> **贴士：**
>
> **茶水与茶饮料**
>
> 茶水是指用白水冲泡茶叶形成的水，除了茶叶中的天然成分，不含其他成分。而茶饮料属于饮料，一般还含有添加糖和其他调味剂。

【科学依据】

【关键事实】

1. 我国居民每日三餐规律的人群比例有所下降，在外就餐比例增加。
2. 规律三餐有助于控制体重，降低超重肥胖和糖尿病的发生风险。
3. 吃好早餐有助于满足机体营养需要，还有助于维持血糖平稳、改善认知能力和工作效率。
4. 暴饮暴食、经常在外就餐增加超重肥胖的发生风险。
5. 在平衡膳食的原则下，适度节食有助于控制体重。
6. 足量喝水可以保持机体处于适宜的水合状态，维护正常生理功能。
7. 我国居民饮水量不足的现象较为普遍，含糖饮料消费量呈上升趋势。
8. 饮水过少引起的脱水状态会降低认知能力和体能，增加泌尿系统疾病的患病风险。

（一）我国居民饮食行为现状

1. 我国居民每日三餐规律的人群比例有所下降，在外就餐比例增加

中国健康与营养调查中，将3天膳食调查期间三餐都吃定义为餐次规律，分析结果发现，2000—2018年期间2岁以上居民中，每日三餐规律的人群比例有所下降，从2000年的84.3%下降到2018年的80.4%。三餐规律的人群比例存在明显的地区差异，城市高于城镇、农村。与2000年相比，2018年城市居民三餐规律的比例从86.1%略增到88.4%，城镇居民基本持平在81%左右，而农村居民从86.1%下降到75.9%。

3 天膳食调查期间，任意一天不吃早餐即定义为"不吃早餐"。2 岁以上的调查人群中，2000—2018 年间不吃早餐的人群比例维持在 11% 左右，但是存在着明显的地区差异。其中，城市居民不吃早餐的人群比例降幅明显，从 2000 年的 11.2% 下降到 6.4%；城镇居民略有下降，从 15.4% 降至 11.1%；而农村居民不吃早餐的比例显著增加，从 8.3% 上升到 13.1%。不吃早餐在农村居民中更为常见，约为城市居民的 2 倍左右。

3 天膳食调查期间，在上午、下午、晚上正餐以外时段有食物消费，即定义为"零食"消费。2000—2018 年间零食消费率呈现大幅增加趋势，从 10.4% 增加到 52.1%。其中，城市居民零食消费率从 2000 年的 20.7% 增加到 2018 年的 67.0%，城镇居民从 11.2% 增加到 52.0%，农村居民从 7.0% 增加到 45.3%。农村、城镇居民零食消费率增幅大于城市居民。

2. 在外就餐

3 天膳食调查期间，早、中、晚三餐中有在外就餐食物（制作地点为家庭以外）消费，即定义为"在外就餐"。2000—2018 年调查人群在外就餐率从 46.0% 增加到 57.6%。城镇居民在外就餐率从 56.8% 增加到 61.9%；农村居民增幅明显，从 30.2% 增加到 47.8%。分析显示，在外就餐人群的在外就餐食物供能比从 21.2% 增加到 27.9%，约占总能量摄入的 1/4。

（二）规律进餐与健康

规律进餐是指在一天之中相对固定的时间进食正餐。目前有关规律进餐对健康影响的研究主要集中在进餐餐次和时间。

1. 进餐餐次与健康

餐次研究多与体重控制有关，与长期健康关系研究较少。近年来一篇关于进餐次数和体重关系的系统评价中，纳入 31 项研究，其中 14 项研究报告进食频率与体重或身体成分呈负相关，7 项研究发现呈正相关，10 项研究未发现相关。目前尚无足够证据证明进餐频率与体重变化相关。在进餐次数和血脂水平关系的研究中，一篇纳入 21 项随机对照试验的 Meta 分析显示，高进食频率组（每日 6~9 餐）的血清总胆固醇［加权平均差（WMD）=-6.08mg/dl］和低密度脂蛋白胆固醇（WMD=-6.82mg/dl）均低于低进食频率组（每日 2~3 餐）。在进餐次数与 2 型糖尿病风险关系的研究中，一项纳入 1 021 例样本的美国队列研究显示，与每天吃 3 餐相比，每天吃 1~2 餐的女性患 2 型糖尿病的 RR（95%CI）为 1.09（0.84，1.41），男性患 2 型糖尿病的风险更高，RR（95%CI）为 1.25（1.08，1.45）。另外，值得注意的是，就餐次数会对空腹时间产生影响进而影响机体代谢。就餐次数与健康的关系还需要更多前瞻性或干预性研究结果支持。

2. 进餐时间与健康

每天进餐的次数与每餐间隔时间应根据消化系统的功能和食物从胃内排空的时间来确定。食物的物理性状和化学组成不同，排空的速度不同。食物进入胃后 5 分钟左

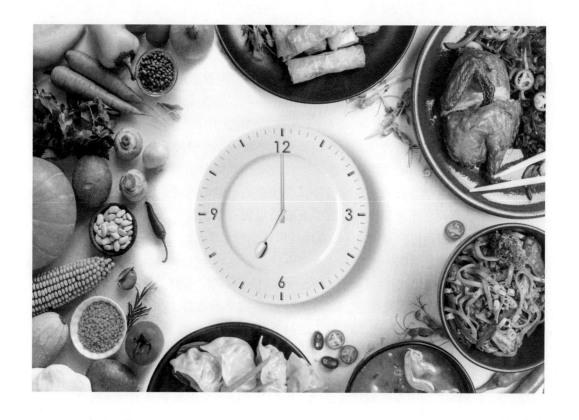

右就开始胃排空，排空速度与食物的物理性状及化学组成有关。液体食物较固体食物排空快，小块食物比大块食物排空快；三大供能营养素中碳水化合物排空最快，蛋白质次之，脂肪最慢，混合食物的胃排空时间为4~6小时。

有研究表明，在睡前两小时内进餐会干扰心血管系统的正常代谢活动，增加心血管疾病的发生风险；晚餐及"晚"晚餐的能量摄入超过每日摄入总能量的1/3会使肥胖的发生风险上升一倍；晚8点之后进食可能会增加超重肥胖的风险；夜间11点进食晚餐会增加患2型糖尿病的风险；不吃早餐合并吃"晚"晚餐会增加罹患代谢综合征的风险。

在总能量摄入一致的前提下，与晚餐高供能比相比，提高早餐的能量摄入比例能够降低空腹血糖和胰岛素水平，降低胰岛素抵抗并且提高机体对胰岛素的敏感性；进餐活动不规律会对人体的昼夜节律产生干扰，从而增加代谢综合征的发生风险。在一天中规律地安排进餐活动，并且提高早餐的能量摄入比例、降低晚餐的能量摄入比例可能会降低心脏病及糖尿病等代谢相关疾病的发生风险。

3. 早餐与健康

早餐是一天中首次提供能量和营养素的进食活动，早餐提供的能量和营养素在全天能量和营养素的摄入中占重要地位，不吃早餐或早餐营养质量差是引起能量和营养素摄入不足的主要原因之一。每天吃好早餐不仅可以满足机体的能量和营养需求，同时还可能有利于控制体重、降低糖尿病及心血管疾病等的发生风险，并能提高工作和学习效率。

（1）不吃早餐与血糖

早餐距离上一餐一般经过 12 小时以上，早晨起床后应及时吃早餐避免出现低血糖。血糖水平低于正常值会导致交感神经过度兴奋，出现出汗、饥饿、心慌、颤抖等表现，大脑兴奋性随之降低，导致精神不集中、思维和语言迟钝、头晕、嗜睡、躁动、易怒等，影响工作或学习效率。有研究显示，早餐频率和营养质量与血糖水平显著相关，与随意进食相比，正式进食早餐者血糖达到正常水平的比例较高。还有研究发现，吃早餐有利于儿童学习能力的正常发挥，在注意力、逻辑思维、创造力及记忆力等方面的测试成绩都高于不吃早餐者；营养充分的早餐可以改善青年脑力劳动者短期认知能力，其可能机制是营养充分的早餐在维持机体血糖水平稳定方面发挥作用。

（2）不吃早餐与慢性病

早餐与体重关系密切，有研究发现，在调整了年龄、BMI 及生活方式的影响后，吃早餐的男性 10 年内体重增加 5kg 的风险比不吃早餐者低 13%（$HR=0.87$，$95\%CI$：0.82~0.93）；每天吃早餐与每周吃 0~3 次早餐相比，7 年内体重增加的平均值下降了1.19kg。还有研究发现，不吃早餐引起的低血糖状态会刺激生长激素分泌，导致脂肪组织增加，造成超重肥胖。一篇 Meta 分析的结果显示，不吃早餐的人群超重肥胖的发生风险上升了 55%。同时早餐供能比较低（0~11%）的人群也更容易出现体重增长。但也有研究指出，不吃早餐可能与体重维持或降低有关，因为体重与总能量的摄入相关，不吃早餐可能并未引起总能量摄入的增加，甚至造成了能量摄入不足。干预研究结果显示，吃早餐人群与不吃早餐人群在 2 周干预期结束后的体重变化无显著性差异。目前关于不吃早餐与体重增加关系的研究多为观察性研究。

每天吃早餐可以降低糖尿病、心脑血管疾病等慢性病的风险。有研究发现，不吃早餐人群患 2 型糖尿病的风险升高 21%；每天规律吃早餐者，糖尿病风险下降19%，代谢综合征风险下降 18%，高血压风险下降 16%。在调整了社会人口学特征、生活方式及其他冠心病危险因素后，不吃早餐的男性与吃早餐的男性相比，冠心病的风险提高 27%。

（3）早餐营养质量与健康

营养质量好的早餐有助于提升儿童学习能力及上班族工作效率。当早餐的供能比超过每天摄入总能量的 20% 时，语言能力、计算能力、逻辑思维能力的测试成绩显著提高；与高血糖生成指数的早餐相比，低升糖指数的早餐更有利于认知功能的发挥，尤其有利于语言记忆功能的发挥，因此餐后血糖反应较低的早餐更有利于认知功能的发挥。还有研究发现，吃全谷物、蔬果和奶类早餐的儿童，比吃精制食物早餐和不吃早餐的儿童上午疲劳感明显减少；含有燕麦、大麦等谷类食物的早餐与较低的血清胆固醇浓度有关；富含膳食纤维如全谷物类的早餐可以降低糖尿病及心血管疾病的发生风险。

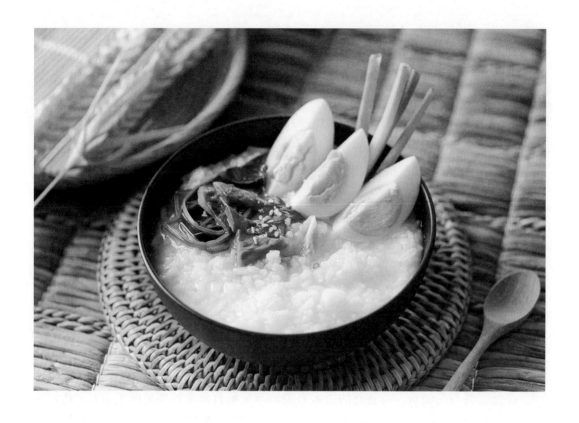

（三）饮食行为与健康

1. 暴饮暴食与健康

暴饮暴食与超重肥胖、胃肠道疾病、急性胰腺炎等发生密切相关。研究显示，与正常饮食组相比，暴饮暴食组更容易超重肥胖（OR=1.73，95%CI：1.11~2.69），并表现出抑郁症状（OR=2.19，95%CI：1.40~3.45）。在调整了 BMI、年龄、性别、种族、糖尿病、社会经济状况和身体活动水平之后，暴饮暴食与反酸（OR=2.3，95%CI：1.5~3.6）、胃灼热（OR=2.2，95%CI：1.4~3.3）、吞咽困难（OR=3.3，95%CI：1.6~6.8，）、腹胀（OR=3.6，95%CI：2.3~5.5）及上腹部疼痛（OR=2.3，95%CI：1.4~3.6）等上消化道症状独立相关。还有研究显示，急性胰腺炎最常见的三大病因为胆石症（20.2%）、酒精（17.3%）和暴饮暴食（12.4%），提示暴饮暴食可能与急性胰腺炎的诱发相关。

2. 节食、偏食挑食与健康

（1）节食

过度节食可能增加远期超重肥胖的发生风险，并对健康产生不利影响。有研究表明，节食减重者在节食 5 年后出现超重风险的比例升高 2.2 倍。另有研究显示，健康人群过度节食会使个体死亡率增加 11%。因此，体重正常者不应该过度节食，超重肥胖或其他需要节食者应在医生或营养师的建议和监督下进行。

适度节食有助于超重肥胖人群减重，改善健康状况。研究显示，在超重肥胖人群中进行为期2年的25%能量限制，可显著减轻体重，降低情绪障碍的发生概率，改善健康状况和睡眠质量。另有研究表明，限制饮食可使超重肥胖成年人的脂肪量、瘦体重和DNA损伤降低。同时有研究发现，控制能量摄入可显著降低体重、体脂率、血清总胆固醇、低密度脂蛋白胆固醇、胆固醇与高密度脂蛋白胆固醇之比、甘油三酯、空腹血糖、C-反应蛋白、血小板源性生长因子、收缩压和舒张压，升高高密度脂蛋白胆固醇，提示适当限制能量摄入对动脉粥样硬化有强大的保护作用。

（2）偏食挑食

偏食挑食会增加体重过轻的风险，影响儿童的正常生长发育，会引起微量营养素摄入不足或缺乏。研究表明，挑食的儿童在4~5岁时体重过轻的可能性大约是从未挑食者的两倍；青少年中挑食组的体重不足风险较高，而超重/肥胖风险较低。另有研究显示，3岁时偏食挑食的儿童，尽管到17岁时的身高、体重、BMI和体成分超过第50百分位数，但均低于不挑食者。同时有研究发现，偏食组血清锌含量〔（11.34±4.11）μmol/L〕显著低于正常组〔（15.05±3.21）μmol/L〕。

3. 在外就餐与健康

经常在外就餐与食物和营养素的摄入状况有关。系统综述显示，在所有年龄组中，在外就餐与高能量、高脂肪的摄入有关，与微量营养素特别是维生素C、钙和铁的摄入量降低有关。2012—2013年上海市饮食与健康调查数据显示，与在家就餐相比，在外就餐增加能量、蛋白质、碳水化合物、脂肪和钠的摄入。美国对18岁及以上成年人的调查显示，外出就餐的次数越多，能量摄入就越多。经常在外就餐可增加超重肥胖、心血管疾病等的发生风险。有系统综述显示，在外就餐与体重之间存在正相关。2013—2016年韩国国民健康与营养检查调查显示，女性人群在外就餐超重肥胖的发病风险增加。还有一项研究显示，食用快餐食物频率高的儿童，发生超重风险增加（OR=2.2，95%CI：1.2~4.3）；其父母超重与在外就餐也有关，尤其是自助餐，经常在外就餐的父母发生超重的风险增加（OR=2.9，95%CI：1.3~6.2）。

（四）居民饮水摄入不足较为普遍，含糖饮料消费量呈上升趋势

国家统计局2000—2019年饮料销售量的统计结果显示，2006—2017年的12年间饮料销售量呈快速增长的趋势，平均每年增长336万吨，2018年和2019年的数据显示，饮料销售量呈下降的趋势，见图1-42。

我国居民饮水量的调查结果表明，2009年我国四城市成年居民夏季每天饮水量中位数为1 488ml，其中白水、茶水和饮料的中位数分别为786ml、109ml和186ml。2011年四城市调查结果显示，中小学生的平均饮水量为1 089ml；男生饮水量为1 157ml，高于女生1 026ml；城区儿童饮水量为1 185ml，高于农村儿童饮水量991ml。

我国居民饮水量不足的现象较为普遍。2016年在我国27个城市居民中开展的饮水调查显示，72%的18~55岁成年人日均饮水量未达到我国居民水的适宜摄入量

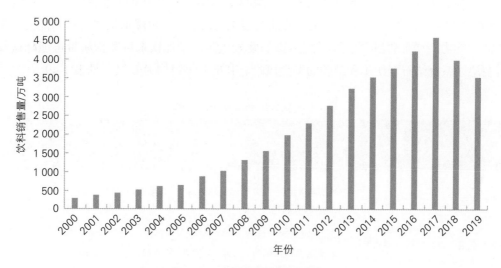

图 1-42　中国饮料销售量变化情况

资料来源：国家统计局。

1 500~1 700ml。2017 年对大学生人群开展的饮水调查结果显示，仅有 18.8% 的调查对象日均饮水量达到了中国成年居民饮水适宜摄入量 1 500~1 700ml。

　　国家食品安全风险评估专家委员会"中国城市居民糖摄入水平及其风险评估"报告中，对我国 18 个省（自治区、直辖市）32 个城市调查点 13 083 名调查对象开展的中国居民食物消费量数据进行了分析，结果显示，含糖乳饮料的消费者主要集中在 3~6 岁、7~12 岁和 13~17 岁人群，含糖饮料的消费者主要集中在 7~12 岁、13~17 岁和 18~29 岁人群。对 3 岁及以上城市居民糖摄入贡献最高的三个饮料亚类为碳酸饮料、果蔬汁及饮料和茶饮料，分别占比 7.1%、3.8% 和 2.5%；含糖乳饮料对糖摄入贡献率为 1.4%；其他含糖饮料合计占 2.9%。不同饮料亚类对糖摄入的贡献，3~6 岁组人群糖摄入贡献率最高的饮料种类为含糖乳饮料，占 3.7%；7~12 岁、13~17 岁、18~29 岁、30~44 岁组人群糖摄入贡献率最高的饮料种类为碳酸饮料，分别占比 8.2%、16.4%、16.3% 和 7.7%；45~59 岁、60 岁及以上组人群糖摄入贡献率最高的饮料为果蔬汁及其饮料，分别占比 3.2%、1.9%。

（五）饮水不足的危害

　　一般情况下，水在体内维持一个动态平衡状态，即摄入的水分与排出的水分大体相等，为 2 500ml 左右。水的摄入量和排出量决定着机体的水合状态。如果摄入的水分与排出的水分大体相等，此时机体中的水处于水平衡状态，即正常水合状态；当机体摄入水分过少，或者水分丢失过多时，机体处于脱水状态；当机体摄入水分过多时，则机体处于过水合状态，严重者可能会引起水中毒。当水分摄入过多或摄入过少导致机体处于脱水或水中毒状态时，均会对健康造成不利影响。

经检索查阅国内（1997—2020年）和国外（2002—2020年）相关文献，共纳入118篇作为主要证据。目前，有充足的证据表明，饮水不足可降低机体的认知能力、身体活动能力，增加肾脏及泌尿系统感染的发生风险；增加饮水量和排尿量可能降低肾脏及泌尿系统结石、便秘和肥胖的发生风险。其推荐等级均为B级，见表1-49。

表1-49　饮水量与健康的证据体分析

与健康的关系	证据来源	证据级别/可信等级
饮水不足可降低机体的认知能力	1篇系统评价，20项随机对照研究，3项非随机对照研究，3项横断面研究	B
饮水不足可增加肾脏及泌尿系统感染的发生风险，增加饮水有改善作用	2项随机对照研究，3项前瞻性队列研究，1项自身前后对照研究，8项病例对照研究，1项横断面研究	B
增加饮水量和排尿量可降低肾脏及泌尿系统结石的发生风险	2篇Meta分析，1项RCT研究，13项前瞻性队列研究，2项回顾性队列研究，3项病例对照研究，4项横断面研究	B

饮水不足可降低机体的认知能力：证据共包括27篇文献（1篇系统评价，20项随机对照研究，3项非随机对照研究，3项横断面研究），均认为饮水不足可降低机体的认知能力，综合评价等级为B级。多项研究显示，当机体丢失体重的2%或更多水分时，视觉追踪能力、短期记忆和注意力会下降。与成年人相比，儿童更容易脱水。研究发现，脱水儿童的听觉数字广度、语言灵活能力和图像识别能力有降低的倾向。在成年人和儿童开展的饮水干预研究中，给予一定量的水分补充（200~1 000ml）后，机体的水合状态有所改善，认知能力也有所提高。

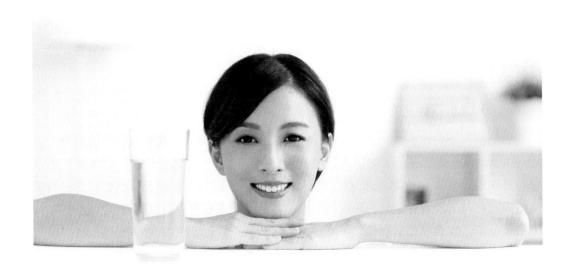

饮水不足可增加肾脏及泌尿系统感染的发生风险，增加饮水有改善作用： 证据共包括 18 篇文献（包括 2 项随机对照研究，3 项前瞻性队列研究，3 项回顾性分析，1 项自身前后对照研究，8 项病例对照研究，1 项横断面研究），均认为饮水与肾脏及泌尿系统感染风险降低有关，综合评价等级为 B 级。1 项在保加利亚患有膀胱炎的妇女中进行的随机对照研究，样本量为 140，干预组每天额外饮用 1.5L 水，随访 12 个月，结果显示增加饮水妇女膀胱炎平均发作次数较对照组减少 1.5 次（95%CI：1.2~1.8 次）。

增加饮水量和排尿量可降低肾脏及泌尿系统结石的发生风险： 证据共包括 25 篇文献（包括 2 篇 Meta 分析，1 项 RCT，13 项前瞻性队列研究，2 项回顾性队列研究，3 项病例对照研究，4 项横断面研究），均认为饮水量增加与肾脏及泌尿系统结石风险降低有关，综合评价等级为 B 级。1 篇纳入 9 项研究（2 项随机对照试验，7 项观察性研究）的 Meta 分析，样本量为 273 954，在随机对照试验和观察研究中，高液体摄入个体肾结石的患病风险分别降低 60%（$RR=0.40$, 95%CI：0.20~0.79）和 51%（$RR=0.49$, 95%CI：0.34~0.71），高液体摄入也与肾结石复发风险降低相关，在 RCT 和观察性研究中，高液体摄入个体的肾结石复发风险分别降低 60%（$RR=0.40$, 95%CI：0.20~0.79）和 80%（$RR=0.20$, 95%CI：0.09~0.44）。

有研究显示，增加饮水量有助于维持健康体重、降低肥胖的发生风险。2013 年 1 篇纳入 3 项队列研究的 Meta 分析，样本量为 124 988，其结果显示每 4 年内每天增加一杯水的摄入量与体重增加呈负相关，增加水的摄入而不是含糖饮料或果汁（SSB），可以降低长期体重增加，估计在每 4 年内，每天用 1 杯水代替 1 份 SSB 可减少 0.49kg（95%CI：0.32~0.65）体重增加。2020 年一项在 3 200 例中国正常体重的健康成年人中开展的队列研究发现，每天喝 4 杯（≈1L）以上的白水可以降低超重发生风险。

水摄入量超过了肾脏排出能力（0.7~1.0L/h）时，可引起体液浓度降低，血浆钠离子浓度减少；血液稀释，血浆蛋白质总量、血红蛋白、红细胞比积减少；细胞内、外液的容量增加等，进而导致水中毒。这种情况多见于疾病状况，如肾脏病、肝病、充血性心力衰竭等。正常人极少见水中毒。如果在短期内摄入大量水分而钠盐摄入不足时，会出现低钠血症，引起水中毒。水中毒时，可因脑细胞肿胀、脑组织水肿、颅内压增高而引起头痛、恶心、呕吐、记忆力减退，重者可发生渐进性精神迟钝、恍惚、昏迷、惊厥等，严重者可引起死亡。

（六）饮茶与健康

茶是全球普遍饮用的饮料之一，经检索查阅国内（1997—2020 年）和国外（2002—2020 年）相关文献，共纳入 23 篇作为主要证据。目前，研究证据表明，饮茶可降低心血管疾病、糖尿病以及胃癌的发病风险，其推荐等级均为 B 级，见表 1-50。

表 1-50 茶与健康的证据体分析

与健康的关系	证据来源	证据级别 / 可信等级
常饮茶可降低心血管疾病发生风险	5 篇系统综述，2 项随机对照研究和 1 项队列研究	B
常饮茶可降低 2 型糖尿病发生风险	6 篇系统综述，1 项队列研究和 1 项病例对照研究	B
常饮茶可降低胃癌发病风险	6 篇系统综述，1 项队列研究	B

1. 常饮茶可降低心血管疾病发生风险

共纳入 8 篇文献，包括 5 篇系统综述，2 项随机对照研究和 1 项队列研究，循证结果提示饮茶可降低心血管疾病发病风险及心血管疾病患者的血压、低密度脂蛋白和总胆固醇。一篇包括 11 项随机对照研究的 Meta 分析发现，饮用红茶可降低心血管疾病患者的低密度脂蛋白胆固醇和血压，饮用绿茶可降低心血管疾病患者的总胆固醇、低密度脂蛋白胆固醇和血压。Arab 等人的 Meta 分析共纳入 5 项队列研究，结果支持每天饮茶 >12g 可以降低心血管疾病的发病风险和心肌梗死的发病风险。2020 年的荟萃分析（包括 39 个队列研究）结果表明，每天一杯（236.6ml）茶使心血管疾病的死亡风险平均降低 4%（$RR=0.96$，$95\%CI$：0.94~0.98）；每天一杯茶可使心血管事件的发生风险降低 2%（$RR=0.98$，$95\%CI$：0.96~1.00）。

2. 常饮茶可降低 2 型糖尿病发生风险

共纳入 8 篇相关文献，包括 6 篇系统综述，1 项队列研究和 1 项病例对照研究。一项队列研究表明茶代替含糖饮料可使 2 型糖尿病发生率降低 22%（$RR=0.78$，$95\%CI$：0.72~0.85）。一篇包括 10 个随机对照研究的 Meta 分析结果表明，摄入茶或茶提取物可以降低糖尿病病人的空腹胰岛素水平和腰围分别为 1.30U/L（$95\% CI$：0.36~2.24U/L）和 −2.70cm（$95\% CI$：−4.72~−0.69cm）。

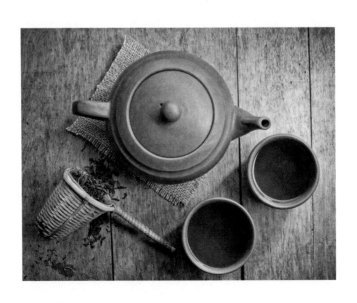

3. 常饮茶可降低胃癌发生风险

共纳入7篇文献，包括6篇系统综述和1项队列研究，循证结果提示常饮茶可降低胃癌发病风险。2019年的荟萃分析表明，每天饮用6杯绿茶可降低21%胃癌的发病风险（RR=0.79，95%CI：0.63~0.97）。

【知识链接】

1. 辟谷

辟谷，又叫"断谷""绝谷""却谷"等，源自传统养生的"不食五谷"，是指在一定时间内不吃五谷杂粮，而用水、蜂蜜、果汁等充腹，或在一定时间内完全断食。

从古至今，辟谷备受争议，但缺乏这方面的相关研究。有关辟谷对机体代谢等方面的影响，是来自个体的主观感受或个例报告。从现代营养学的理论分析，一段时间不吃食物或断食的做法会造成能量和营养素供应不足或缺乏，长期会影响机体正常生理功能，甚至带来生命危险。

2. 轻断食

轻断食，又称为间歇性断食，是近年来流行的减肥方式，是通过定时摄入食物减少能量的方法来实现减轻体重的饮食行为。轻断食主要分为2个类型：

（1）隔日断食法：正常饮食日与断食日交替进行，即在24小时食物摄入不受限制后紧接着断食24小时；

（2）周期性断食：每周选择1~2天作为断食日，其余几天里食物摄入不受限制。

轻断食作为一种饮食疗法，在减肥、血糖与血脂的调节、胰岛素敏感性的改善等方面有一定的作用。但是，目前有关轻断食的研究仍处于初步阶段，来自人群试验的数据非常有限。

3. 零食与口腔健康

经常吃含糖零食，特别是黏性甜食，容易形成牙菌斑。牙菌斑是由黏附在牙面上的细菌和食物残渣形成的生物膜，其中的细菌将糖分解产酸，酸性产物长期滞留在牙齿表面，逐渐腐蚀牙齿，使牙齿脱钙、软化，造成组织缺损，形成龋洞。吃甜食次数越多，发生龋齿的机会就越大。因此，要注意口腔清洁，养成早晚刷牙、减少吃零食次数、吃零食后漱口和睡前不吃零食的习惯。此外，长期固定用门牙某处嗑瓜子会造成牙齿的过度磨损，形成"瓜子牙"，影响牙齿健康。

4. 水的来源和去路

正常情况下，人每天水的摄取量和排出量大体相同，因此，体内的水处于一种动态平衡状态。水的摄取量和排出量每天维持在2 500ml左右，见表1-51。体内水的来源包括饮水、食物中的水和内生水。我国一般成年人每人每天饮水量约为1 200ml，食物中含水量约为1 000ml，内生水约300ml。内生水主要来源于蛋白质、脂肪和碳水化合物代谢时产生的水。每克蛋白质产生的代谢水为0.42ml，脂肪为1.07ml，碳水化合物为 0.6ml。人体水的排出量受气候、环境、空气温度和相对湿度的影响，主要经以尿液的形式从肾脏排出为主，约占 60%，其次是经皮肤、肺和粪便排出，分别占 20%、14% 和 6%。

表 1-51　正常成年人每天水的出入平衡量

来源	摄入量 /ml	排出途径	排出量 /ml
饮水或饮料	1 200	肾脏（尿）	1 500
食物	1 000	皮肤（蒸发）	500
内生水	300	肺（呼吸）	350
—	—	肠道（粪便）	150
合计	2 500	合计	2 500

资料来源：中国营养学会，《中国居民膳食营养素参考摄入量（2013 版）》，2014。

5. 饮用水及饮料的分类

国家质检总局和国家标准委发布的《饮料通则》（GB/T 10789—2015）中，把水（饮料）共被分为 11 类，包括：①包装饮用水；②果蔬汁类及其饮料；③蛋白饮料；④碳酸饮料（汽水）；⑤特殊用途饮料；⑥风味饮料；⑦茶（类）饮料；⑧咖啡（类）饮料；⑨植物饮料；⑩固体饮料；⑪其他类饮料。

6. 茶的分类

按照我国国家标准《茶叶分类（GB/T 30766—2014）》可将茶分为绿茶、红茶、黄茶、白茶、乌龙茶及黑茶，见表 1-52。

表 1-52　茶的分类

种类	加工方法
绿茶	以鲜叶为原料，经杀青、揉捻、干燥等加工工艺制成
红茶	以鲜叶为原料，经萎凋、揉捻（切）、发酵、干燥等加工工艺制成
黄茶	以鲜叶为原料，经杀青、揉捻、闷黄、干燥等加工工艺制成
白茶	以特定茶树品种的鲜叶为原料，经萎凋、干燥等加工工艺制成
乌龙茶	以特定茶树品种的鲜叶为原料，经萎凋、做青、杀青、揉捻、干燥等特定工艺制成的产品
黑茶	以鲜叶为原料，经杀青、揉捻、渥堆、干燥等加工工艺制成

7. 常见饮料的含糖量

常见饮料的含糖量见表 1-53。

表 1-53　常见饮料（每 100ml）的含糖量

单位：g

名称	总糖平均值[a]
果蔬汁	
果汁[b]	11.90±3.31
复合果蔬汁	10.80±0.06
番茄汁	3.00
果奶味饮料	11.50±3.13
碳酸饮料	9.77±1.09
蛋白饮料[c]	8.92±3.42
特殊用途饮料[d]	8.22±3.13
咖啡饮料	7.25±1.23
植物饮料[e]	6.86±2.54
茶饮料[f]	4.63±2.60
固体饮料[g]	
奶茶	30.10±1.30
咖啡	34.90±2.45

资料来源：侯琳琳，张雪松，王国栋，等．超市常见含糖预包装食品中糖含量分析［J］．卫生研究，2017，46（3）：416-428.

注：[a] 总糖主要指具有还原性的葡萄糖、果糖、戊糖、乳糖和在测定条件下能水解为还原性单糖的蔗糖、麦芽糖以及可能部分水解的淀粉。采用离子交换色谱 - 脉冲安培积分检测法。

[b] 主要为橙汁、葡萄汁，少量为雪梨汁、山楂果茶汁、椰子汁；[c] 核桃和杏仁露、不同口味的乳饮料；[d] 运动饮料、功能饮料；[e] 液体豆浆、豆奶和燕麦浓浆；[f] 凉茶、茉莉茶、绿茶、菊花茶；[g] 每 100g 中糖含量。

准则七　会烹会选，会看标签

Learn nutrition labeling, shop wisely and cook smart

提要

食物是人类获取营养、赖以生存和发展的物质基础，认识并会挑选食物容易满足营养需求。在生命的各个阶段都应做好健康饮食规划，保障营养素供应的充足性，满足个人和家庭对健康美好生活的追求。

不同类别食物中含有的营养素及有益成分的种类和数量不同，每人或每个家庭均应有每天的膳食设计和规划，按需选购备餐，按类挑选优质蛋白质来源和营养密度高的食物；优选当地、当季新鲜食物，按照营养和美味搭配组合。烹调是膳食计划的重要组成部分，学习烹饪，做好一日三餐，既可最大化地保留食物营养价值、控制食品安全风险，又可尽享食物天然风味，实践平衡膳食。在家烹饪、吃饭是我国传统文化的传承，选用新时代烹调工具可容易达到目标。

加工食品在膳食中的比例日渐增大，学会读懂预包装食品标签和营养标签，了解原料组成、能量和核心营养成分含量水平，慎选高盐、高油、高糖食品，做出健康聪明选择。对于外卖食品或在外就餐的菜品选择，应根据就餐人数确定适宜份量，做到荤素搭配，并主动提出健康诉求。

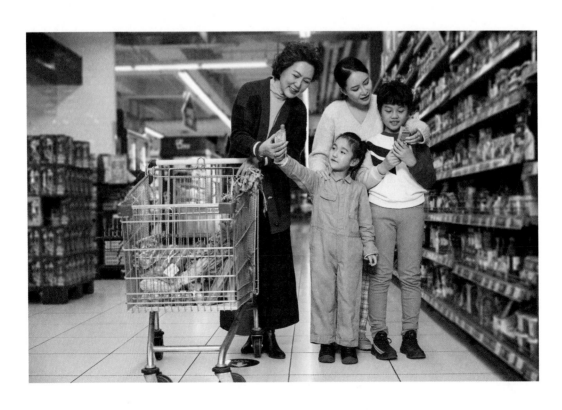

- 在生命的各个阶段都应做好健康膳食规划。
- 认识食物,选择新鲜的、营养素密度高的食物。
- 学会阅读食品标签,合理选择预包装食品。
- 学习烹饪、传承传统饮食,享受食物天然美味。
- 在外就餐,不忘适量与平衡。

市场上的食物丰富多彩,且在外就餐和选购外卖成品菜肴也已越来越多地出现在人们生活中。因此,认识食物和会挑选食物是健康生活的第一步。了解各种食物营养特点,学会看懂营养标签,比较和选择食物,学习传统烹调技能,做到按需备餐、营养配餐,维护健康生活。生命的各个阶段都应该重视膳食计划,把食物多样、能量平衡放在首位,统筹好食物选购,设计好菜肴,合理分配三餐和零食茶点。

不同地区有各自特色的饮食文化,煮、炖、蒸、炒是比较常用的家庭烹饪方法。在家烹饪,有助于帮助人们认识和了解食物,提升食物多样选择,提高平衡膳食的可及性。膳食宝塔的结构图及食品标示量,满足了能量在 1 600~2 400kcal/d 的成年人的能量和营养素需要,见表 1-54。

表 1-54　平衡膳食宝塔的各类食物量

食物种类	不同能量摄入水平 / (kcal·d⁻¹)				
	1 600	1 800	2 000	2 200	2 400
谷类 /g	200	225	250	275	300
其中全谷物和杂豆 /g,薯类 /g	50~150,50~100				
蔬菜 /g	300	400	450	450	500
其中深色蔬菜	占 1/2				
水果 /g	200	200	300	300	350
肉类 /g	120	140	150	200	200
其中畜禽肉类 /g	40	50	50	75	75
其中蛋类 /g	40	40	50	50	50
其中水产品 /g	40	50	50	75	75
乳制品 /g	300	300~500			
大豆及坚果类 /g	25	25	25	35	35
油盐类 /g	油 25~30,盐 <5				

【实践应用】

（一）如何选购物美价廉的食物

购买食物是一个选择与决策的过程，要足够认真挑选、精打细算，要有健康理念，选择营养丰富的食物，结合个人喜好、经济条件等做出更明智的决策。

1. 认识食物营养特点

我们日常生活中接触到的食物很多，包括植物性食物、动物性食物等，不同的食物营养特点有所不同（表1-55）。了解食物主要营养特点，按类选择食物是合理膳食的第一步。谷类、薯类、杂豆是碳水化合物的主要来源；蔬菜可以提供多种维生素（β-胡萝卜素、维生素K_1、叶酸等）、矿物质（钾、镁等）、膳食纤维及植物化学物等；水果，尤其是完整的水果维生素C、类胡萝卜素等成分含量丰富；畜禽肉、水产品、蛋类、奶类、豆类属于蛋白质类食物；油脂主要来自动物性食物和烹调用油，注意加以区分。

2. 了解食物营养素密度

人们对各种营养素的需求应首先考虑从天然食物中获取，因此应尽可能选择维生素、矿物质以及膳食纤维或其他有益健康的生物活性物质含量丰富的食物。

食物的能量密度与水分、三大营养素含量密切相关，大多数蔬菜能量密度较低。营养素密度通常指食物中某种营养素含量与其能量的比值，也可以表示为一定量食物中某营养素含量与该营养素推荐摄入量或参考值的比值。营养素密度高的食物指多种维生素、矿物质（钠除外）、膳食纤维以及植物化学物质或必需脂肪酸含量较高的食物，但同时也应含有相对较少的脂肪、糖和能量。一般来说，新鲜、五颜六色的水果和蔬菜、瘦肉、鸡蛋、全谷物都是营养密度很高的食物。选择食物要注意比较食物的能量密度和营养素密度，少选空能量的食物。

> 贴士：
>
> "空白能量"食物提供较高能量，蛋白质、维生素、矿物质含量很低。一般应注意控制这类食物的摄入，如糖果，油炸面筋等。

3. 利用当季、当地食物资源

中国幅员辽阔，东西跨越经度60多度、5个时区，南北跨越纬度50多度，不同区域的食物资源和膳食模式具有一定差异。因地制宜选取当地、当季食物资源。选择本地种植生产的当季食物的好处，一方面食物在自然成熟期可以最大限度保留营养，新鲜且口味更好；另一方面有利于节约动能和保护环境。食物从生产地点或加工点到销售点，需要经过一段距离的运输，路途中会增加贮藏时间，同时需要消耗能量（燃油），增加碳排放，对环境保护是一种负担。如果储运距离远，耗时长，会导致食物中水分丢失，增加食物自身的代谢时间，造成营养物质被降解或分解，食物新鲜度下降，感官品质变差。

表 1-55 各类食物提供的主要营养素

食物组	主要品种	提供主要营养素
	米类（粳米、糯米、籼米） 麦类（小麦、大麦、燕麦、黑麦） 杂豆类（绿豆、红小豆、芸豆等）	碳水化合物、蛋白质、 膳食纤维、维生素 B_1 等维生素、 铁、锌、镁等
	马铃薯、甘薯等 山药、芋头也属于薯类，常作为蔬菜食用	碳水化合物、膳食纤维、钾
	深色蔬菜，如绿色、红黄色、紫色 浅色蔬菜，如白色萝卜 淀粉类蔬菜，如土豆、芋头 菌藻类	β-胡萝卜素、叶酸、钙、钾、维 生素 C、膳食纤维；也是植物化学 物的良好来源，如多酚类、类胡 萝卜素、有机硫化合物等
	仁果（苹果、梨等） 核果（桃、杏、枣等） 浆果（葡萄、草莓等） 柑橘类（橙、柑橘、柚等） 瓜果类（西瓜、哈密瓜等） 热带和亚热带水果（香蕉、菠萝、芒果等）	维生素 C、钾、镁以及膳食纤维 （果胶、半纤维）；也是植物化学 物的良好来源
	畜类，猪、牛、羊肉类 家禽类，鸡、鸭、鹅肉类 水产品，鱼虾蟹贝类	优质蛋白质、脂类和脂溶性维生 素、维生素 B_6、维生素 B_{12} 和硒 等；鱼油含有 DHA 和 EPA
	鸡蛋、鸭蛋、鹅蛋、鹌鹑蛋等	优质蛋白质、脂类、磷脂、维生 素和矿物质
	牛奶、酸奶、芝士（奶酪）、奶粉等	优质蛋白质、钙、B 族维生素等； 酸奶、奶酪还提供益生菌
	豆浆、豆腐、豆腐干、素鸡、豆皮、豆芽等	蛋白质、脂肪、维生素 E；另外 还含有磷脂、大豆异黄酮、植物甾 醇等
	树坚果，核桃、栗子、杏仁等 种子，花生、瓜子等	脂肪、必需脂肪酸、蛋白质、维 生素 E、B 族维生素、矿物质等； 栗子富含淀粉
	各种植物油和动物油	脂肪和必需脂肪酸、维生素 E

（二）选购食品看食品营养标签

选购食品看标签。在预包装食品（即通常所说的包装食品）外包装上，都会有食品标签信息，包括食品配料、净含量、适用人群和食用方法、营养成分表及相关的营养信息等。因此购买食品时要注意这些内容，帮助比较和选择适合自己的食物。

1. 看配料表

配料（表）是了解食品的主要原料、鉴别食品组成的最重要途径，通俗地说，配料（表）告诉消费者食品是由哪些原料制成的。按照"用料量递减"原则，配料（表）按配料用量高低依序列出食品原料、辅料、食品添加剂等。

2. 看营养成分表

预包装食品上有很多信息表现食品的营养特征，如营养成分表，另外还有营养声称、营养成分功能声称。

营养成分表是预包装食品标签上采用三列表形式标示的营养成分含量表，说明每 100g（或每 100ml）食品提供的能量以及蛋白质、脂肪、饱和脂肪、碳水化合物、糖、钠等营养成分的含量值，及其占营养素参考值的百分比，见图 1-43。

> **贴士：**
>
> **营养素参考值**
>
> 营养素参考值（NRV）是根据中国居民膳食营养素参考摄入量制定的，用于 4 岁以上人群预包装食品的营养素参考值，表示每日能量摄入 8 400kJ（2 000kcal）时，各种营养素宜达到的摄入量。建立 NRV 的目的在于制定一套适合预包装食品营养特性的比较和参考尺度。

3. 利用营养声称选购食品

营养声称是对营养成分含量水平高或低、有或无的说明。如果食品中某营养素达到了一定限制性条件，预包装食品可作出某营养素来源或含有、高或富含、低含量、无或不含的含量声称，如高钙、低脂、无糖等；或者与同类食品相比的优势特点，比如增加了膳食纤维，或减少了盐用量等。这些可以很好地帮助选择食品。

（三）如何设计一日三餐

设计好每人、每个家庭的膳食是家庭文明健康的表现。一日膳食应包括正餐、加餐以及水果等所有食物。挑选营养丰富且家人喜爱的食物，用适当的方法和较少的劳作烹制菜肴，达到食物种类和数量满足营养需求的目的。每个人和每个家庭都应理解并养成健康饮食习惯，良好的膳食计划不仅要满足饱腹感、愉悦感，还要考虑食物的多样性及其所带来的营养和功能性。

1. 了解和确定膳食能量摄取目标

首先，参照膳食营养素参考摄入量，简单地根据年龄、性别和身体活动水平确定能量需要量范围，如表 1-56，据此明确一天需要的食物品类和数量。

×××　高钙　饼干

营养声称

营养成分表

项目	每100g	NRV%
能量	2 030kJ	24%
蛋白质	6.8g	11%
脂肪	20.2g	34%
—饱和脂肪	14.0g	70%
碳水化合物	67.5g	23%
—糖	20.3g	—
钠	192mg	10%
钙	250mg	31%

钙含量达到30%NRV,符合"高"钙含量营养声称条件

营养成分功能声称

钙是骨骼和牙齿的主要成分，并维持骨密度。

图1-43　食品营养成分表示意图

表1-56　不同年龄轻体力劳动者的能量需要量（EER）

人群分类	幼儿		儿童			成人		老年人
	2~3岁	4~6岁	7~10岁	11~13岁	14~17岁	18~49岁	50~64岁	≥65岁
能量需要量范围 / (kcal·d⁻¹)	1 000~1 250	1 200~1 400	1 350~1 800	1 800~2 050	2 000~2 500	1 800~2 250	1 750~2 100	1 500~2 050

2. 挑选食物和用量

根据膳食宝塔，选择谷薯类、蔬菜水果、鱼禽肉蛋、乳/豆/坚果及烹调用油盐等，对照表1-54根据能量需求确定食物用量。注意，表1-54建议食用量作为参考，表示的是在一段时间内（比如1~2周）各类食物摄入量的平均值。每天膳食中应尽量包含这五大类食物，以满足各种营养需要。具体到每种食物怎么选择，人们可以根据日常生活习惯进行调配。为了好记、易操作，可以将每类食物用量化简为"份"，方便交换和组合搭配，可参考第三部分的膳食设计方案。例如一天2 000kcal

贴士：

食物选购5原则

1. 挑选新鲜食物；
2. 挑选营养密度高的食物；
3. 挑选当地应季食物；
4. 看营养标签、生产日期；
5. 考虑成本，物美价廉。

能量下大约可摄入 5 份谷类，可以分配成 2 份米饭、1 份面包、1 份燕麦片、1 份八宝粥等，轻松做到食物多样化。

3. 合理烹饪、分配餐食

明确一日膳食所需所有食物后，根据食物特点、饮食习惯等，确定适当的烹调方法就可以了。通过营养配餐，享受美食、快乐与健康。水果、茶点等也应计入能量的组成部分，零食摄入量不要超过全天能量的 15%。

4. 膳食营养的确认与核查

通过一段时间内自我观察体重和体脂成分变化状况对能量需要量进行微调，使之更适合个体需求并保持健康体格。

膳食指南和膳食计划的制定原则是在一段时间内各类食物摄入的种类和数量平衡，所获取的营养素供给充足，这一基本框架让我们每一个人都能满足营养需求。如表 1-57 为可提供 2 000kcal 能量的一日餐。

（四）学习烹饪，享受营养与美味

我国有着非常悠久的饮食文化，各地结合地域食物资源和环境条件，形成各具特色的烹饪技巧和传统美食。在传承和发扬传统饮食文化的同时，把营养元素融入其中，让饮食更健康。尽管随着生活节奏的加快，人们在外就餐或外卖点餐的频率越来越高，但了解和掌握一定烹调知识可以帮助管理膳食。而回归家庭，自己挑选食物、动手烹制食物，可更好地认识和了解食物，熟悉食物特性，通过调理和搭配，增添生活乐趣。

1. 食物原料处理

烹饪前食物原料要进行必要的清洗，洗涤灰尘、杂质、微生物以及农药残留，干制的原料要经过一定的泡发，有些原料干制中还会加入盐分，要通过浸水去掉多余的盐。清洗后的食物在切配时不要切得过细过碎，尤其是蔬菜水果，切好后尽量不再用水冲洗，且不要搁置太长时间，避免结构破坏后与空气接触面太大，造成有益成分氧化破坏，食物变色发黄。处理生食或即食的食物，要注意所用刀具、案板与生肉分开。

2. 学习烹调方法

烹调方法很多，蒸、煮、炖、煎、炒、烤、炸等都是家庭中比较常用的方法。尽管不同的地方风味对每种饭菜的制作技法有所不同，但基本原理相似。烹调温度和时间是烹饪是否得当的决定因素。

（1）多用蒸、煮、炒

蒸、煮是值得推荐的烹饪方法。适当蒸煮可以促进蛋白变性、纤维软化，利于改善菜品口感。蒸是隔水加热，更利于营养素的保留。

> **贴士：**
>
> 烹调温度过高、时间太长，容易破坏营养成分，并可能产生有害物质，必要时可以采取一些保护措施，如挂糊和上浆。

表 1-57　2 000kcal 能量的一日餐举例

一日三餐及加餐，提供能量 2 000kcal

早　餐

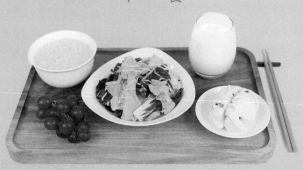

菜肴名称	食物名称及数量	加餐
燕麦粥，花卷， 生菜沙拉，葡萄	燕麦 25g，小麦粉 50g，生菜 70g， 沙拉酱 5g，葡萄 200g	牛奶 300ml

中　餐

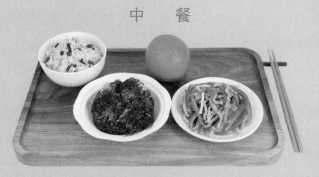

菜肴名称	食物名称及数量	加餐
绿豆米饭，青椒炒肉， 炒西蓝花	绿豆 10g，粳米 100g，青椒 50g， 豆腐丝 50g，瘦猪肉 50g，西蓝花 100g	橘子 200g

晚　餐

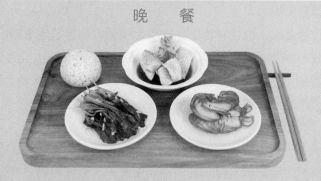

菜肴名称	食物名称及数量
荞麦馒头，清蒸鲈鱼， 凉拌黄瓜，蒜茸菠菜	小麦粉 75g，荞麦 25g，鲈鱼 120g， 黄瓜 50g，菠菜 50g

烹调油：葵花籽油 <25g　　**食盐**：食盐 <5g

如短时间蒸后维生素 A 损失不超过 10%，猪肝蒸熟后叶酸更容易被利用，蔬菜焯后胡萝卜素会快速释放使蔬菜显得更加鲜亮。清蒸鱼比炖鱼、烤鱼、糖醋鱼、水煮鱼等加热时间较短，油、盐、糖用量相对较少。

旺火快炒适用于各类菜肴的烹制。肉菜滑炒前通过挂糊、上浆的方法既可以增加美味又可减少食料与热油过多接触导致的营养破坏。

贴士：

蒸、煮、炖的加热温度相对较低，约为 75~100℃；炒、煎、炸以油为加热介质，温度可达 150~200℃，电烤、炭烤温度分别可达 240℃ 和 350℃。

（2）少用煎、炸

煎、炸用油量较大，不建议经常使用。煎、炸前可能也会用到挂糊方法，但注意挂糊用的淀粉会吸收一定的油脂。烤、熏在家庭烹调中应用相对较少（小型的烤面包除外），电烤、炭烤温度高达 240℃ 和 350℃，不适合长时间加热，避免安全隐患。

烹调好的饭菜趁热进食，避免反复加热，导致营养流失进一步增加。

（3）烹调油用量控制

不同烹制方法用油量要特别控制。炒菜时通过量具加油，并养成习惯，即便是炒素菜，油量控制不好也会成为高脂肪菜肴；尽量利用动物食物本身的油脂，低、中火"压榨"出动物脂肪，尽可能减少烹调用油；如油炸过，尽量沥干挂在食物表面上的油。

3. 用天然香料

盐、糖和其他调味料的主要目的在于调味，对盐用量控制实质上是控制钠的摄入总量。厨房中食盐、酱油、醋、味精、鸡精、咸菜、豆酱、辣酱等都是钠的主要来源，因此烹调时这些调料的使用均应统计在盐（钠）的用量下，同样要学会计量。利用葱姜蒜等天然香料帮助调味。

烹调赋予了食物美味，也让食物更好地消化和利用。为了使烹制出的饭菜更健康，要注意根据食物原料采用适宜的烹调方法，确保饭菜熟透，最大化地保留营养，降低食品安全风险；控制油、盐用量，学会使用天然调味料，清淡饮食，享受食物自然美味，应该是合理烹调的核心要义。

4. 选择新型烹饪工具

烹饪工具层出不穷，不但能源消耗减少，碳排放减少，也快捷、方便、节能环保。比较常见的有微波炉、电饭煲、电子高压锅、电磁炉、空气炸锅、真空低温烹调机等，见图 1-44。由于耗时短，油烟释放少，可以减少油脂的使用，以及高温所引起的致癌物质的产生。

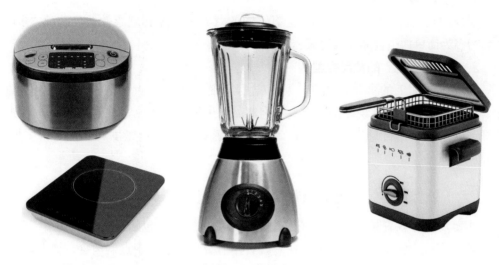

图 1-44　常见炊具图

（五）如何实践健康饮食

健康饮食的关键在于"平衡"，参考食物与人体健康关系的循证、中国居民膳食营养状况调查、食物能量和营养素密度，给出"多吃"和"少吃"的食物选项，见表1-58。

贴士：

"多吃"和"少吃"是一个相对的概念。指食物供应总量一致、能量摄入平衡的前提下，同类不同种食物选择的数量或食用频率的多与少比例关系。

表 1-58　建议"多吃"和"少吃"的食物举例

食物类	建议"多吃"的食物	建议"少吃"的食物
谷薯类	糙米饭、全麦面包、玉米粒、青稞仁、燕麦粒、荞麦、莜麦、全麦片	精米饭、精细面条、白面包
	二米饭、豆饭、蒸红薯、八宝粥	油条、薯条、方便面、调制面筋（辣条）
蔬菜类	深绿叶蔬菜、小油菜、羽衣甘蓝、西蓝花、胡萝卜、番茄、彩椒等	各种蔬菜罐头、干制蔬菜、蔬菜榨汁等
水果类	橘子、橙子、苹果、草莓、西瓜等当地当季新鲜水果	各种水果罐头、蜜饯等水果制品及果汁饮料
鱼畜禽肉类	新鲜的瘦肉、禽肉、各种鱼等水产类	熏肉、腌肉、火腿、肥肉等，肉（鱼）罐头、肉（鱼）丸等加工制品
乳类	纯牛奶、脱脂牛奶、低糖酸奶、奶粉	奶酪、奶油
水和饮料	水、茶水、无糖咖啡	含糖饮料，如果味饮料、碳酸饮料、奶茶、乳饮料等；酒及含酒精饮料更应避免

1. 鼓励"多吃"的食物类别

同样的食物，加工方法不同，会有不同的营养素密度和健康效益。鼓励"多吃"的食物多为简单加工食品和营养素密度高的食物。

2. 适当"少吃"的食品类型

应少吃深加工的食品，脂肪、糖和盐等限制性成分含量偏高的食品，减少油、盐、糖摄入是科学界共识。加工果蔬和肉制品同生鲜食品相比，维生素会有一定损失破坏，油、盐、糖含量也大大增加，看营养标签或比较能量密度和营养素密度加以选择。

（六）外卖及在外就餐的点餐技巧

外卖及在外就餐是相对于传统家庭用餐的就餐形式，包括但不限于餐馆、食堂、自助餐、外卖点餐等。相比之下，在外就餐，消费者更倾向于点购肉食，加上食物总量摄入较多（尤其是自助餐），餐厅提供的更多是由精米、精面制作的主食，所用的烹调方法以及油、盐等调味料更加复杂，因此要注意加以调节。

1. 外卖及在外就餐应纳入膳食计划

在外就餐作为一种就餐行为，同样需要规划。根据一段时间内就餐频次、食物种类和数量调整其他餐次，保证能量平衡、膳食合理。

2. 挑选主食，不忘全谷物

在外就餐对主食的选购常会两极分化，要不忽视主食（尤其是聚餐时）造成主食摄入偏少；要不只吃主食，如面条、炒饭、炒饼，或者搭配由高淀粉食物做成的饭菜，如炖粉条、炒土豆丝，不仅种类比较单一，而且大多来自精白米面。所以挑选主食要注意选择含有全谷物的主食，包括杂粮或杂豆。

3. 挑选菜肴，少油炸、注意荤素搭配

根据同时就餐人数分配动物性菜肴和素菜的比例。多人就餐，可以先点蔬菜，按3：1~2：1比例搭配肉菜，以清淡为主；尽量用鱼和豆制品代替畜禽肉，如果肉菜较多，不宜再点油用量较大的油腻菜肴，少选油炸食品。经常在外就餐，注意不同餐次菜肴种类和食料的调换，注意搭配水果、奶。

4. 不要大份量，适量不浪费

点菜的数量取决于每份菜肴的份量，就餐人数较多时应适量分摊，不可数量太多，避免过多食用导致能量在体内的堆积，同时避免浪费。一人就餐时可通过选用"小份"菜肴达到食不过量、多样搭配的目的。

5. 提出少油、少盐健康诉求

在外就餐，人们习惯了关注食品安全和口味刺激性，而很少有人对餐品咸不咸、油不油提出诉求。然而，正是由于杂粮或全谷物消费不足，油盐摄入量过多对健康的影响较大，因此，点餐前可以向餐厅提出配白水、少盐、少油、少糖等健康诉求。

【关键事实】

- 当前饮食行为的变化，为实行平衡膳食提出了挑战；保持传统文化，在家吃饭最容易做到平衡膳食。
- 经常在外就餐或选购外卖食品的人，油、盐、糖摄入量相对较高，长期高频率下，超重、肥胖发生风险增加。
- 学习食物知识，强化预包装食品营养标签和标识的学习和使用，是促成健康选择食品的有效手段。

（一）在外就餐、外卖食品现状

饮食行为和方式的改变受经济、文化等多方面影响，也是社会发展进程中长期积淀的产物。餐饮产业和饮食（包括网络）环境的进步与变化，不但使居民在食物购买和消费方便性方面得到提升，也大大影响了消费者的饮食行为和方式，尤其是对儿童、青少年的影响。

根据《中国统计年鉴》数据，全国餐饮业法人企业数量和由此带来的餐费收入逐年升高，特别是近年来提升速度加快，和 2012 年相比，2019 年餐饮企业个数从 23 390 个上升到 29 918 个，餐馆经营收入从 3 966.73 亿元上升到 5 886.6 亿元。居民外出就餐、快餐、餐饮配送和外卖服务的兴起使得这部分餐饮消费占日常食物消费支出的比重越来越大。2012 年中国营养与健康调查和 2010—2012 年中国居民营养与健康状况监测的数据显示，6 岁及以上居民在外就餐的比例达到 35.5%；全球互联网餐饮行业数据同样显示，中国是世界上在线点餐比例最高的国家，占全球总营收 40%。

有研究对北京、上海、广东餐饮菜品营养成分以及就餐者菜品选择及能量与营养素摄入状况进行了评估，发现和在家就餐相比，在外就餐者更愿意选择畜禽类菜肴，而蔬菜类摄入相对减少；根据主食、菜肴实际进食量计算，每人餐平均能量摄入量为 1 100kcal，脂肪供能比达到 52%；菜肴油、盐用量相当于 4.4g/100kcal 和 1.0g/100kcal，因此在外一餐的油、盐摄入量超过一天的需要量。2018 年某外卖平台也发现类似选餐趋势，各时间段西式快餐点餐频率最高；而在中式菜肴中，肉类菜肴点卖率最高（28%），其次是主食、蔬菜（16%），水产、蛋类及大豆制品不足 7%。

对 6 个城市 18~65 岁成年人调查研究显示，经常在外就餐（≥3d/周），男性超重和肥胖发生风险是过去 1 个月未在外就餐人群的 1.53 倍，女性是 2.23 倍。在学生中进行的调查，不仅同样证明经常在外就餐可能会增加儿童超重和肥胖的风险，而且提示独生子女家庭、高收入家庭、父母文化程度高的家庭在外就餐频次更高。

随着生活节奏加快和生活方式的改变，在外就餐或点餐的饮食行为将变得越来越普遍，越来越多地进入人们的日常饮食生活。加强居民健康教育、引导餐饮行业健康化发展，已经成为推进合理膳食行动的重要组成部分，应加强引导健康理念的形成，共同构建平衡膳食环境。

（二）家庭烹饪的健康益处

在各国膳食指南及综述中，都会提到家庭烹饪（home cooking）的益处。我国有研究证明，回家吃饭减少酒、盐摄入，增加蔬菜摄入，营养平衡更容易。家庭烹饪，顾名思义，是指在家中准备冷、热食物所需的行为，包括制料、配料过程。一项观察性研究的系统综述中，对家庭烹饪的影响因素进行了分析，结果显示性别、时间投入、紧密的人际关系以及文化和种族背景都是影响家庭烹饪的主要因素。短期的干预研究显示，家庭烹饪对儿童和成年人的营养摄入以及糖尿病预防都有积极的效益。一项系统综述中探讨了合理烹饪对 2 型糖尿病的影响，结果发现食用自己烹饪更具营养价值的饭菜，与 2 型糖尿病发生风险降低有关。此外，合理膳食除了对人体生理健康造成影响以外，还可对人体社会心理产生影响。一项探讨合理烹饪与社会心理效益关系的研究发现，基于社区的烹饪干预措施对社交、自尊、生活质量和情感交流都产生了积极影响。总的来看，烹饪对于居民的身体健康及心理健康都具有积极效益，在居民营养宣教过程中提倡在家吃饭、合理烹饪是非常有意义的。

（三）强化食品营养标签宣传教育，促进食品健康选择

食品标签是面向消费者传递产品信息的载体，可以帮助消费者了解食品、认知食品、辨别食品。做好包装食品标签管理，既是维护消费者权益、保证产业健康发展的有效手段，也是实现食品营养与安全科学管理的适宜途径。营养标签是食品标签的重要组成部分，不仅包括了与当前居民健康最密切相关的营养成分含量数据，也包括宣传、推广营养知识、推介产品选择的重要信息。我国《预包装食品标签通则》（GB 7718—2011）、《预包装食品营养标签通则》（GB 28050—2011）作为食品安全国家标准，分别对预包装食品标签标示的基本原则、主要内容及格式，需要强制标示和允许标示的营养成分、表达方法、声称条件进行了规定，鼓励食品企业真实、客观地表达产品的基本信息和营养价值。对于专门为有特殊身体和生理状况或疾病、紊乱等状态下有特殊膳食需求的人群设计、加工、制作的食品，如婴幼儿配方食品、婴幼儿辅助食品、特殊医学用途食品和其他特殊膳食用食品，《预包装特殊膳食用食品标签通则》（GB 13432—2013）对标签标示内容和营养要求给出了相应的规定。在《国民营养计划（2017—2030 年）》和《健康中国行动（2019—2030 年）》的进程中，有关健康餐厅及菜肴营养标签管理办法也在积极落实中。

有关消费者包括青少年对营养标签认知状况及其与健康关系的调查结果表明，消费者对食品标签关注度越高，越可能更多地关注健康生活方式、注重食品搭配，从而

获得更多的健康效益。一项营养标签干预研究结果显示，标签的使用与所购产品的健康性之间存在着显著关联，使用营养标签可能会促进购买更健康的食品。

我国大部分居民，目前关注最多的仍是生产日期和保质期，对其他信息的知晓率较低，因此需要更广泛的健康教育。相比之下，女性对营养标签知晓率和关注度高于男性，文化程度高的人群对营养标签的理解程度也越高，认读标签是促进未来食品营养健康化转型与创新的源起点。

【知识链接】

（一）家庭平衡膳食规划

家庭的平衡膳食规划应当具有充足性、平衡性和多样性的特点。

充足性：指能提供足够能量和营养素以满足健康人的需要。这就需要食物多样充足，保证能量和营养素的供给。如果一家人的膳食长期不能提供足够某营养素的话，有可能出现缺乏症状，如儿童营养不良、生长迟缓，老年人贫血等。

平衡性：平衡膳食有助于保证充足性。平衡膳食要求不同种类食物之间的比例适宜。在家庭采购烹饪中，可以根据食物中营养素的富含程度做到互补。例如肉类富含铁但钙含量很低，而牛奶富含钙但缺乏铁；其他富含蛋白质的食物、全谷物、蔬菜和水果等来补充微量营养素。

多样性：好的膳食计划必需是食物多样的，多样化可使"平衡"变得容易。应该包括膳食宝塔中的各类食物，如谷类为主，餐餐有蔬菜，天天有水果，保证每天12种或每周25种以上食物。

灵活性：在家庭的膳食计划中，可以考虑各种食物和烹饪方法的丰富多彩，尝试购买"新鲜"不常吃的食物，烹饪方法多样，提高饮食兴趣和艺术。熟能生巧，多多练习，人人都可实践平衡膳食目标。

（二）食物能量和营养素密度的定义与计算

在比较一种食物提供不同营养素能力的大小，或者不同品种或不同类别食物间提供同种营养素能力的大小时，可以同时应用营养素密度与能量密度。

1. 能量密度

能量密度是指单位质量（每100g或每份）食物所含有的能量，以kJ/100g或kcal/100g表示。食物中的水分和脂肪含量是影响能量密度的最主要原因。

2. 营养素密度

食品中某种营养素密度是指该营养素含量与其能量的比值。为方便比较，能量通常采用4 200kJ（1 000kcal），水分含量较高的食物也可以用420kJ（100kcal）。

为了直观显示食物提供的某营养素对每日膳食营养素参考摄入量的贡献，也有人用该营养素含量与该营养素参考值的比值计算。预包装食品进行营养素含量声称中要求达到的每100g（100ml）或100kcal食物中营养素参考值（NRV%）也是对营养素含量高低的表达方式。

（三）烹调方法对食物营养素损失的影响

食物是人体获得所需营养素的重要途径，适当的烹饪加工可提高营养素的消化吸收率，同时杀灭微生物保证食品安全；但是，加工和烹调均不可避免地造成营养素流失和破坏。所以，烹制不宜过度。

不同的烹饪方法对营养素损失的保护作用不同，根据食材特点选择适当的烹饪方法，见表1-59。烹饪方法的多样性对营养素或多或少带来了影响。煮：使水溶性维生素（如B维族维生素和维生素C）及矿物质（钙、镁、锌、磷等）溶于水中；蒸：蒸对食物营养素损失的影响较小；炖（煨）：水溶性维生素和矿物质溶于汤内，一部分维生素遭到破坏；焖：营养素损失的大小与焖的时间长短成正比，时间越长，B族维生素和维生素C的损失越大；炸：由于温度高，各种营养素都有不同程度的破坏，尤其是B族维生素；烤：使B族维生素、维生素A和C受到相当大的破坏。

表1-59　烹饪对蔬菜中维生素C含量的影响

烹调方法	维生素C损失率
炖菜	当炖菜时间为10min时，维生素C的损失率为0.4%~45.2%，30min损失率显著升高，达11.4%~66.9%
煮菜	维生素C的损失率为15.3%~19%，煮熟后所保有的维生素C有50%左右在菜汤中；煮菜后挤出菜汁，其维生素C损失最大，达83.3%
炒菜	青菜切成段，用油炒5~10min，维生素C的损失率约为36%；一般炒菜只要大火快炒，维生素C的损失率可以控制在10%~30%
菜烧好后存放	有时菜烧好后不及时吃，存放20min至1h，与下锅前相比，维生素C损失率达73%~75%

（四）健康餐厅的建设发展

国家不断推进供给侧改革，对于餐饮行业而言，消费者的健康诉求同样是供给侧改革的源动力。餐饮行业作为人们健康服务的前端应该重视饮食环境与就餐行为引导对消费者健康的影响。作为全民健康生活方式行动的重要组成部分，将营养内容纳入健康支持性环境建设工作的餐厅与酒店是一大进步。

食品安全一直是餐厅、酒店建设关注的焦点，也是餐饮行业可持续发展的第一道门槛。在经历了多年发展进程之后，越来越多的餐饮经营者已逐步意识到厨房和健康的关系。2020年，国家卫健委发布《营养健康食堂建设指南》《营养健康餐厅建设指南》《餐厅食品营养标识指南》，引导餐饮业不断增强营养知识，为大众健康服务。

作为健康支持性环境，餐厅的社会责任有利于长远发展，不仅需要通过自身建设，加强工作人员健康素养，提高科学配制菜肴、制作低盐少油菜肴的技能；还要帮助就餐者合理点餐，引导控制消费总量、多吃蔬菜、适量饮酒、少吃油脂含量高的食物；把新鲜水果、奶类和饮用水作为餐厅的一部分；按照顾客需求改变菜肴含盐量和含油量；主动销售小份或半份菜品、经济型套餐。健康餐厅需要一套完整的评价体系支持运行。

准则八　公筷分餐，杜绝浪费
Pay attention to dietetic hygiene, serve individual portions, and reduce food waste

提要　加强饮食卫生安全，是通过饮食能得到足够的营养、增强体质、防止食物中毒和其他食源性疾病事件发生所采取的重要措施，与现代文明同步相随。个人和家庭日常生活应首先注意选择当地的、新鲜卫生的食物，不食用野生动物。食物制备生熟分开，储存得当。多人同桌使用公筷公勺，或采取分餐或份餐等卫生措施，避免食源性疾病发生和传播。

勤俭节约是中华民族的文化传统，食物资源宝贵，来之不易，但食物浪费仍存在各个环节。人人都应尊重食物、珍惜食物、在家在外按需备餐和小份量、不铺张不浪费。社会餐饮应多措并举，倡导文明用餐方式，服务消费者健康选择。从每个家庭做起，传承健康生活方式，树饮食文明新风，促进公众健康和食物系统可持续发展。

【核心推荐】

- 选择新鲜卫生的食物，不食用野生动物。
- 食物制备生熟分开，熟食二次加热要热透。
- 讲究卫生，从分餐公筷做起。
- 珍惜食物，按需备餐，提倡分餐不浪费。
- 做可持续食物系统发展的践行者。

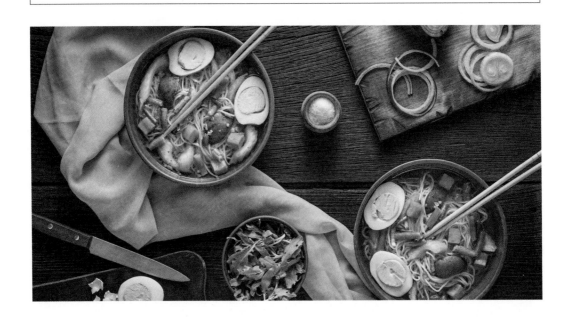

中国居民膳食指南（2022）

154

饮食文化是健康素质、信仰、情感、习惯等的重要体现。讲究卫生、公筷公勺和分餐、尊重食物、拒绝食用"野味"，既是健康素养的体现，也是文明礼仪的一种象征，对于公共卫生建设和疫情防控具有重大意义。选择当地、当季食物，能最大限度保障食物的新鲜度和营养；为了生态平衡和生命健康安全，拒绝食用"野味"。食物合理储存，避免交叉污染，能够有效防止病从口入。

勤俭节约是中华民族和家庭文化的取向，尊重劳动、珍惜食物、避免浪费是每个人应遵守的原则。珍惜食物从每个人做起，按需购买食物、按需备餐、不铺张浪费。

一个民族的饮食状况不仅承载了营养，也反映了文化传承和生活状态。在家吃饭、尊老爱幼是中华民族的优良传统。在家烹饪，有助于食物多样选择、提高平衡膳食的可及性；在家吃饭有利于在享受营养美味食物的同时，享受愉悦进餐的氛围和亲情。

【实践应用】

（一）选择新鲜食物，注意饮食卫生

新鲜食物是指近期生产或加工、存放时间短的食物，例如收获不久的粮食、蔬菜和水果，新近宰杀的畜、禽肉或刚烹调好的饭菜等。选择新鲜食物是从源头上注意饮食卫生的第一关，学会辨别和采购新鲜、卫生的食物，是保证饮食卫生的关键。

1. 首选当地当季食物

选择本地种植生产的当季食物能最大限度保障食物的新鲜度和营养。食物从生产地或加工点到销售点，需要经过一段运输距离，路途中会增加贮藏时间。如果储运距离远，耗时长，会导致食物中水分丢失，还增加食物自身的代谢时间，同时腐败性微生物会大量生长繁殖，造成食物中营养物质被降解或分解，食物新鲜度减低，感官品质变差，严重时腐败性微生物的发酵还可导致食物腐败变质。因此，选择本地、当季食物，保证新鲜卫生，也是节能、低碳、环保的重要措施。

2. 学会辨别食物的新鲜程度

预包装食品可以通过看食品标签上的生产日期了解食物的新鲜程度；当无法获得生产日期等信息时，食物是否新鲜，可以用看、触、闻等手段通过食物的外观、色泽、气味等感官指标加以辨别。不同食物，新鲜程度不同，其感官性状不同，辨别方法也不相同。蔬菜水果等植物性食物比较容易识别，动物性食物新鲜程度的辨别方法如下：

（1）畜肉类：鲜肉的肌肉有光泽、红色均匀、脂肪白色（牛肉、羊肉或为淡黄色），外表微干或微湿润、不黏手，指压肌肉后的凹陷立即恢复，具有畜肉应有的正常气味。有筋腱的肉，筋腱富有弹性、坚韧。在自然光下观察肉的外部状态、色泽和有无干膜，注意有无血块、霉菌和蝇蛆的污染，并确定肉深层组织的状态和发黏的程度。

不新鲜肉的肌肉无光泽，脂肪灰绿，外表极度干燥或黏手，指压后的凹陷不能复原，留有明显痕迹，可能有臭味，见图1-45。

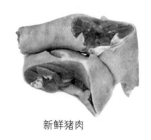
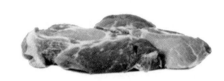

新鲜猪肉　　　　　　　　　　　　不新鲜猪肉

图1-45　新鲜猪肉和不新鲜猪肉对比图

（2）禽肉类：鲜禽肉表皮和肌肉切面光泽自然，表面不黏手，具有正常固有气味，肌肉结实有弹性。

不新鲜禽肉体表无光泽，皮肤表面湿润或发黏，呈暗红、淡绿或灰色，或有霉斑，肉质松散，手指按压肌肉有明显指痕，可能有霉味或腐败味。

（3）蛋类：鲜蛋的蛋壳坚固、完整、清洁、常有一层粉状物，手摸发涩，手感沉，灯光透视可见蛋呈微红色。

不新鲜蛋的蛋壳呈灰乌色或有斑点、有裂纹，手感轻飘，灯光透视时不透光或有灰褐色阴影。打开常见黏壳或者散黄。"坏"蛋的产生，是由于蛋壳上有许多类似人皮肤上汗毛孔一样的小孔，而蛋壳表面常带有细菌、霉菌等微生物。当外界环境温度剧变，蛋壳上有水凝结或有机械损伤后，这些微生物就通过壳上的小孔进入蛋内。在微生物和蛋中酶的作用下，蛋白质被分解。

贴壳蛋：蛋白系带分解引起蛋黄移位，形成"贴壳蛋"；

散黄蛋：蛋黄膜被分解，蛋黄散开，形成"散黄蛋"；

浑汤蛋：微生物继续繁殖，导致蛋黄、蛋清混为一体，形成"浑汤蛋"；

臭蛋：蛋白质进一步被微生物分解形成硫化氢、胺类、粪臭素、吲哚等腐败物质后，散发出恶臭，形成"臭蛋"。"臭蛋"中有许多对人体有害的物质，食用后会引起中毒，危害人体健康。

贴士：

◆ 购买鸡蛋要看标签时间，一周内的鸡蛋最好。

◆ 鸡蛋应在2~5℃冷藏，最好在20天内食用。在室温下一天，相当于一个鸡蛋在冰箱一周的时间，初冬自然保存，尽量15天内食用。

◆ 鸡蛋冷藏可以预防沙门菌污染，也会阻碍鸡蛋成分老化过程。

◆ 在无霜冰箱里，鸡蛋不易坏而更容易干涸。

◆ 新鲜鸡蛋的蛋黄成形且蛋黄多，稠蛋白多，稀蛋白少。

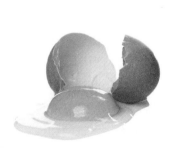

（4）鱼类：鲜鱼的体表有光泽，鳞片完整、不易脱落，眼球饱满突出，角膜透明清亮，鳃丝清晰呈鲜红色，黏液透明，肌肉坚实有弹性，手指按压后凹陷立即消失，腹部正常，肛孔白色、凹陷。

不新鲜的鱼体表颜色变黄或变红，眼球平坦或稍陷，角膜浑浊，鳃丝粘连，肌肉松弛、弹性差，腹部膨胀，肛孔稍突出，有异臭气味。

（5）乳类：新鲜乳为乳白色或微黄色，呈均匀的流体，无沉淀、凝块和机械杂质，无黏稠和浓厚现象，具有特有的乳香味，无异味。

不新鲜乳为浅粉红色或显著的黄绿色，或是色泽灰暗，呈稠而不匀的溶液状，有乳凝结成的致密凝块或絮状物，有明显的异味。若常温保存的液态奶出现胀包现象，会存在变质风险，建议放弃食用。

酸奶、奶酪比较耐储藏，但酸奶和奶酪其实始终处于发酵过程中，时间太长了也会变酸、变质，所以需要冰箱储存。

（6）其他：富含蛋白质的豆制品，也容易被细菌和病毒污染。不新鲜的豆腐呈深灰色、深黄色或者红褐色，表面发黏，有馊味等不良气味，组织结构粗糙而松散，块形不完整。用手触易碎，无弹性。

3. 水果蔬菜要洗净

清洗是清除水果和蔬菜表面污物、微生物的基本方法，对去除农药残留也有一定的效果，尤其当直接生吃水果和蔬菜时，更需要清洗。

水洗是最常用的方法，一般先简单冲洗后浸泡，浸泡时间不少于10分钟，然后再用清水冲洗即可，对于西蓝花等蔬菜尤其需要。

清洗时也可选用洗涤剂和消毒剂，按照说明书使用范围和要求正确使用。无论是清洗还是消毒，食物已经变质产生的有害物质并不能够被完全消除，例如腐烂白菜中的亚硝酸盐等。因此，一旦发现食物腐败变质后，应予丢弃。

4. 食物生熟要分开

在食物清洗、切配、储藏的整个过程中，生熟都应分开。

处理生食物要用专用器具。家中的菜刀、砧板、容器均应生熟分开，包括洗菜的盆和洗肉的盆也应分开，避免可能的交叉污染。

在烹饪中，应常常洗手，避免蛋壳、生肉的污染。

在冰箱存放生熟食品，应分格摆放；直接可食用的熟肉、火腿肠、即食的凉菜等应严格与生食物分开，并每样独立包装，见图1-46。

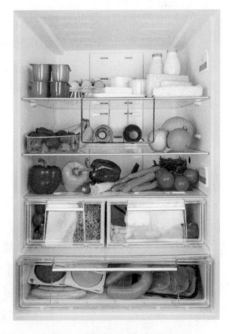

图1-46　冰箱分格存放生熟食品

5. 食物加热和煮熟

适当温度的烹调可以杀死几乎所有的致病微生物。世界卫生组织发布的《食品安全五大要点》中指出，烹调食物达到70℃或以上时，有助于保证食用安全。因此，在对食物卫生状况没有确切把握的情况下，彻底煮熟食物是保证饮食安全的一个有效手段，尤其对于畜、禽、蛋和水产品等微生物污染风险较高的食品。

一般中餐烹饪时，在进行彻底煮熟食物的同时，还应检查以下方面：肉类和家禽应确保一定的煮、煨、炖时间，观察肉的外观不是淡红色；切开已煮熟的肉时，不应带血丝，汤汁是清的；对于蛋类，应确保蛋黄已经凝固；烹煮海鲜或炖汤、炖菜时，要把食物煮至沸腾，并持续煮沸至少1分钟。

西餐中，描述牛、羊肉烹调程度的术语一般有三种，即生（rare）、半生半熟（medium）和熟透（well-done），可以用温度、颜色、时间来辨识其成熟度。西餐厅里常见辨识方法见表1-60。

表1-60 西餐中常见的牛肉成熟度和辨认方法

	生（rare）	半生半熟（medium）	熟透（well-done）
烹饪时间/min	10	14	20
肉的中心温度/℃	57	60~65	71~77
颜色	鲜红	粉红色，切开有血丝	褐色

这种生或半生半熟的烹饪做法，需要良好的肉质和技术，一般不建议在家里效仿。

隔顿、隔夜的剩饭在食用前须彻底再加热，以杀灭储存时增殖的微生物。致病菌在熟食品中比在生食品中更易繁殖，因此决不能忽视熟食的二次加热过程。但如果发现食品已经变质时，则应弃去，因为一些微生物产生的毒素靠加热是消除不了的。

6. 食物储存要得当

食物合理储存的目的是保持新鲜，避免污染。粮食、干果类食品储藏的基本原则是低温、避光、通风和干燥。经常采取的措施是防尘、防蝇、防鼠、防虫及防止霉变。储放食物，特别要注意远离有毒有害物品，如农药、杀虫剂、杀鼠剂、消毒剂和亚硝酸盐等，防止污染和误食。

动物性食物蛋白质含量高，容易发生腐败，应特别注意低温储藏。一般低温储藏分为冷藏和冷冻。常用的冰箱冷藏温度是4~8℃，冷冻温度为-23~-12℃。

新鲜蔬菜若存放在潮湿和温度过高的地方容易产生亚硝酸盐，腐烂后亚硝酸盐含量更高，所以也有必要将其存于低温环境并尽快食用。但是，有些食物是不适宜冷藏的，如热带水果（香蕉、荔枝、火龙果、芒果等）在冰箱冷藏，会有冻伤的表现；黄瓜在冰箱放置三天以上表皮会有水浸状表现，失去原有风味；一些焙烤食品（如面包等）在冰箱放置时间过长，会逐渐变硬或变陈，影响食物的口感和风味。因此上述食物尽量现买现吃。

烹煮好的食物也应尽快食用。如果需要存放 2 小时以上，特别是在气温较高的夏、秋季节，应将存放温度控制在 60℃ 以上或 5℃ 以下，以减慢微生物的生长速度，防止致病菌的大量繁殖，见图 1-47。

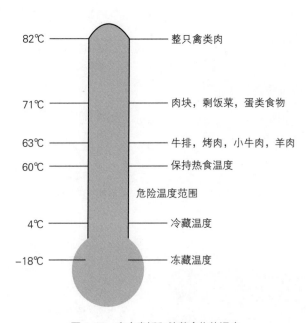

图 1-47 安全烹饪和储藏食物的温度

冰箱不要塞太满，冷空气需要足够的循环空间来保证制冷效果；生、熟食物别混放，熟食在上，生食在下；剩饭菜在冰箱中存放后尽快吃完，重复加热不能超过一次；定期检查冰箱，发现食物有变质腐败迹象要马上清除；定期清洗冰箱，擦洗冰箱内壁及各个角落。

7. 冷冻食品也应注意饮食卫生

冷冻条件下大多数微生物处于休眠状态，因此食品冷冻能保存 / 保鲜较长时间。考虑到有些微生物在低温环境下也可以存活繁殖，建议冷冻食品在家储存时，应关注生产日期、保质期，保证食品在保质期内尽快食用；冷冻散装食物时可分成若干小包装，每次食用一份，避免反复冻融，增加食品安全风险。冰箱储存肉类的适宜时间见表1-61，冰箱储存食物过程中的注意事项见图1-48。

在超市 / 市场选购冷冻冰鲜食品时，可佩戴一次性塑料袋套挑选，避免用手直接接触；如果网购境外冷冻食品，也要关注海关食品检疫信息，给外包装消毒后食用或保存。

表 1-61　冰箱储存肉类的适宜时间

食物种类	冷藏（4℃）	冷冻（-18℃）
新鲜猪肉	3~5 天	4~12 个月
新鲜牛肉	3~5 天	4~12 个月
新鲜羊肉	3~5 天	4~12 个月
肉馅（猪、牛、羊、鸡肉）	1~2 天	3~4 个月
香肠（已打开包装）	1 周	1~2 个月
培根（已打开包装）	1 周	1 个月
新鲜鸡肉	1~2 天	12 个月
新鲜鱼肉（多油脂）	1~2 天	不超过 4 个月
新鲜鱼肉（少油脂）	1~2 天	6~8 个月
新鲜贝类、鱿鱼	1~2 天	3~6 个月
熟肉	3~4 天	2~6 个月

注：鲭鱼、鲑鱼、沙丁鱼等属于多油脂鱼；鲈鱼、鳕鱼、金枪鱼、罗非鱼等属于少油脂鱼。含脂肪多的肉类不宜久藏，因脂肪酶在 -23℃ 以下才会受到抑制。

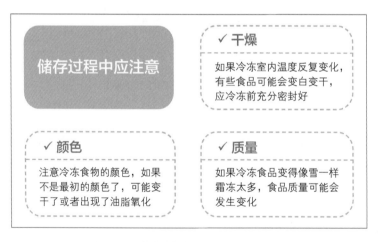

图 1-48　冰箱储存食物过程中的注意事项

（二）不吃野生动物

　　无论是出于医（药）食同源的传统观念，还是出于对新鲜食物的猎奇心理，许多人错误地认为野生动物的肉和产品味道更好，而且有滋养和某些药用功效。

　　但是，面对滥食野生动物所引发的人类疾病和重大公共卫生安全问题，2020 年2 月 24 日，全国人大常委会决定，全面禁止食用包括人工繁育、人工饲养类在内的陆生野生动物（图1-49）。随后，我国各地都陆续修订了野生动物保护条例，明确规定禁止商场、超市、农贸市场等商品交易场所、网络交易平台，为违法买卖陆生野生动物及其制品等提供交易服务。酒楼、饭店、民宿、食堂等餐饮服务提供者不能购买、储存、加工、出售或提供来料加工野生动物及其制品。我们每一个人都应该遵守规定，拒绝食用保护类和野生动物。

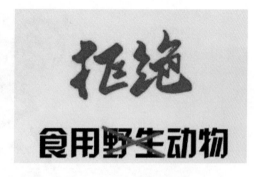

图1-49　拒绝食用野生动物

（三）使用公筷公勺，采用分餐，保障饮食安全

根据WHO统计，疾病的各类传播途径中，唾液是最主要的途径之一。唾液可传播甲型肝炎、流感、肠道病毒（诺如病毒）、幽门螺杆菌等。

采用分而食之的"分餐"方式，就餐时一人一小份，每个人餐具相对独立，或者使用公筷公勺，可以有效地降低经口、经唾液传播传染性疾病的发生和交叉感染的风险；分餐制还有利于明确食物种类、控制进餐量，实现均衡营养，培养节约、卫生、合理的饮食"新食尚"。

1. 在家吃饭、公筷公勺，鼓励分餐

在家吃饭、围桌合餐一直以来都是我国传统饮食文化的重要部分，大家围坐一起，共同的菜食，你一筷、我一勺，不分彼此，传递着亲人朋友的亲密关爱，构建着情感交流的桥梁纽带。家人一起共餐、分享食物，往往比单独进餐具有更多优点：比如可以选择更多的食物品种，保证食物多样和平衡膳食；更容易了解老人胃口的好坏、陪伴照顾老人；便于培养儿童饮食好习惯；促进家庭成员的相互理解和尊老爱幼的家风传承。

但是家人吃饭，共用碗筷也存在着细菌、病毒传播的饮食安全风险。因此，提倡在家也要分清"你我"，多准备一些筷子和勺子作为公筷公勺，做到夹菜盛汤用公筷公勺，相互不乱用碗筷。如果有条件的话，还可以选购一些不同颜色、不同大小的菜碟饭碗，分别用于家庭每位成员，待烹调好饭菜后分装其中，采用分餐的方式减少相互之间

> 份餐也是一种膳食管理，其目标就是量化营养、平衡膳食。份餐可根据家庭成员体重和身体活动量，合理搭配主食和菜肴，定量分配，营养满足又不发胖。家庭成员"各负其责"，吃光所给，不浪费。

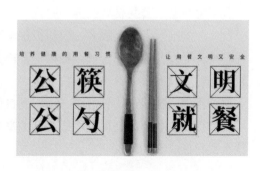

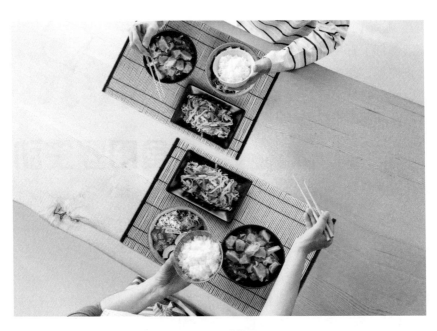

图 1-50　分餐图

饭菜、手、唾液等的接触（图 1-50）。这样，从每个家庭开始，逐渐改变在家用餐习惯，树立文明用餐新风。

为了提高家庭的综合发展能力，原国家卫生和计划生育委员会于 2014 年启动实施了以"提高家庭发展能力，保障家庭健康水平"为目的的"新家庭计划"任务。新家庭不仅应营造卫生的家庭环境和培养分餐、公筷公勺等饮食卫生习惯，以建立起新家庭的文明健康生活方式；也应倡导每个人都努力学习选烹食物的科学方法，共同"研发"颜色七彩、味道上乘的"美食"，创造营养健康的"家的味道"。因为在家烹调，餐桌文化中倾注了对家人的情感和希望。

2. 餐馆餐饮，多措并举，提供卫生供餐服务

随着人民生活水平的提高，去餐馆享受美食，或约三五好友到餐馆尝鲜、叙旧、联络感情，已成为普遍的时代现象。

在外就餐时，应尽量选择卫生信誉度在 B 级及以上的餐饮单位。餐馆就餐，多人围桌聚餐，互相夹菜，唾液接触，也凸显出饮食卫生问题。公共餐饮作为"膳食革命和新食尚"的推行者和实践者，应积极推动文明餐桌，提供公筷公勺；或者提供上菜前分餐，份餐上桌的服务；实行按位上菜、一人一份等措施，在保证饮食卫生方面起到良好导向作用，更重要的是促成健康文明的良好饮食文化形成。

> **餐饮行业应做到：**
>
> 1. 分餐制形式包括服务员在餐桌分餐、上菜前分餐、自助餐、"一人份"等。
>
> 2. 快餐和外卖送餐实行一人一份用餐方式，独立包装，小份量。
>
> 3. 餐桌上公勺、公筷、小毛巾为必备品。

无论是在家吃饭，还是餐馆就餐，无论从现代文明出发，还是从疾病预防、公共卫生角度而论，使用公筷公勺、推行分餐制都应是一场积极推行的"餐桌革命"。

（四）珍惜食物、杜绝浪费

不浪费食物，涉及多个环节，对于家庭和个人来说，应做到以下4点。

1. 按需选购，合理储存

购买食物前做好计划，尤其是保质期短的食物。根据当天就餐人数、每人的食物喜好等因素做好统筹，按需购买，既保证新鲜又避免浪费。

对于可短期储存的食物，应根据食物特性和标识的储存条件存放，并在一定期限内吃完，避免食物不新鲜或变质。例如，肉类可以切成小块分别装袋后放入冰箱冷冻室，食用时取出一袋即可；袋装米面可在取后将袋口扎紧，并存放在阴凉干燥处。

2. 小份量、光盘行动

小的食物份量是实现每个人食物多样化和减少浪费的良好措施。餐馆、食堂应为顾客提供"半份菜""小份菜"，避免浪费。

在家烹饪比较容易掌握食材的消耗量和控制食量，按需备餐，合理分餐，既可以减少浪费，也容易实现膳食的营养搭配。一般来说，一家三口一餐准备三菜一汤即可满足需求。一盘纯肉热菜或冷盘的重量为100g左右；一盘素菜或荤素搭配的菜肴为150~200g。一次烹饪的食物不宜太多，应根据就餐人数和食量合理安排，光盘不浪费。

在家备餐，还包括烹饪前对蔬菜、肉类等的处理。应尽量充分利用食物，学会使用各种各样的食物以及可食用部分，减少产生食物"垃圾"。

3. 合理利用剩饭剩菜

家庭用餐后剩余饭菜终究难以避免，扔掉自然不可取，适当处理一下，即可变为下一餐的美味佳肴。

一方面，对于餐后剩余肉类食物，应用干净的器皿盛放并尽快加盖冷藏保存，在短期内食用完；剩余的米饭可以放凉后尽快放入冰箱。避免不适宜的温度储存产生发霉或变质，而造成食物"垃圾"。

再次利用剩饭最好是直接加热食用，也可做成稀饭、蔬菜粥、炒饭以及其他菜肴的配料。肉类可以把大块变成小块肉或肉丝，加入新鲜蔬菜再次入锅成为新菜；还可以与米饭一起烹饪做成炒饭。对于烹饪过的蔬菜，尤其是叶菜类不宜储存，蔬菜能量极低并不影响能量摄入量，最好一次吃掉。瓜果、根茎类蔬菜可以加入肉类再次做成新菜肴。另外，剩余饭菜一定注意在安全卫生的前提下食用。

4. 外出就餐，按需点菜不铺张

在外就餐大吃大喝、过度奢华放纵，不但是铺张浪费，也是对自己健康的损害。公共餐饮应推行分餐、简餐、份饭，倡导节约、卫生、合理的饮食"新食尚"；也可以通过提供半份菜以及准确标注菜量的标准化菜品，并按食物多样、营养均衡的要求配

置、标注具体菜量，方便消费者自主调节食物量，以减少浪费。

我们每个人也应是"新食尚"的实践者和推行者。外出就餐时，提倡点小份菜、半份菜，理性点餐、适量点餐；一般推荐的每份每盘菜品的标准量（以可食部计算）：纯肉类 100~150g，肉类（为主）混合蔬菜的菜肴是 150~200g。点餐时建议，根据用餐人数和菜量，估计蔬菜和肉类的合理摄入量，先确定凉菜、热菜的点菜数量；再结合荤素都有、蔬菜种类颜色多样、口味清淡、烹调方法健康的原则合理搭配菜品；可以先少点一些，不够再加，推行光盘。如有剩余饭菜，打包带走，自觉抵制铺张浪费。自助餐消费时也应估量自我需要，少量多次取用，避免一次性取用过多、食用不完而造成不必要的浪费。

（五）人人做食物系统可持续发展的推动者

食物系统（food system）是指涉及生态、社会、经济生活方方面面的关于食物的整体，包括农林水产业、农业相关产业、加工制造业、批发业、零售业、餐饮业和消费行业等一起构成的一个相互作用、相互影响的体系。

对于一般个体或家庭而言，推动食物系统可持续化发展最直接的方式之一是改变饮食结构和就餐方式，并杜绝食物浪费，因为我们吃的食物会排放温室气体（greenhouse gases，GHG），对地球环境产生影响。排放温室气体的量，被称为"碳足迹（carbon footprint）"，不同食物类型的碳足迹不同，常见食物导致的温室气体排放量从高到低依次为：羊肉、牛肉（奶牛）、猪肉、禽类、养殖鱼类、鸡蛋、牛奶、粮谷类、豆类、蔬菜、水果、坚果。此外，食物在土地使用、生产加工、运输等过程中也会产生温室气体的排放。因此，从推动食物系统可持续发展的角度，提倡增加水果、蔬菜、全谷物等有益健康的植物性食物消费，减少油、盐、糖、深加工食品和畜肉类食物的过度消费，向平衡/合理膳食转变，也有利于社会可持续发展。减少碳排放，对生物多样性、土地、水、养分和气候会产生积极影响。

食物系统的可持续发展还意味着我们要珍惜食物、不浪费食物。针对目前我国食品浪费现象广泛存在的问题，厉行节约反对浪费，既是保障国家粮食安全的迫切需要，也是弘扬中华民族勤俭节约传统美德、落实膳食指南、推进文明餐饮，促进"新食尚"的重要举措。

> 【关键事实】
> - 饮食卫生是预防食源性疾病发生的前提。
> - 我国食物浪费问题比较突出，减少食物浪费是食物系统可持续发展的需要。
> - 良好健康饮食行为的培养，有助于平衡膳食和传承新时代健康饮食文化。

（一）我国食源性疾病的现况

目前无论是发展中国家还是发达国家，食源性疾病仍然是食品安全的最大问题。WHO 估计，每年世界上近 1/10 的人（约 6 亿）因食用或饮用受细菌、病毒、寄生虫或化学物质污染的食物和水而生病，还有 42 万人因此而死亡。

1. 我国食源性疾病的基本情况

我国从 2011 年开始建立食源性疾病监测体系，逐步在食源性疾病暴发、突发食品安全事件预警及食源性疾病负担研究中发挥一定作用。根据 2019 年我国卫生健康事业发展统计公报的数据分析，2019 年全国报告 6 390 起食源性疾病暴发事件，发病 38 797 人，死亡 134 人。而且，随着我国国家卫生和健康委员会公开发布的食物中毒情况通报数据的不断完善，专家也基本摸清了我国食源性疾病发生的基本情况。在我国，食源性疾病尤其是食物中毒具有第 3 季度高发的季节性特征，引起发病人数最多的是微生物性因素，化学性和有毒动植物及毒蘑菇是致死的主要因素。其中，发生在餐饮服务单位的食源性疾病事件最多，包括饭店、食堂和乡村酒席等，占总数的 55.4%。

食源性疾病不仅会带来沉重的疾病负担，还可造成巨大的经济负担。仅食源性沙门菌病一项，美国每年就会有 23.29 亿美元的经济损失。食源性弯曲菌病更加严重，导致美国每年 13 亿至 68 亿美元的经济损失。虽然我国目前尚无全国性的经济学统计数据，但在北京市 2014—2015 年开展的社区人群急性胃肠炎患病状况调查基础上，对北京市食源性胃肠炎的经济负担进行初步评估的结果显示，北京市食源性胃肠炎的总经济负担为 1.47 亿元，约占全市年生产总值的 0.07‰；其中直接费用接近 1.06 亿元（医疗费用约 0.94 亿元，非医疗费用约 0.12 亿元），间接费用 0.41 亿元。

因此，注意饮食卫生、预防食源性疾病，无论是从减轻疾病负担还是经济负担方面，都有巨大的公共卫生意义。

2. 食品中食源性致病菌污染情况和危险因素

目前我国全国范围内食源性疾病监测的基线水平、变化趋势、风险因素以及经济负担等方面的数据尚不完善，但是从全国各地近些年的监测结果发现，不同地区食品中被检测到的致病菌种类不同，污染的食物不同，易发生食品中致病菌污染的地点也不同。分析 2014—2018 年间全国 15 个地区 10 类 11 223 份在售食品中食源性致病菌的检测数据，结果显示总检出率依次为水产品（19.48%）、米面制品（15.62%）、餐饮食品（12.12%）和豆制品（12.00%），蛋制品和乳制品的总检出率较低（分别为0.51%和1.95%）。焙烤食品、餐饮食品、豆制品及米面制品中蜡样芽孢杆菌的检出率最高，肉制品中金黄色葡萄球菌和沙门菌的检出率较高，水产品中副溶血性弧菌的检出率最高，鲜榨果蔬汁和冷冻饮品中金黄色葡萄球菌的检出率最高。从不同采样场所的统计结果来看，农贸市场和食品店的食源性致病菌检出率较高，其次是餐饮单位、超市、网店。对2019年广州市售食品中食源性致病菌检测结果分析显示，采自网店的食品食源性致病菌检出率最高（29.17%），其次依次是餐饮单位（21.59%）、农贸肉菜市场（15.38%）、超市（14.36%）和学校（8.72%），最低的是零售店（3.88%）。

（二）我国饮食行为的演变和尚存的问题

（1）用餐方式的改变

食源性疾病的发生风险涉及从农场到餐桌的各个环节。近些年我国重大食源性疾病的发生情况，能反映出我国用餐方式打破传统、推行科学文明的改变。

合餐饮食的习惯在我国已有千年的历史，多人共餐是我国多数地区的主要用餐方式。2003年因"非典"疫情发生，在中国烹饪协会和中国饭店协会的共同倡导下，《餐饮业分餐制经营服务规范》首次正式提出餐饮业分餐制的形式和规范要求；2014年，国务院办公厅发布了《关于厉行节约反对食品浪费的意见》；2016年中国居民膳食指南提出分餐制，明确提出推行科学文明的餐饮消费模式，如商务餐、学校单位食堂等可选择套餐、份餐，多提供小份菜品等，为分餐制的实施打下良好基础。2020年新冠肺炎疫情期间，从减少疾病传播的角度，许多单位和部门开始大力推行"公筷公勺"。

无论是分餐或份餐还是公勺公筷，对于我国来说均是迈向新食尚的总动员，值得提倡和推广。因为这些措施可以避免共餐时个人使用的筷子、勺子接触公众食物，降低经口、经唾液传播一些病菌，有数据表明，实行分餐制能使疾病感染率由合餐制的42%降至17%。分餐或份餐还有利于定量取餐、按需进食，保证营养平衡；也有利于节约粮食，减少浪费；特别是对于儿童，更有助于学习认识食物、熟悉量化食物，养成良好饮食习惯。

（2）保护野生动物

以前，部分地区有猎奇野味习俗，全世界每年有数以亿计的野生动物被非法捕猎用于交易和食用。野生动物是人类赖以生存的生态系统最重要、最珍贵的组成部分，野生动物也是许多人兽共患病病原体的储存宿主和传染源，是一个巨大的人兽共患病病原库，为"美味"而不惜冒生命之险，实在不应该。据有关研究报告，目前世界上发生的1 145种人类传染性疾病的病原体有75%来自野生动物。例如一些严重危害人类健康的细菌或病毒性传染病等，其病原体均来自野生动物。滥食野生动物具有严重的公共卫生安全隐患，也是破坏生态自然的行为，因此，从切实保障人民生命健康安全，保护生态环境、保护野生动物而言，全面禁食野生动物、特别是保护珍稀动物等意义重大，影响深远。

（3）饮食行为和食物消费环境的变化

饮食行为方式和食物消费环境的进步和变化，不但使居民在食物购买和消费方面的便利性得到很大的提高，也大大影响了消费者的膳食行为和饮食方式，以及食品安全。

1）在外就餐和外卖：来自中国营养与健康调查的数据显示，2000—2018年调查人群在外就餐率从46%增加到57.6%，其中城市居民在外就餐率虽然呈下降趋势，但依然较高（71.6%），而且城镇、农村居民增幅明显。随着生活节奏的加快，手机、互联网的迅速发展，外卖行业也逐渐成为人们生活的一部分。

2）食品消费和食品广告：随着我国国民经济发展和居民消费水平的提高，休闲食品已成为人们日常食品消费中的重要组成部分。人们的食品消费观念开始从"吃饱、吃好"向"吃得安全、吃得健康"转变。但是，食品广告也是影响食物选择的一个重要因素。2011年统计年报显示，食品饮料行业销售费用前10位的上市公司，广告费用达93亿元。2013年7月，食品饮料品牌网络广告总投放费用达2.8亿元。快餐、零食、酒的广告，也常在黄金时段播放，对居民食品消费特别是儿童青少年的食物选择和购买产生了影响。

消费环节中食源性疾病的发生主要源于食品制作者的卫生行为不规范。伴随我国居民在外就餐、外卖食品、预包装食品等不断增长的消费水平，除政府监管部门要加大监管力度，提升食品安全风险评估水平和能力外，消费者也应提高食品安全意识，以降低食源性疾病事件发生。

（三）不同环节的食物浪费现状

我国人多地少，人均食物资源并不丰富，而且粮食供需总量长期保持紧平衡，但食物浪费现象却广泛存在。与许多发达国家一样，我国食物浪费涉及食物生产消费链上的不同环节和层次，发生在收获、加工、储藏、运输、消费等各个环节。受粮食加工技术、饮食消费观念、用餐习惯、餐饮业供餐方式等因素的影响，加之相关制度不健全，节约观念逐渐淡漠，我国粮食从生产到食物消费环节存在着巨大的浪费。

1. 食物浪费和不同环节浪费量的估算

中国对食物损耗和浪费的研究起步较晚，统计与研究方法众多，各研究机构对于食物损耗和浪费的统计结果差异较大。但总体可以看出，发生在中国的食物损耗与浪费已经不容忽视。从总量来说，2012年Yang等人预估中国的食物损耗和浪费总量达到1.95亿吨。

与欧盟国家相比，中国在消费环节前的食物损耗与浪费量较高。刘刚2014年在OECD发布的报告中指出，粮食收获后，平均有4%~6%在处理阶段损失，平均5.7%~8.6%在储存阶段损失。加工和配送阶段的平均损失分别是2.2%~3.3%和1%~1.5%。

2. 粮食产后及加工的浪费

据国家粮食和物资储备局统计，由于过度追求成品粮的亮、白、精，追求感官指标，低水平的粗放加工，副产品综合利用率低等原因，在加工环节每年造成的粮食损失达 450 万吨以上。因为相比于提高食物的产量，采取措施减少产后的损失和浪费相对要容易很多，所以，提倡通过建立健全粮食适度加工标准体系，防止加工不当所造成的粮源损失和营养物质流失；积极推进全谷物食品、提高粮油加工副产物综合利用和加工转化率等方式避免粮食产后及加工过程的浪费。

3. 餐饮业消费中的浪费

餐饮业、食堂和家庭是浪费的重灾区。2013 年调查资料显示，我国消费者仅在中等规模以上餐馆的餐饮消费中，每年最少倒掉约 2 亿人一年的食物或口粮；全国各类学校、单位规模以上集体食堂每年至少倒掉了可养活 3 000 万人一年的食物；我国个人和家庭每年可能浪费约 5 500 万吨粮食。

2015 年中国科学院地理科学与资源研究所对北京、上海、成都和拉萨 195 家餐饮机构中 3 557 桌消费者开展调查，结果显示根据人均食物浪费量推算，中国城市餐饮每年食物浪费总量为 1 700 万 ~1 800 万吨。

从浪费的食物结构来看，蔬菜类人均浪费量最高，其次为大米。肉食类人均浪费量占总浪费量的 17.5%，其中以猪肉和禽肉浪费为主，分别占总浪费量的 8.4% 和 6.0%。浪费比例最低的是水果和奶类（图 1-51）。

在外就餐，以合餐为主（桌餐聚餐形式）的餐饮方式浪费突出。在各种类型的餐馆中，快餐类浪费最少，大型餐馆浪费最严重。大型餐馆平均每人每餐浪费量达到 124.6g（图 1-52），还呈现出晚餐食物浪费比午餐更严重、朋友聚会和公务/商务消费较家庭聚会以及随机就餐的食物浪费量更高等特点。

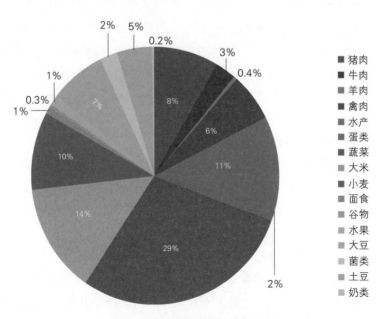

图 1-51　不同种类食物的浪费比例

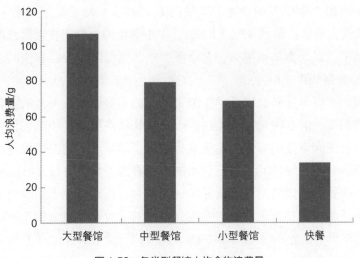

图 1-52 各类型餐馆人均食物浪费量

4. 食堂的浪费情况

小型调研结果显示，食堂人均一餐浪费总量为 61.9g。其中蔬菜、主食人均浪费量分别占人均浪费总量的 52% 和 18%；畜肉类约占人均浪费总量的 13%，豆制品、家禽类、水产品的浪费量依次减少。奶制品与瓜果几乎不存在浪费（图 1-53）。同时发现，与高校食堂、职工食堂相比，中小学食堂每餐人均浪费量最高；职工食堂中有补贴的食堂每餐人均浪费量高于无补贴食堂。

盒饭、自助餐和组合套餐是北京市中小学校园餐饮供应的三大类型。盒饭浪费最为严重，然后是组合套餐，自助型餐饮的浪费量最低。2014 年通过问卷、访谈和实地称重等方式对北京市 8 所中小学、998 名学生和 2 家营养餐公司进行了进一步调查。通

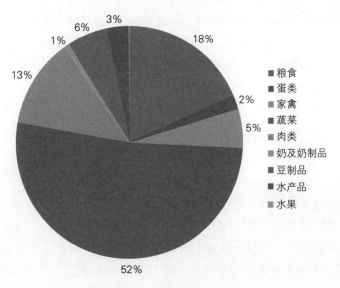

图 1-53 食堂各类食物人均浪费构成

第一部分 一般人群膳食指南

169

过测算，北京市中小学生人均食物浪费量约为 129.5g/（人·餐），主食和蔬菜为主要浪费品种，分别占浪费总量的 45% 和 30%。中小学生的食物浪费数量已明显高于城市餐饮的平均水平。以此为基础推算，北京市中小学生每学年校园餐饮的浪费总量约达 7 780 吨，折合经济损失 1.6 亿元。

究其原因，校园餐饮满意度是学生浪费食物的重要原因，不良的饮食习惯和食育的缺失是浪费根源，而食物选择种类过少以及口味风格欠佳是校园餐饮管理存在的主要问题。学生就餐满意度的降低，不仅直接增加了学生的食物浪费数量，更促使部分学生倾向于校外就餐，导致其饮食行为不能得到有效监督，更带来食品安全等一系列风险。缺乏健康饮食习惯的培养和营养知识的教育，造成青少年在食物选择上缺乏合理的判断标准。学生饮食行为调查中发现，44% 的学生存在挑食偏食问题。其中，女生的偏食率高于男生，分别为 48% 和 39%。从节约行动上看，仅有 19% 的学生具有打包习惯，40% 的学生偶尔打包，11% 的学生从来没有对剩菜剩饭打包的习惯。

5. 家庭食物浪费

家庭是我国居民就餐的主要场所，也是浪费总量比例最大的来源。与食堂饭店相比，个人家庭食物浪费具有隐蔽性、长久性、难以度量性等特点。仅北京市每天产生的生活垃圾就高达 1.8 万吨，其中最主要是居民的生活餐厨垃圾，很多食物还未食用就被扔掉。家庭食物浪费的主要原因包括：①收入水平，高收入家庭人均食物浪费量是低收入家庭的 3.86 倍；②生活习惯，年轻人或三口之家的家庭更显著高于有老人共同居住的家庭；③态度和意识，节约食物资源的意识薄弱，认为浪费是自己的事，无所谓；④其他原因，购买食物过量，储存不当，全社会制约浪费的有效机制以及全民节约意识没有形成等。

（四）建立食物可持续系统的重要意义

可持续发展理论（sustainable development theory）是指既满足当代人的需要，又不对后代人满足其需要的能力构成危害的发展，以公平性、持续性、共同性为三大基本原则。其最终目的是达到共同、协调、公平、高效、多维的发展（图 1-54）。

1. 保障粮食安全

可持续发展战略在我国受到越来越多的重视。我国是以农业为主体的发展中国家，粮食安全和农业可持续关系到国民经济发展和社会稳定。粮食安全问题也始终是党和政府面临的最直接、最现实、最根本的重大挑战。现阶段国家粮食安全包括以下基本内涵：

① 确保粮食总量能够满足全国所有人的需要。

② 确保全国所有人在任何时候能够获得所需要的基本粮食。

③ 人们获得的粮食，不仅在数量上满足，还要优质、安全（无污染）又富有营养。

④ 人们获得的粮食不仅要满足吃饱，而且要满足其积极、健康生活的膳食需要和食物喜好。

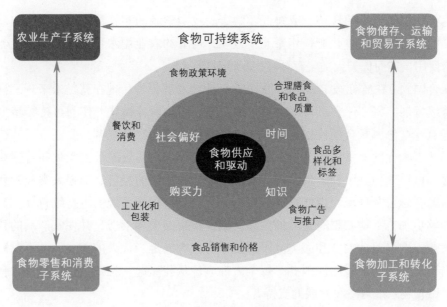

图 1-54 食物可持续系统发展示意图

也就是说，我们对粮食安全的认识，不能停留在解决饥饿问题，而应当是与社会经济发展相适应的粮食安全观。

2. 保证资源的可持续性

虽然中国每年仍有国外进口的粮食和饲料，但国内生产的很多农产品还是处于丰富或过剩状态，除了农业生产的阶段性过剩外，还有大量的食物浪费，比如蔬菜、粮食、水果，有些是运输中、餐桌上被浪费的，还有一些是因为虫咬、自然灾害等问题导致无法上市而浪费。从全球范围来看，30% 的食物还未到达餐桌就被浪费。大量生产、大量消费、大量浪费的这样一个食物系统，已经不可持续。

杜绝食物浪费是实现可持续发展战略之一。研究显示，将我国食物浪费总量进行折算，相当于造成了 2.76 亿亩播种面积的浪费，占到全国农作物播种面积的 11.6%。这也意味着珍惜食物、减少浪费在很大程度上有助于缓解国内耕地资源、水资源紧张的问题。此外，FAO 估计，每年全球浪费的食物高达 13 亿吨，约占全球粮食生产总量的 1/3，每年所造成的经济损失高达 7 500 亿美元。食物浪费除了带来直接的经济损失外，对人类赖以生存的环境资源也造成了极大地破坏，加大了资源浪费 - 能源消耗 - 环境污染的恶性循环，因此珍惜食物、减少食物浪费可以产生可观的生态和社会效益。

3. 发展可持续经济和加强人类福祉

我国研究表明，谷物、水果蔬菜、肉类和水产品的消费环节浪费比例即使仅下降 1%，这四类农产品的国内价格将分别下降 2.5%、5.2%、2.1% 和 4.6%，同时还可减少进口量和增加出口量。因此，珍惜食物不仅能够间接增加国内供给，还能缓解国内食物价格上涨的压力。

农药、化肥等农业化学品的过多使用，除了造成整个生活环境恶化之外，也会造成次生代谢物向人类的转移，威胁人类健康。我国学者的测算数据也表明，如果没有浪费，国内每年将减少化肥使用量459万吨，可节约农业用水量316亿吨，减少农药化肥的使用，进而保护人类生存环境，保证健康。

联合国独立工作组发布《2019年全球可持续发展报告：现在就是未来——科学实现可持续发展》将"建立可持续的粮食系统和健康的营养模式"作为可持续转型的关键切入点。这份由联合国授权的独立科学家小组编写的报告强调，要建立可持续粮食系统，在很大程度上要依靠其他五个转型切入点，即：实现能源去碳化和普遍获得能源、促进可持续的城市和近郊发展、发展可持续和正义的经济、加强人类福祉和能力以及保障全球公共环境。由此可见，我们应大力支持食物系统的可持续行动，努力使人们能够更加公平地获得有营养的食品，减少粮食损失和浪费，并使农产品的营养价值最大化，增强粮食安全和人类健康的复原力，既满足当代人的需要，又不对后代人满足需要的能力构成威胁。因此，每个人都应该从我做起，杜绝浪费，促进饮食文明发展，做食物系统可持续发展的支持者。

4. 传承健康文明，树饮食新风

饮食文化是每个民族最广泛的风俗习惯和最基本的文化素质的体现，是饮食相关的思想、意识、形式和行为的综合体现。营养健康餐饮文明是饮食文化的核心，是本地居民智慧和文化素质进步的标志。近年来越来越多的人认识到，传承优良饮食文化，对增强居民膳食指南的实践认同感和文化向心力有着重要作用，同时为中华民族饮食文明、行为改善提供强大的文化支撑。

中国饮食文化包括养生（营养健康）、礼让、美学、节俭等特点，营养健康是饮食文化的核心。

（1）养生文化：饮食养生文化在我国历史悠久，如来自《黄帝内经》的"五谷为养、五果为助、五畜为益、五菜为充"是现代膳食平衡观的起源。由于饮食中获取营养和草药疗病两者的相互借助和影响，从"医食同源"的初步认识中派生出了中国饮食养生思想，形成了中国特色"饮食养生"的宝贵传统。在周代，中国出现了职业"食医"，"食医"作为皇家"营养师"，也许就是现代营养师的起源。一直以来，膳食平衡、传统进补是中国养生文化的主导。

（2）礼仪文化：饮食礼仪在餐桌上就体现为礼、孝、德、让、教。宾客长幼之礼，尊敬长者的孝道，饮食谦让有度、坐姿食相、不浪费粮食等。在家吃饭、从小培养好习惯，同时家长也能言传身教，这些优良文化的传承，是给孩子最好的人生礼物。餐饮有着浓厚的家"情"文化和家"礼"色彩，一家老少餐饮团聚，饭香菜好，"情"也在其中，所以家传身教是饮食礼仪的最好行为。个体从家庭走向社会，家风的影响亦会随之远播，成为社会风气和饮食文化整体提升的力量之源。

（3）美学文化：膳食美学是我国饮食文化的显著特点，"烹""调""配"无不成为美味、美型的技术手段。中国饮食讲究色、香、味、形、器，甚至有席间伴乐，既是出于对食物的尊敬，同时也是对"美"的追求和体味。盐是百味之首，"品"对应的是

"味"，品味是一种享受，根据地域性的差异和人们的习惯，因此产生了不同菜系风味特点。

（4）勤俭节约：勤俭节约是中华民族的美德，珍惜食物、尊重劳动、节约资源、爱家持家都体现了对食物资源的爱护和珍惜。唐代李绅诗"锄禾日当午，汗滴禾下土。谁知盘中餐，粒粒皆辛苦。"不但意义深远，而且成为人们恪守的美德。目前虽然经济发展了，但是节约不浪费仍是可持续发展的需要，依旧具有现实意义和时代光彩。某些地方饮食习俗中的摆筵席、喝大酒、铺张浪费等应该改变。另外烹饪中的盐、油用量过大，过多一次性餐具也是一种浪费，应该避免。

家庭教育是整个国家教育事业的重要组成部分，"饭桌"是传承饮食文化和食育的最佳时机，全家人吃饭，尊老爱幼，营造愉快轻松的家庭就餐环境。家庭是良好饮食文化传统传承的最佳场所。一项调查结果显示，在家吃一顿美味大餐是生活快乐的主要来源之一。芬兰赫尔辛基大学心理系教授进行的一项研究表明，开心进餐者患饮食紊乱较少。经常在家吃晚饭的9~14岁孩子，可以摄入更多的蔬菜水果、更少的油炸食品，这样的饮食更健康。研究表明，经常在家吃饭的孩子不容易心情低落或饮食紊乱。如果父母有规律地和孩子一起吃饭，就会更早发现问题、改善不良情绪。国内研究表明，相对家庭烹制食物，在外就餐往往摄入更多的盐和脂肪。此外，研究发现在外就餐与目前肥胖的流行有关。Naska等完成的一项研究，纳入了来自11个欧洲国家、35~64岁的8 849名男性和14 277名女性的数据，采用24小时膳食回顾法或食物日志，分析在外就餐与在家就餐者食物摄入量的不同。结果发现，在外就餐者较在家就餐者摄入更多的饮料、糖、甜品和面包，无论男性或女性都是如此。

一些国家的膳食指南中特别提到要回家吃饭和愉悦进餐（take your time and enjoy eating），对发展、练习、分享和欣赏准备食物和烹饪膳食给予特别推荐，强调了家庭对实现心情愉悦、健康饮食习惯培养的影响力；强调老年人与家人、朋友一起就餐，对健康影响的重要性。

传承健康文明，树饮食新风，既是保障粮食安全的迫切需要，也是弘扬中华民族勤俭节约传统美德、加快推进资源节约型、环境友好型社会建设的重要举措。

【知识链接】

1. 食源性疾病

食源性疾病是食品中致病因素进入人体引起的感染性、中毒性等疾病，包括食物中毒。食源性疾病的常见致病因素有致病性微生物、天然毒素、寄生虫和有毒有害化学物质等，其中最主要的原因之一是致病性微生物。常见的引起食源性疾病的微生物主要有沙门菌、副溶血性弧菌、致病性大肠埃希菌、单增李斯特菌和金黄色葡萄球菌等。其中沙门菌既可感染动物也可感染人类，极易引起人类食物中毒。家禽、家畜、肉类食品和蛋类等是沙门菌病的主要传播媒介。我国估计每年有900万余人因感染沙门菌而患病。副溶血性弧菌主要存在于近岸海水、海底沉积物和鱼、贝类等海产品中，因此副溶血性弧菌感染主要由食用海产品引起；大肠埃希菌主要存在于人和动物的肠道内，属于肠道的正常菌群，通常不致病，但也有部分大肠埃希菌有致病性，其食物来源与沙门菌类似；单增李斯特菌本身即可致病，同时可分泌一种毒素李斯特菌溶血素，被污染的食品主要有肉制品和速冻米面制品；金黄色葡萄球菌也是引起食源性疾病的常见菌种，广泛存在于自然界中，对热具有较强的抵抗力，目前食品中的来源主要为生牛乳和速冻食品。

除致病性微生物外，化学性污染物和天然毒素也是引起食源性疾病的主要原因。化学性污染物主要包括有毒金属、农药残留及兽药残留等。有毒金属污染物有铅、砷、汞和镉等，如某些蛋制品和茶叶中铅含量较高，镉污染区的大米中镉含量较高，鱼贝类食品中甲基汞污染最为突出等。造成这些污染的原因包括：人为的环境污染对食品造成直接或间接污染；可能由于食品加工、储存、运输和销售过程中使用或接触的机械、管道、容器，以及添加剂中含有的有害金属元素导致食品污染；某些地区特殊自然环境中的高本底含量使得这些地区生产的食用动植物中有毒金属元素含量较高。常见的农药残留种类主要为有机磷类农药、有机氯类农药、氨基甲酸酯类农药和拟除虫菊酯类农药，而兽药残留则多为抗生素类、肾上腺素受体激动剂类、磺胺类和激素类等。

天然毒素又称生物毒素，是生物来源的有毒化学物质，包括动物、植物等不同食物产生的各种有毒物质。黄曲霉毒素就是粮油食品中多见的天然毒素，食用霉变的花生导致中毒就是由黄曲霉毒素引起的。此外，霉变甘蔗、霉变豆类、河豚、毒蘑菇、含氰苷类的苦果仁和木薯以及部分有毒贝类等食品，都含有天然毒素。如果误食这些食品或加工方式不正确，就会引发食源性疾病。

食源性疾病除了引起死亡等严重后果外，最常见的症状是腹痛、呕吐以及腹泻等。上述肠道症状不仅引起患者脱水、胃肠功能紊乱，也严重影响食物中营养素的吸收利用。

2. 常见有毒食物的辨别

一些动物或植物性食物中含有天然毒素，由于误食这些动植物导致的食物中毒事件在我国常有报道。常见的有毒动、植物食物有：

（1）河豚：河豚肉鲜美，但是多种河豚的内脏均含有一种能致人死亡的神经性毒素——河豚毒素。其毒性相当于剧毒药品氰化钠的1 250倍，不足1mg就能致人死亡。河豚毒性最高的部位是卵巢、肝脏，其次是肾脏、鳃和皮肤。这种毒素能使人神经麻痹、呕吐、四肢发冷，进而心跳和呼吸停止。

为了预防误食河豚中毒，需要学会认识和鉴别这种鱼。河豚体形长、圆，头比较方、扁，鱼体光滑无鳞，可有美丽的斑纹或呈黑黄色；鳃小不明显；肚腹为黄白色，背腹有小白刺。

（2）毒蕈：毒蕈又称毒蘑菇，是指食后可引起中毒的蕈类。在我国目前已鉴定的蕈类中，可食用蕈近300种，有毒蕈类约100种，可致人死亡的至少10种。毒蕈中毒事件在全国各地均有发生，多发生在高温多雨的夏秋季节，以家庭散发为主，有时在一个地区连续发生多起，常常是由于误采毒蘑菇食用而中毒。

为了预防毒蕈中毒，不要轻易品尝不认识的蘑菇，必须请教有实践经验者分辨清楚，证明确实无毒方可食用。如果不慎误食了有毒蘑菇，应及时采取催吐、洗胃、导泻等有效措施，并及时就医。

（3）含氰苷类植物：氰苷类化合物存在于多种植物中，特别是木薯的块根、苦杏仁、苦桃仁等果仁中含量比较高。这种化合物可水解产生剧毒的氢氰酸，对健康具有较大的危害性。

预防此类中毒的措施主要是加强宣传教育，不吃各种苦味果仁和木薯。若食用上述果仁，必须用清水充分浸泡，再敞锅蒸煮，使氢氰酸挥发掉。食用木薯前必须将木薯去皮，加水浸泡3天以上，再敞锅蒸煮，熟后再置清水中浸泡40小时。

（4）未成熟和发芽马铃薯：马铃薯又称"土豆""洋山芋"，是我国居民经常食用的一种薯类食物。马铃薯中含有一种毒性成分龙葵素，可引起溶血，并对运动中枢及呼吸中枢有麻痹作用。但是成熟的马铃薯含龙葵素很少，每100g仅含5~10mg毒素。未成熟或发芽的马铃薯这种毒素含量则明显增多，每100g可达30~60mg，甚至高达400mg以上，所以大量食用未成熟或发芽马铃薯可引起急性中毒。预防马铃薯中毒的措施主要是避免食用未成熟（青紫皮）以及发芽的马铃薯。发芽马铃薯引起中毒的龙葵素可溶于水，遇醋酸易分解，高热、煮熟亦能解除其毒性。少量发芽马铃薯应深挖去发芽部分，并浸泡30分钟以上，弃去浸泡水，再加水煮透，倒去汤汁才可食用。另外，在煮马铃薯时可加些米醋，促使其毒素分解。

（5）鲜黄花菜：鲜黄花菜中含有秋水仙碱，经肠道吸收后可在体内转变成有毒的二秋水仙碱，引起食物中毒。秋水仙碱可溶解于水，因而通过焯水、泡煮等过程可减少其含量，降低对人体的毒性。所以，食用鲜黄花菜应用水浸泡或用开水浸烫后弃水炒煮食用。

（6）未煮熟的四季豆：四季豆又称菜豆、豆角、梅豆角等，是人们普遍食用的一种蔬菜。生的四季豆中含皂苷和血细胞凝集素，对人体消化道具有强烈刺激性，并对红细胞有溶解或凝集作用。如果烹调时加热不彻底，其中的毒素未被破坏，食用后就会引起中毒。避免四季豆中毒的方法非常简单，只要在烹调时把全部四季豆充分加热、彻底炒熟，使其外观失去原有的生绿色，就可以破坏其中含有的皂苷和血细胞凝集素。

（7）有毒贝类：贝类味道鲜美，是人们喜爱的海鲜食物，但织纹螺等含有毒性物质，容易引发食物中毒。贝类食物中毒的发生与水域中藻类大量繁殖有关。有毒藻类产生的毒素被贝类富集，当人们食用贝肉后，毒素迅速释放并产生毒性作用。为了防止贝类食物中毒，在海藻大量繁殖期及出现赤潮时，应禁止采集、出售和食用贝类。另外，贝类的毒素主要积聚于内脏，食用时注意去除，可减少中毒的可能性。

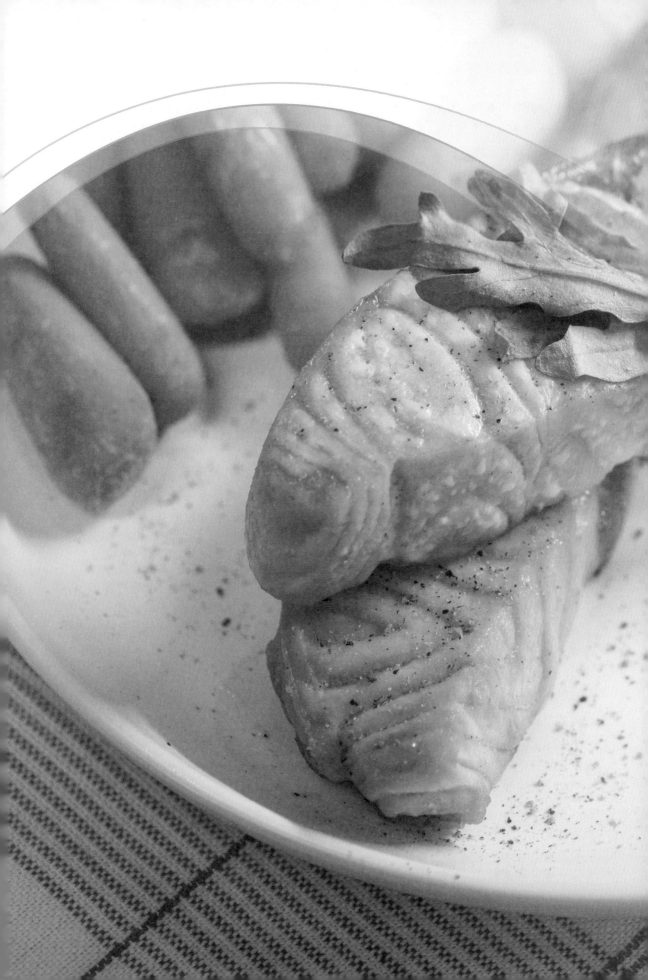

第二部分

特定人群膳食指南

第二部分 特定人群膳食指南

　　特定人群包括孕期妇女、哺乳期妇女、婴幼儿、儿童、老年人及素食人群。除一般人群膳食指南外，考虑到这些人群生理和营养需要的特殊性，特制定孕期妇女、哺乳期妇女、6月龄内婴儿、7~24月龄婴幼儿、学龄前儿童、学龄儿童、一般老年人、高龄老年人及素食人群共9个特定人群膳食指南。

　　由于备孕期和孕期妇女在膳食、营养和身体活动方面具有很多相似特征，此次将备孕期和孕期妇女膳食指南合并。老年人的期望寿命延长，老年人群特别是80岁及以上老年人的人数增加，其系统功能衰退更显著且常患多种慢性病，需要更专业、精细、个体化的指导，因此将老年人膳食指南细分为一般老年人和高龄老年人两个部分。

　　0~24月龄婴幼儿喂养指南，全面地给出了膳食准则和喂养指导，以期更好地指导婴幼儿母乳喂养和辅食添加。

　　对其他特定人群，均是在一般人群膳食指南的基础上给予了补充说明。因此在给2岁以上其他特定人群指导时，应结合一般人群膳食指南和特定人群膳食指南两个部分的内容，以期更好地指导孕期、哺乳期妇女的营养，儿童生长发育快速增长时期的合理饮食，适应老年人生理变化和营养需求的膳食安排，预防素食人群营养缺乏，保障营养充足。

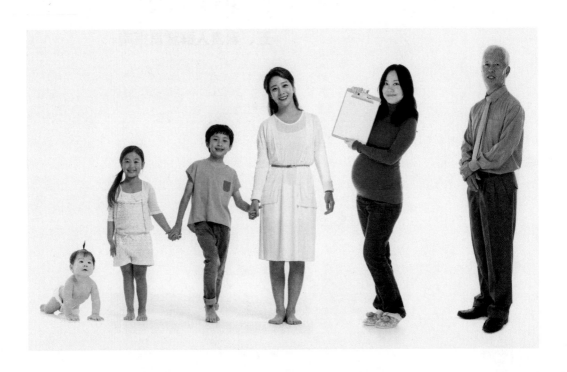

一、孕妇、乳母膳食指南

本指南适用于准备怀孕、处于妊娠状态以及产后母乳喂养的妇女，分为备孕期和孕期妇女膳食指南、哺乳期妇女膳食指南两个人群的指南。本指南是在一般人群指南基础上的补充建议和指导。

女性是社会和家庭的重要组成部分。成熟女性承载着孕育新生命、哺育下一代的重要职责。女性的身体健康和营养状况与成功孕育新生命、获得良好妊娠结局及哺育下一代健康成长密切相关。育龄女性应在计划怀孕前开始做好身体健康状况、营养和心理准备，以获得孕育新生命的成功。

妊娠期是生命早期 1 000 天机遇窗口期的第一个阶段。孕期妇女的营养状况对母婴近、远期健康至关重要。为了完成妊娠过程，孕期妇女的生理及代谢状态发生了较大的适应性改变，总体营养需求有所增加，以满足孕期母体生殖器官变化和胎儿的生长发育，并为产后泌乳储备营养。乳母营养状况直接关系到母乳喂养的成功和婴儿生长发育状况。为了分泌乳汁、哺育婴儿和补偿分娩时营养消耗、恢复器官系统功能，哺乳期妇女对能量及营养素的需要较非哺乳妇女增加。

随着我国经济发展和居民生活方式改变，孕期和哺乳期妇女的营养和健康面临新的挑战，如膳食结构不合理、过度进食，身体活动不足、生活方式不健康等。孕期和哺乳期妇女的膳食都应是由多种多样食物组成的平衡膳食以获得均衡营养，同时结合适宜的身体活动和健康的生活方式，保障母婴良好的营养状况和近、远期身心健康。

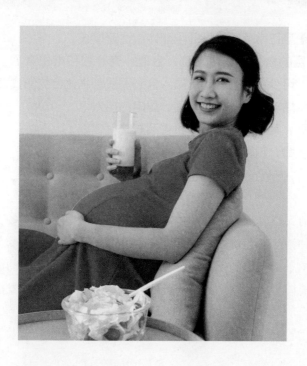

（一）备孕和孕期妇女膳食指南

为保证孕育质量，夫妻双方都应做好充分的孕前准备，使健康和营养状况尽可能达到最佳后再怀孕。孕前应将体重调整至正常范围，即BMI为18.5~23.9kg/m²，并确保身体健康和营养状况良好，特别关注叶酸、碘、铁等重要营养素的储备。备孕妇女至少应从计划怀孕前3个月开始每天补充叶酸400μg，坚持食用碘盐，每天吃鱼、禽畜瘦肉和蛋类共计150g，每周至少摄入1次动物血和肝脏替代瘦肉。

早孕反应不明显的孕早期妇女可继续维持孕前平衡膳食，早孕反应严重影响进食者，不必强调平衡膳食和规律进餐，应保证每天摄入至少含130g碳水化合物的食物。孕中期开始，应适当增加食物的摄入量，特别是富含优质蛋白质、钙、铁、碘等营养素的食物。孕中、晚期每天饮奶量应增至500g；孕中期鱼、禽畜及蛋类合计摄入量增至150~200g，孕晚期增至175~225g；建议每周食用1~2次动物血或肝脏、2~3次海产鱼类。

定期测量体重，合理安排膳食和身体活动，有助于维持孕前体重正常和孕期体重适宜增长，获得良好妊娠结局。健康孕妇每天应进行不少于30分钟的中等强度身体活动，保持健康生活方式。母乳喂养对孩子和母亲都是最好的选择，夫妻双方应尽早了解母乳喂养的益处，学习正确哺乳的方法，为产后尽早开奶和成功母乳喂养做好各项准备。

【核心推荐】

- 调整孕前体重至正常范围，保证孕期体重适宜增长。
- 常吃含铁丰富的食物，选用碘盐，合理补充叶酸和维生素 D。
- 孕吐严重者，可少量多餐，保证摄入含必需量碳水化合物的食物。
- 孕中晚期适量增加奶、鱼、禽、蛋、瘦肉的摄入。
- 经常户外活动，禁烟酒，保持健康生活方式。
- 愉快孕育新生命，积极准备母乳喂养。

备孕是指育龄夫妇有计划地怀孕并对优孕进行必要的前期准备，夫妻双方均应通过健康检查发现和治疗潜在疾病，避免在患病及营养不良状况下受孕，并保证充足的叶酸、碘、铁等微量营养素的储备。体重是反映营养状况最实用的简易指标，定期测量体重，保证孕前体重正常、孕期体重适宜增长，可减少妊娠并发症和不良出生结局的发生。

孕期胎儿的生长发育、母体乳腺和子宫等生殖器官的发育以及为分娩后乳汁分泌进行必要的营养储备，都需要额外的营养。妊娠期妇女应在孕前平衡膳食的基础上，根据胎儿生长速率及母体生理和代谢变化适当调整进食量。孕早期胎儿生长发育速度相对缓慢，孕妇所需营养与孕前差别不大。孕中期开始，胎儿生长发育逐渐加速，母体生殖器官的发育也相应加快，营养需要增加，应在一般人群平衡膳食的基础上，适量增加奶、鱼、禽、蛋和瘦肉的摄入，食用碘盐，合理补充叶酸和维生素 D，以保证对能量和优质蛋白质、钙、铁、碘、叶酸等营养素的需要。孕育新生命是正常的生理过程，要以积极的心态适应孕期的变化，学习孕育相关知识，为产后尽早开奶和成功母乳喂养做好充分准备。

随着经济的发展和生活方式的改变，育龄妇女超重、肥胖问题日益突出，孕期膳食摄入不合理、活动量不足，能量过剩和体重增长过多的现象较为普遍，铁、钙、碘、叶酸、维生素 D 等微量营养素缺乏在部分人群中依然存在，这些问题都会影响母婴双方的近期和远期健康。针对育龄妇女和孕妇中存在的营养健康问题，结合近年的研究证据，对备孕和孕期妇女膳食指南进行了修订。建议在一般人群膳食指南的基础上，备孕期和孕期妇女还应遵从上述 6 条核心推荐，合理安排日常饮食和身体活动。

【实践应用】

1. 如何使孕前体重达到正常范围

体重正常范围（体质指数 BMI 18.5~23.9kg/m^2）的妇女最适宜孕育，肥胖或低体重的备孕妇女应通过合理膳食和适度运动，将体重逐渐调整至正常范围，并维持相对稳定。

（1）低体重（BMI<18.5kg/m^2）的备孕妇女，可适当增加食物量和规律运动，每天可加餐 1~2 次，增加牛奶 100~200ml，坚果 10~20g。

（2）超重（24≤BMI<28kg/m^2）或肥胖（BMI≥28.0kg/m^2）的备孕妇女，应纠正不健康饮食行为，减慢进食速度，减少高能量、高脂肪、高糖食物的摄入，多选择膳食纤维、蛋白质和微量营养素密度高的食物，在控制总能量的前提下满足机体的营养需要，并通过增加运动消耗多余的身体脂肪，每天主动进行 30~90 分钟中等强度及以上的运动。

2. 孕期体重增长多少适宜

孕期体重适宜增长有利于保证母婴的营养并获得良好的妊娠结局。平均而言，孕期总增重约 12kg 较为适宜，其中孕早期增重不超过 2kg，孕中、晚期每周增重约 350g。孕前体重较低的妇女孕期增重可稍多，孕前超重/肥胖者孕期增重应减少。推荐我国孕前体重正常妇女孕期增重 8~14kg，孕前低体重者增重 11~16kg，超重者增重 7~11kg，肥胖者增重 5~9kg，孕前不同 BMI 妇女孕期增重适宜值和增重速率见表2-1。

3. 监测和管理体重，愉快孕育新生命

体重监测和管理要从备孕期开始，每周至少称重一次，使体重在整个孕期按计划

表 2-1　妊娠期妇女体重增长范围和妊娠中晚期周增重推荐值

妊娠前BMI/（kg·m⁻²）	总增重范围/kg	妊娠早期增重范围/kg	妊娠中晚期每周体重增长值及范围/kg
低体重（BMI<18.5）	11.0~16.0	0~2.0[a]	0.46（0.37~0.56）[b]
正常体重（18.5≤BMI<24.0）	8.0~14.0	0~2.0	0.37（0.26~0.48）
超重（24.0≤BMI<28.0）	7.0~11.0	0~2.0	0.30（0.22~0.37）
肥胖（BMI≥28.0）	5.0~9.0	0~2.0	0.22（0.15~0.30）

注：[a] 表示孕早期增重 0~2kg；[b] 括号内数据为推荐范围。

资料来源：中国营养学会团体标准《中国妇女妊娠期体重监测与评价》（T/CNSS 009—2021）。

适宜增长。除了使用校正准确的体重秤，还要注意每次在固定的时间称重，如晨起空腹时，称重前排空大、小便，脱鞋，仅着单衣，以保证测量数据的准确性和监测的有效性。

从孕早期开始就应明确孕期适宜增重目标和每个阶段的增重速率，可根据孕前BMI选定对应的孕期体重增长曲线图（图 2-1），进行孕期增重记录和动态监测。每次测量体重后计算出当前增重（当前体重 - 孕前体重）并在相应孕周上予以标注，若增重值超出对应孕周适宜值的上下范围，提示增重过多或不足，需要通过调整膳食和身

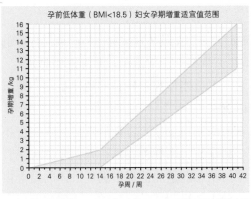
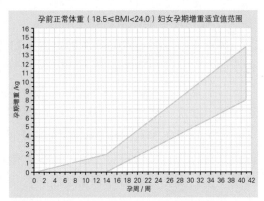
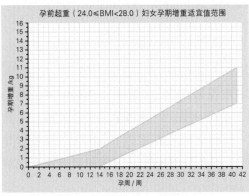
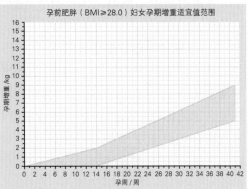

图 2-1　根据孕前 BMI（kg/m²）选择相应的孕期体重增长图

资料来源：中国营养学会团体标准《中国妇女妊娠期体重监测与评价》（T/CNSS 009—2021）。

体活动，使孕期体重增长保持在适宜范围。体重增长过多者，应在保证营养素供应的同时控制总能量，增加身体活动；体重增长不足者，应适当增加食物量，并注意各类食物的合理搭配。

妊娠期身体内分泌及外形的变化、对孩子健康和未来的过分担忧、工作及社会角色调整等，都可能会影响孕妇的情绪，需要以积极的心态去面对和适应。孕育新生命是女性必须经历的完美人生体验，是正常的生理过程，夫妻双方都要积极了解孕期生理变化特点，学习孕育知识，孕妇应定期进行孕期检查，预防和及时发现异常，并寻求专业指导和正确处理。遇到困难多与家人和朋友沟通，积极寻求专业咨询以获得必要的帮助和支持，有助于释放压力，缓解焦虑，愉悦心情。

4. 如何满足对叶酸和铁的需要

富含叶酸的食物有动物肝脏、蛋类、豆类、酵母、绿叶蔬菜、水果及坚果类。但天然食物中存在的叶酸是四氢叶酸的各种衍生物，均为还原型，烹调加工或遇热易分解，生物利用率较低。叶酸补充剂是合成的氧化型单谷氨酸叶酸，稳定性好，生物利用率高。孕前每天补充 $400\mu g$ 叶酸，持续 3 个月，可使红细胞叶酸浓度达到有效预防子代神经管畸形发生的水平；孕期继续每天补充叶酸 $400\mu g$，可满足机体的需要。

动物血、肝脏及红肉中铁含量丰富，吸收率高，每日摄入瘦肉 50~100g，每周摄入 1~2 次动物血或肝脏 20~50g，可满足机体对铁的需要。摄入含维生素 C 较多的蔬菜和水果，有助于提高膳食铁的吸收与利用率。

孕中期和孕晚期每日铁的推荐摄入量为 24mg 和 29mg。孕妇每天摄入 20~50g 瘦肉可提供铁 1~2.5mg；每周摄入 1~2 次动物血和肝脏，每次 20~50g，可提供铁 7~15mg，基本能满足孕期增加的铁需要。孕中、晚期富含铁的一日食谱举例见表 2-2。

> **贴士：**
>
> **含铁和维生素 C 丰富的菜肴**
>
> ① 猪肝炒柿子椒（猪肝 50g、柿子椒 150g）：含铁 12.5mg、维生素 C 118mg。
>
> ② 鸭血炒韭菜（鸭血 50g、韭菜 150g）：含铁 16.8mg、维生素 C 36mg。
>
> ③ 水煮羊肉片（羊肉 50g、豌豆苗 100g、油菜 100g、辣椒 25g）：含铁 7.6mg、维生素 C 118mg。

表 2-2　孕中、晚期一日食谱举例 *

餐次	孕中期	孕晚期
	食物名称及主要原料重量	
早餐	豆沙包：面粉 40g，红豆馅 15g 蒸芋头：芋头 75g	鲜肉包：面粉 50g，瘦猪肉 20g 蒸红薯蘸芝麻酱：红薯 75g，芝麻酱 5g
	煮鸡蛋：鸡蛋 50g	煮鸡蛋：鸡蛋 50g
	牛奶：250g	牛奶：250g
	水果：草莓 100g	水果：苹果 100g

	孕中期		孕晚期
中餐	杂粮饭：大米 60g，小米 60g		杂粮饭：大米 60g，小米 60g
	青椒爆猪肝：猪肝 50g，青椒 100g 芹菜香干百合：芹菜茎 100g，香干 50g，百合 10g 鲫鱼紫菜汤：鲫鱼 60g，紫菜 2g		蘑菇炖鸡：蘑菇 60g，鸡 50g 烧带鱼：带鱼 30g 鸡血菜汤：鸡血 10g，大白菜 150g，紫菜 2g 清炒豇豆：菜豇豆 100g
	水果：苹果 100g		水果：鲜橙 100g
晚餐	牛肉饼：面粉 60g，牛肉 50g 清炒菜薹：菜薹 100g 滑藕片：莲藕 100g 水果：香蕉 50g 酸奶：250g 坚果：核桃 10g		杂粮馒头：标准粉 60g，玉米面 30g 虾仁豆腐：基围虾仁 40g，南豆腐 150g 清炒菠菜：菠菜 100g 水果：猕猴桃 100g 酸奶：250g 坚果：核桃 10g
全天	植物油　25g，食用碘盐不超过 5g		植物油　25g，食用碘盐不超过 5g

注：* 按照低身体活动水平，孕中期女性需要能量 2 100kcal、孕晚期女性需要能量 2 250kcal 计算。

5. 哪些食物可提供足量的碘和维生素 D

依据我国现行食盐强化碘量 25mg/kg，碘的烹调损失率 20%，每日食盐摄入量 5g 计算，可摄入碘约 100μg，基本达到成年人推荐量。孕期每天对碘的需要增加 110μg，碘缺乏可导致胎儿发育不良、智力低下。考虑到早孕反应的影响，建议备孕期和孕期妇女除食用碘盐外，每周摄入 1~2 次富含碘的海产食品，如：海带、紫菜、贻贝（淡菜）等。可提供 110μg 碘的常见食物有：裙带菜（干品，0.7g）、紫菜（干品，2.5g）、贝类（30g）、海带（鲜品或水发品，100g）。

贴士：

海带炖豆腐：鲜海带 100g 含碘 114μg、豆腐 200g 含碘 15.4μg。

紫菜蛋花汤：紫菜 5g 含碘 212μg、鸡蛋 25g 含碘 6.8μg。

贻贝（淡菜）炒洋葱：贻贝 50g 含碘 173μg、洋葱 100g 含碘 1.2μg。

上述菜肴的含碘量分别加上每天由碘盐获得的 100μg 碘，碘摄入量为 250~350μg，既能满足备孕期和孕期妇女碘的需要，也在安全范围之内。

天然食物中维生素 D 的含量较低，动物肝脏、蛋黄、奶油中相对较高。人体皮肤经紫外线照射可以合成维生素 D，妇女平均每天接受阳光照射 10~20 分钟，所合成的维生素 D 基本上能够满足身体的需要。阳光和紫外线的强度受地域和季节的影响，如冬春季，面部和双上臂暴露于阳光下需 20~30 分钟，夏季暴露部位较多，阳光下 10 分钟左右即可。生活在高纬度地区，冬季缺乏阳光或户外活动不足，不能通过日光合成维生素 D 的妇女，可服用维生素 D 补充剂 10μg/d。

6. 早孕反应严重时，需保证碳水化合物的摄入量

早孕反应是正常生理现象，反应不明显的孕早期妇女，可继续保持孕前平衡膳食，孕吐较明显或食欲不佳者不必过分强调平衡膳食和规律进餐，可根据个人的饮食喜好

和口味选用清淡适口、容易消化的食物，少食多餐，尽可能多地摄入食物，特别是富含碳水化合物的谷薯类食物。为保证最基本的能量供应，每天必需摄取至少含有130g碳水化合物的食物。首选富含碳水化合物、易消化的食物，如米饭、面条、烤面包、烤馒头片、苏打饼干等。各种糕点、薯类、根茎类蔬菜和一些水果中也含有较多碳水化合物，可根据孕妇的口味选用。食糖、蜂蜜等的主要成分为简单碳水化合物，易于吸收，进食量少或孕吐严重时食用可迅速补充身体需要的碳水化合物。达不到上述基本进食目标的孕妇，应寻求医师帮助。

为减少孕吐、增加进食量，早孕反应明显的妇女可尝试以下饮食方案：

（1）选择含水分少的谷类制品，如烤馒头、烤面包、饼干或稠粥等，尝试晨起或睡觉前吃。

（2）避免煎炸和油腻的食物，或引起反胃恶心的食物。

（3）适当补充维生素 B_1、维生素 B_2、维生素 B_6 和维生素 C 等，根据个人口味，少量多次食用新鲜水果、酸奶等。

> **贴士：**
>
> 含130g碳水化合物的食物举例：
> ① 米180g（生重）
> ② 面180g（生重）
> ③ 薯类550g
> ④ 鲜玉米550g
> ⑤ 食物组合：米饭（大米100g）、红薯200g、酸奶100g

7. 孕期需摄入多少奶、鱼、禽、蛋、瘦肉

为满足对优质蛋白质、钙、铁的需要，孕中、晚期应适当增加奶、鱼、禽、蛋、瘦肉摄入。低至中度身体活动水平妇女备孕和孕期一日食物推荐量见表2-3。

表2-3　妇女备孕和孕期一日食物推荐量（低至中度身体活动水平）

食物种类	建议量/（g·d⁻¹）		
	备孕/孕早期	孕中期	孕晚期
粮谷类 ᵃ	200~250	200~250	225~275
薯类	50	75	75
蔬菜类 ᵇ	300~500	400~500	400~500
水果类	200~300	200~300	200~350
鱼、禽、蛋、肉（含动物内脏）	130~180	150~200	175~225
奶	300	300~500	300~500
大豆	15	20	20
坚果	10	10	10
烹调油	25	25	25
加碘食盐	5	5	5
饮水量	1 500/1 700ml	1 700ml	1 700ml

注：ᵃ 全谷物和杂豆不少于1/3；ᵇ 新鲜绿叶蔬菜或红黄色蔬菜占2/3以上。

同等重量的鱼类与畜禽类食物相比，提供的优质蛋白质含量相差无几，但鱼类所含脂肪和能量明显少于畜禽类。因此，当孕妇体重增长较多时，可多食用鱼类而少食用畜禽类，食用畜禽类时尽量剔除皮和肥肉，畜肉可优先选择脂肪含量较少的牛肉。为保证动物性铁的需要，建议每周吃1~2次动物血或肝脏。此外，鱼类尤其是深海鱼类如三文鱼、鲱鱼、凤尾鱼等还含有较多n-3多不饱和脂肪酸，其中的二十二碳六烯酸（DHA）对胎儿脑和视网膜功能发育有益，最好每周食用2~3次。如果大豆和坚果摄入量达不到推荐量，则需要适量增加动物性食物。

8. 孕期如何进行适当的身体活动

若无医学禁忌，孕期进行身体活动是安全的。建议孕中、晚期每天进行30分钟中等强度的身体活动。中等强度身体活动心率明显加快，运动中可以说话但不能唱歌，运动后心率达到最大心率的50%~70%，主观感觉稍疲劳，休息10分钟左右可以恢复。最大心率可用220减去年龄（岁）计算得到，如年龄30岁，最大心率值为220－30=190，活动后的心率以95~133次/分为宜。常见的中等强度运动包括：快走、游泳、打球、孕妇瑜伽、各种家务劳动等。孕妇可根据自己的身体状况和孕前的运动习惯，结合主观感觉选择熟悉的活动类型，量力而行。

9. 母乳喂养需做哪些准备

母乳喂养对宝宝和妈妈都是最好的选择，任何代乳品都无法取代母乳。每一位准妈妈都要有用自己的乳汁哺育孩子的信心。成功的母乳喂养不仅需要健康的身体，还需要积极的心理准备。孕妇应尽早了解母乳喂养的益处，加强母乳喂养的意愿，学习母乳喂养的方法和技巧，为母乳喂养做好各项准备。

心理准备：母乳喂养可给孩子提供全面的营养和充分的情感交流，让婴儿获得最佳的生长发育和安全感；母乳喂养有助于产妇子宫收缩和产后体重的恢复（逐渐分解掉孕期体内储备的脂肪），还降低乳腺癌的发病率。总之，母乳喂养对母子双方均有许多益处，夫妻双方都需要充分了解这些益处，做好纯母乳喂养至婴儿6月龄的心理准备。

营养准备：孕期增加的能量和营养素摄入，除满足母体和新生命的需要外，也有一部分是为产后泌乳进行必要的营养储备。正常妇女的孕期增重中有3~4kg的脂肪蓄积是为产后泌乳贮备的能量，孕期适宜增重有助于产后及时泌乳，母乳喂养有助于消耗孕期蓄积的脂肪和产后体重的恢复。

乳房护理：孕中期开始乳房逐渐发育，应适时更换胸罩，选择能完全罩住乳房并能有效支撑乳房底部及侧边、不挤压乳头的胸罩，避免过于压迫乳头妨碍乳腺的发育。孕中、晚期可经常对乳头、乳晕进行揉捏、按摩等护理，以增强乳头、乳晕的韧性和对刺激的耐受性。

以下关键事实是在充分的科学证据基础上得出的结论，应牢记：

◆ 孕前 3 个月开始补充叶酸可增加受孕成功率、降低子代神经管畸形的风险。

◆ 孕前体重适宜，叶酸、铁、碘营养状况良好有助于成功受孕并获得理想妊娠结局。

◆ 孕期对能量、蛋白质、碘、铁、钙、叶酸等的需要量增加，缺乏会影响子代智力和体格发育。

◆ 孕早期碳水化合物摄入严重不足易发生酮症酸中毒，对胎儿脑及神经系统发育造成损害。

◆ 孕期适宜增重有助于孕育健康胎儿，减少妊娠并发症、母体产后体重滞留和肥胖的风险。

◆ 主动身体活动有助于维持孕期体重适宜增长，户外活动接触阳光有利于维生素 D 合成。

◆ 吸烟和被动吸烟可能导致流产、早产、胎盘发育异常、死胎、低出生体重和先天畸形。

◆ 孕期饮酒可能导致胎儿酒精综合征，增加流产、死产和其他胎盘并发症的风险。

◆ 愉快、健康的生活方式有助于优孕优生，充分准备有利于成功母乳喂养。

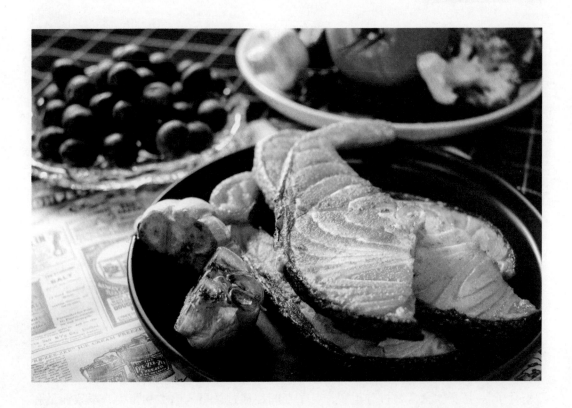

（二）哺乳期妇女膳食指南

　　乳母的营养是泌乳的基础，尤其是那些母体储备量较低、容易受膳食影响的营养素。动物性食物可提供丰富的优质蛋白质和一些重要的矿物质及维生素，建议乳母每天摄入200g鱼、禽、蛋和瘦肉（其中包括蛋类50g）。为满足蛋白质、能量和钙的需要，还要摄入25g大豆（或相当量的大豆制品）、10g坚果、300g牛奶。为保证乳汁中碘和维生素A的含量，乳母应选用碘盐烹调食物，适当摄入海带、紫菜、鱼、贝类等海产品和动物肝脏、蛋黄等动物性食物。

　　乳母的心理及精神状态是影响乳汁分泌的重要因素，哺乳期间保持愉悦心情可以提高母乳喂养的成功率。坚持哺乳、适量的身体活动，有利于身体复原和体重恢复正常。吸烟、饮酒会影响乳汁分泌，其含有的尼古丁和酒精也可通过乳汁进入婴儿体内，影响婴儿睡眠及精神运动发育，哺乳期间应忌烟酒。茶和咖啡中的咖啡因可以造成婴儿兴奋，乳母应限制饮用浓茶和大量咖啡。

【核心推荐】

- 产褥期食物多样不过量，坚持整个哺乳期营养均衡。
- 适量增加富含优质蛋白质及维生素A的动物性食物和海产品，选用碘盐，合理补充维生素D。
- 家庭支持，愉悦心情，充足睡眠，坚持母乳喂养。
- 增加身体活动，促进产后恢复健康体重。
- 多喝汤和水，限制浓茶和咖啡，忌烟酒。

　　哺乳期妇女（乳母）既要分泌乳汁、哺育后代，还需要逐步补偿妊娠、分娩时的营养素损耗并促进各器官、系统功能的恢复，因此比一般育龄妇女需要更多的营养。与非哺乳妇女一样，乳母的膳食也应该是由多样的食物组成的平衡膳食，除保证哺乳期的营养需要外，乳母的膳食还会影响乳汁的滋味和气味，对婴儿未来接受食物和建立多样化膳食结构产生重要影响。

　　产褥期是指孕妇从胎儿、胎盘自身体娩出，直到除乳腺外各个器官恢复或接近正常未孕状态所需的一段时期，一般需6~8周。在中国民间，产褥期也称为"月子"或"坐月子"。月子饮食常被过分重视，月子期间往往过量摄入肉类和蛋类，以致能量和脂肪摄入过剩；许多地区月子风俗甚至还保留着不同的食物禁忌，如不吃或少吃蔬菜、水果、海产品等，容易造成微量营养素摄入不足。满月过后又恢复到一般饮食，不利

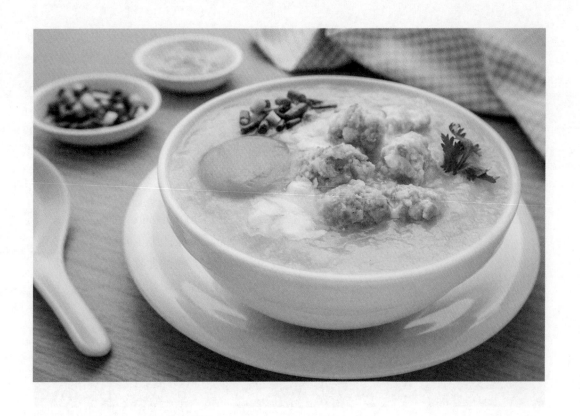

于乳母获得充足营养，以持续进行母乳喂养。应纠正这种饮食误区，做到产褥期食物种类多样并控制膳食总量的摄入，坚持整个哺乳阶段（产后2年）营养均衡，以保证乳汁的质与量，为持续进行母乳喂养提供保障。

随着经济发展和生活方式改变，哺乳期，特别是产褥期（坐月子）妇女的营养和健康面临新的挑战，如膳食结构不尽合理，动物性食物摄入过多，致产后体脂含量及体重滞留率较高；也存在某些食物摄入不足或不均衡，致乳汁分泌不足及母乳成分中某些微量营养素缺乏，进而影响到母乳喂养的持续和婴儿生长发育；乳母身体活动不足和不健康生活方式将影响母婴健康。针对乳母当前存在的营养健康问题，结合近年来的研究证据，对哺乳期妇女膳食指南进行了修订。建议乳母在一般人群膳食指南基础上，还要遵从上述5条核心推荐，在实践中加以应用。

【实践应用】

1. 如何合理安排乳母的膳食

产妇在分娩后可能会感到疲劳无力或食欲较差，可选择较清淡、稀软、易消化的食物，如面片、挂面、馄饨、粥、蒸或煮的鸡蛋及煮烂的菜肴，之后就可过渡到正常膳食。剖宫产的产妇，手术后约24小时胃肠功能恢复，应给予术后流食1天，但忌用牛奶、豆浆、大量蔗糖等胀气食品。情况好转后给予半流食1~2天，再转为普通膳食。采用全身麻醉或手术情况较为复杂的剖宫产术后妇女的饮食应遵医嘱。

乳母整个哺乳期（包括月子）均应坚持食物多样，以满足自身营养需求，保证乳汁营养和母乳喂养的持续性。每天的膳食应包括谷薯类、蔬菜水果类、畜禽鱼蛋奶类、大豆坚果类食物。通过选择小份量食物、同类食物互换、粗细搭配、荤素双拼、色彩多样的方法，达到食物多样。

乳母一天食物建议量为谷类 225~275g，其中全谷物和杂豆不少于 1/3；薯类 75g；蔬菜类 400~500g，其中绿叶蔬菜和红黄色等有色蔬菜占 2/3 以上；水果类 200~350g；鱼、禽、蛋、肉类（含动物内脏）总量为 175~225g；牛奶 300~500ml；大豆类 25g；坚果 10g；烹调油 25g，食盐不超过 5g；饮水量为 2 100ml。为保证维生素 A 的需要，建议每周吃 1~2 次动物肝脏，总量达 85g 猪肝或 40g 鸡肝。动物性食物和大豆类食物之间可做适当的替换，豆制品喜好者可以适当增加大豆制品，减少动物性食物，反之亦可。

根据乳母一天各类食物摄入量的建议值，给出实例以供参考，见表 2-4。

表 2-4　乳母一天食谱举例（能量 2 250kcal/d）

餐次	食物：食材和数量
早餐	肉包子：面粉 50g，瘦猪肉 20g，植物油 2g
	红薯稀饭：大米 20g，小米 10g，红薯 20g
	拌黄瓜：黄瓜 100g
	煮鸡蛋：鸡蛋 50g
早点	牛奶：牛奶 250g
	苹果：苹果 150g
午餐	生菜猪肝汤：生菜 100g，猪肝 20g，植物油 5g
	丝瓜炒牛肉：丝瓜 100g，牛肉 50g，植物油 8g
	清蒸带鱼：带鱼 40g，小香葱 10g，植物油 2g
	大米杂粮饭：大米 50g，绿豆 15g，小米 30g，糙米 10g
午点	橘子：橘子 175g
晚餐	青菜炖豆腐：小白菜 175g，豆腐 175g，虾仁 20g，植物油 8g
	香菇炖鸡汤：鸡肉 50g，鲜香菇 25g
	玉米面馒头：玉米粉 30g，面粉 50g
	蒸红薯：红薯 50g
晚点	牛奶煮麦片：牛奶 250g，麦片 10g

2. 如何保证充足的优质蛋白质和维生素A的摄入

乳母膳食蛋白质需要有所提高，在一般成年女性基础上每天增加25g。鱼、禽、肉、蛋、奶及大豆类食物是优质蛋白质的良好来源，表2-5列举了可提供25g优质蛋白质的食物组合，供参考选用。最好一天选用3种以上，数量适当，合理搭配，以获得所需要的优质蛋白质和其他营养素。此外，乳母的维生素A推荐量比一般成年女性增加600μgRAE，动物肝脏富含活性维生素A（视黄醇），利用效率较高，每周增选1~2次猪肝（总量85g）或鸡肝（总量40g），可以达到推荐摄入量。

表2-5 获得25g优质蛋白质的食物组合举例

组合一		组合二		组合三	
食物及数量	蛋白质含量/g	食物及数量	蛋白质含量/g	食物及数量	蛋白质含量/g
牛肉50g	10.0	瘦猪肉50g	10.0	鸭肉50g	7.7
鱼50g	9.1	鸡肉60g	11.6	虾60g	10.9
牛奶200g	6.0	鸡肝20g	3.3	豆腐80g	6.4
合计	25.1	合计	24.9	合计	25.0

注："组合一"既可提供25g优质蛋白质，还可提供216mg钙，补充乳母对钙的需要。若不增加牛奶，则应考虑每天补钙200mg；"组合二"既可提供25g优质蛋白质，还可提供维生素A 2 100μgRAE左右，每周一次相当于每天增加维生素A 300μgRAE。

3. 如何摄入充足的钙和碘

乳母膳食钙推荐摄入量比一般女性每天增加200mg，总量达到1 000mg。奶类富含钙且易于吸收，是钙的最好食物来源。若乳母每天饮奶总量达500ml，则可获得约540mg钙，加上选用深绿色蔬菜、豆制品、虾皮、小鱼等含钙较丰富的食物，则可达到推荐摄入量。同时乳母还应补充维生素D或晒太阳，增加钙的吸收和利用。提供约1 000mg钙的食物组合举例见表2-6。

乳母膳食碘推荐摄入量比非孕非哺乳女性增加120μg/d，总量达到240μg/d。按照碘盐摄入量5g/d计算，每天通过食盐摄入碘量约100μg。因此，乳母要达到240μg/d碘的推荐量以满足身体需要，除选用碘盐烹调食物外，还需增加碘含量比较丰富的海产品摄入，如海带、紫菜、贻贝等，建议每周摄入1~2次富含碘的海产品。可提供140μg碘的常见食物有：海带（鲜，120g）、紫菜（3g）、贻贝（40g）、海鱼（50g）。

4. 如何建立母乳喂养信念

信念和态度是支撑母乳喂养行为的动力，是决定母乳喂养成功与否的关键。家庭成员以及医疗卫生专业人员要协助乳母建立母乳喂养信念，并坚持下去。

（1）从孕期开始，寻求医疗卫生机构行业人员帮助，了解并掌握母乳喂养相关知识和技能。

表2-6　获得1000mg钙的食物组合

组合一		组合二	
食物及数量	含钙量/mg	食物及数量	含钙量/mg
牛奶500ml	540	牛奶300ml	324
豆腐100g	127	豆腐干60g	185
虾皮5g	50	芝麻酱10g	117
蛋类50g	30	蛋类50g	30
绿叶菜（如小白菜）200g	180	绿叶菜（如小白菜）300g	270
鱼类（如鲫鱼）100g	79	鱼类（如鲫鱼）100g	79
合计	1 006	合计	1 005

注："组合一"有1/2以上的钙来自牛奶，牛奶中的钙易于吸收利用。若不习惯多饮牛奶，则应参照"组合二"增加其他含钙丰富食品（如豆腐干、绿叶菜、芝麻酱等）的摄入，以保证获得足够的钙。此外，不习惯饮牛奶或有乳糖不耐受的乳母也可尝试用酸奶替代。

（2）使乳母及家庭成员充分认识到母乳喂养对婴幼儿与乳母自身近期、远期健康的益处，以及对家庭经济的收益。母乳喂养不仅可促进婴幼儿体格、心理行为、免疫功能等的发育，还可降低其成年后患慢性病的风险；对于乳母而言，母乳喂养可降低产后出血和体重滞留风险，延长闭经时间，降低乳腺癌和卵巢癌的发生风险等。

（3）使乳母及家庭成员充分认识到非母乳喂养（如配方奶喂养）给婴幼儿可能带来的健康风险，如过敏、过度喂养等，告知母亲使用奶瓶、人工奶嘴和安抚奶嘴的风险。

（4）帮助乳母分析母乳喂养过程中可能存在的障碍以及解决办法。如乳头内陷、乳腺炎、下奶延迟、新生儿低血糖、黄疸加重、母乳分泌不足等情况的处理。

5. 如何促进乳汁分泌

影响泌乳量的因素主要包括婴儿和乳母两个方面，其中婴儿吸吮是母亲泌乳反射和排乳反射的启动因素。新生儿出生后10~30分钟内吸吮反射能力最强，因此在产后1小时内应尽早让新生儿吸吮乳头及乳晕，是乳母及其家庭成员必须具有的喂养态度和行为，此时添加其他食物（糖水、配方奶等）可明显降低新生儿对乳头的吸吮，都不利于成功母乳喂养。吸吮时将乳头和乳晕的大部分同时含入婴儿口中，婴儿吸吮时能充分挤压乳晕下的乳窦，使乳汁排出，又能有效刺激乳头上的感觉神经末梢，促进泌乳反射，使乳汁越吸越多；吸吮越频繁（24小时内至少10次），乳母泌乳越早越好。生后母婴同室、新生儿尽早（<1小时）与母亲进行肌肤接触等，也是促进泌乳的重要因素。

对乳母而言，乳汁分泌与其生理（神经内分泌）、心理、认知（知识、态度和信念）、膳食营养、睡眠、身体活动等诸多因素密切相关。

（1）合理营养是乳汁分泌的物质基础，而食物多样是充足营养的保障。乳母应做到合理膳食，食物多样，对健康食物不用有禁忌。

（2）调整产后心理和情绪。产后乳母心理和情绪可能发生变化，一般会在产后10~14天明显改善；如心理症状无减轻甚至加重，应及时寻求专业人员帮助和支持。此外，乳母自身也可以通过适当的方式调控不良情绪，如改变关注焦点，做自己平时感兴趣的事；通过向他人（家人、朋友、专业人员等）倾诉、适宜运动或家务、歌唱或听音乐等方式，将不良情绪宣泄出来；或者通过自我暗示、自我激励等主动地控制不良情绪。

（3）生活规律，充足睡眠，适宜身体活动。乳母要保证每日7~9小时睡眠，以促进乳汁分泌和产后恢复。为此睡眠环境要保持适宜（空气清新、温湿度适宜、母子同室），生活规律和婴儿保持一定程度的同步，尤其在产褥期；婴儿满3个月后要逐渐建立睡眠规律，尤其养成夜间长睡眠习惯；调整产后心理状态，避免焦虑和抑郁等；睡前活动固定有序，确保入睡前处于安静状态，睡前半小时或更久要远离手机、电视、电脑等电子设备。产后逐渐恢复每周至少150分钟中等强度身体活动。

6. 产后如何进行体重管理

产后超重一方面源于孕前超重或孕期增重过多，另一方面与产后体重滞留有关。产后体重管理的目的是预防产后体重滞留以及后续的超重和肥胖。产后体重管理主要包括两个主要内容：①监测和评估产后体重；②通过合理膳食和充足身体活动等综合措施，使产后女性逐渐达到并维持健康体重（BMI 为 18.5~23.9kg/m²）。

产后 1 年内是体重恢复的关键时期，产后 6 个月左右恢复到孕前体重的女性，其后续 10 年超重的风险会较低。因此，产后 6~8 周（42 天左右）可作为产后体重的首次评估时间，并拟定在产后 6 个月至 1 年内体重逐渐恢复至孕前水平。研究证明，产后体重每周下降 0.5kg 是安全而有效的，减重过快可能影响产后恢复及母乳分泌。

（1）孕期体重增长的 1/4~1/3（3~4kg）为储备的脂肪，产后采用母乳喂养婴儿，随乳汁消耗的能量平均为 650kcal/d，0~6 月龄的纯母乳喂养有助于孕期储存脂肪的消耗和体重恢复。

（2）合理膳食和适宜身体活动联合干预被认为是产后体重管理最安全有效的措施。中国传统习俗中的"月子膳食"往往并不合理，容易摄入过多动物性食物，而蔬菜水果和膳食纤维等摄入不足，以致能量过剩导致产后体重滞留等，因此产后要做到食物多样不过量。

（3）产后应循序渐进增加适度身体活动，即使剖宫产的产妇术后 24 小时也应下床活动。产褥期以低强度活动为主，包括日常生活活动、步行、盆底运动和伸展运动等，减少静坐和视屏时间。自然分娩产妇一般在产后第 2 天就可以开始产褥期保健操，每1~2 天增加 1 节，每节做 8~16 次（图 2-2）。但不宜在分娩后很快恢复高强度运动以及过早负重劳动。

各节具体做法如下：

第1节：仰卧，深吸气，收腹部，然后呼气。

第2节：仰卧，两臂直放于身旁，进行缩肛与放松运动。

第3节：仰卧，两臂直放于身旁，双腿轮流上举和并举，与身体呈直角。

第4节：仰卧，髋与腿放松，分开稍屈，脚底放在床上，尽力抬高臀部及背部。

第5节：仰卧起坐。

第6节：跪姿，双膝分开，肩肘垂直，双手平放床上，腰部进行左右旋转动作。

第7节：全身运动，跪姿，双臂支撑在床上，左右腿交替向背后高举。

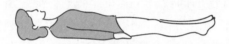

第1、2节　深呼吸运动、缩肛

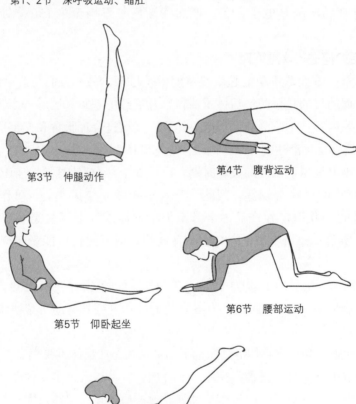

第3节　伸腿动作

第4节　腹背运动

第5节　仰卧起坐

第6节　腰部运动

第7节　全身运动

图2-2　产褥期保健操

资料来源：郑修霞.妇产科护理学［M］.4版.北京：人民卫生出版社，2009：73.

产后 6~8 周应咨询专业人员（尤其剖宫产者），根据身体恢复和体重状况，逐渐增加身体活动量和强度，开始进行有氧运动，如散步、慢跑等。一般从每天 15 分钟逐渐增加至每天 30 分钟，每周 4~5 次，形成规律；并逐渐增加骨骼和肌肉的抗阻运动。WHO 建议产后女性逐渐恢复至每周至少 150 分钟中等强度有氧运动，并认为对于产后体重恢复以及降低产后抑郁风险是非常有利的；如果在孕前有进行剧烈有氧运动的习惯（能耐受），产后可以继续保持这样的运动习惯；此外产后女性应减少静坐时间，任何形式、任何强度的身体活动都可以获得更多的健康效益。

7. 如何合理饮用汤、水和茶

乳母每天分泌乳汁，加上自身代谢的增加，水需要量也相应增加。每日应比孕前增加 1 100ml 水的摄入，可以多吃流质食物如鸡汤、鲜鱼汤、猪蹄汤、排骨汤、菜汤、豆腐汤等，每餐都应保证有带汤的食物。但汤的营养密度不高，过量喝汤会影响其他食物如主食和肉类的摄取，造成贫血和营养不足等问题，因此喝汤也有讲究。

（1）餐前不宜喝太多汤。餐前多喝汤会导致食量减少，但对于需要补充营养的乳母而言，应该增加而不是减少食量，所以餐前不宜喝太多汤。可在餐前喝半碗至一碗汤，待到八九成饱后再喝一碗汤。

（2）喝汤的同时要吃肉。肉汤的营养成分大约只有肉的 1/10，为了满足产妇和宝宝的营养，应该连肉带汤一起食用。

（3）不宜喝多油浓汤。太浓、脂肪太多的汤不仅会影响产妇的食欲，还会引起婴儿脂肪消化不良性腹泻。煲汤的材料宜选择一些脂肪含量较低的肉类，如鱼类、瘦肉、去皮的禽类、瘦排骨等，也可喝蛋花汤、豆腐汤、蔬菜汤、面汤及米汤等。

婴儿 3 个月内，乳母应避免饮用含咖啡因的饮品，如咖啡、茶。3 个月后，乳母每日咖啡因摄入量应小于 200mg。咖啡中咖啡因的含量因咖啡豆品种和加工方法有很大不同，低咖啡因咖啡如一杯意式咖啡中含量可能低至 50mg，而一杯滴滤咖啡的含量可高达 200mg。如不了解咖啡品种和制作方法，乳母每天饮用咖啡不要超过一杯。浓茶中的咖啡因含量也较高，乳母可饮用淡茶水补充水分。

以下关键事实是在充分的科学证据基础上得出的结论，应牢记：

◆ 产褥期动物性食物摄入明显高于其他哺乳阶段，导致哺乳期营养不均衡。

◆ 因为乳汁分泌、补偿妊娠分娩的营养损耗、促进器官系统的恢复，乳母比一般育龄妇女需要更多的营养，特别是蛋白质、维生素 A、钙和碘。

◆ 母乳中维生素 A 和碘易受乳母膳食的影响，增加动物肝脏、海藻类食物的摄入，有利于提高乳汁中维生素 A 及碘的含量。

◆ 母乳喂养有利于母婴健康，特别是能够降低母亲产后出血、体重滞留及乳腺癌发病风险。

◆ 产后有规律的身体活动能够促进母亲身体恢复和维护母婴健康。

二、婴幼儿喂养指南

　　本指南适用于出生后至满 2 周岁的婴幼儿，是独立于一般人群膳食指南之外的针对婴幼儿的喂养指导。出生后至满 2 周岁阶段，构成生命早期 1 000 天机遇窗口期中 2/3 的时长，该阶段的良好营养和科学喂养是儿童近期和远期身心健康的最重要保障。生命早期的营养和喂养对体格生长、智力发育、免疫功能等近期及远期健康持续产生至关重要的影响。

　　为了帮助父母及喂养者科学合理地喂养婴幼儿，使每一位儿童得到健康生长和发育，本指南根据婴幼儿生长发育的特点，充分考虑当前婴幼儿喂养存在的各种问题，结合近年来国内外婴幼儿营养学研究的成果，提出了中国婴幼儿喂养指南。本指南分为两部分：针对出生后 180 天内的婴儿提出了 6 月龄内婴儿母乳喂养指南，主要内容以纯母乳喂养为目标，鼓励尽早开奶，以成功获得纯母乳喂养；正确对待和解决纯母乳喂养中遇到的问题，追求婴儿健康生长。针对 7~24 月龄婴幼儿提出的喂养指南，主要内容以补充营养和满足正常发育需要为目标的辅食添加，包括方法、方式、食物选择和喂养效果评价等，强调回应式喂养模式，帮助幼儿养成健康饮食行为。

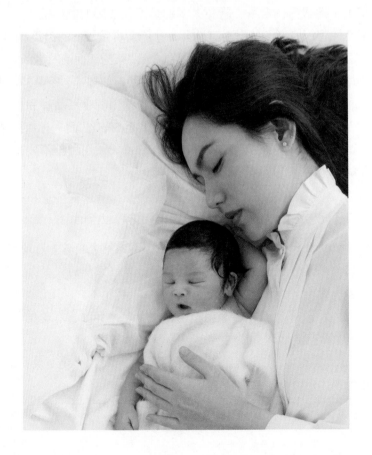

（一）0~6月龄婴儿母乳喂养指南

本指南适用于出生后180天内的婴儿。6月龄内是人一生中生长发育的第一个高峰期，对能量和营养素的需要相对高于其他任何时期，但婴儿的胃肠道和肝肾功能发育尚未成熟，功能不健全，对食物的消化吸收能力及代谢废物的排泄能力仍较低。母乳既可提供优质、全面、充足和结构适宜的营养素，满足婴儿生长发育的需要，又能完美地适应其尚未成熟的消化能力，促进其器官发育和功能成熟，且不增加其肾脏的负担。6月龄内婴儿需要完成从宫内依赖母体营养到宫外依赖食物营养的过渡，来自母体的乳汁是完成这一过渡最好的食物，用任何其他食物喂养都不能与母乳喂养相媲美。母乳中丰富的营养和活性物质是一个复杂系统，为婴儿提供全方位呵护和支持，助其在离开母体保护后，仍能顺利地适应自然环境，健康成长。

6月龄内婴儿处于生命早期1 000天健康机遇窗口期的第二个阶段，营养作为最主要的环境因素对其生长发育和后续健康持续产生至关重要的影响。母乳中适宜的营养既能为婴儿提供充足而适量的能量，又能避免过度喂养，使婴儿获得最佳的、健康的生长速率，为一生的健康奠定基础。一般情况下，母乳喂养能够完全满足6月龄内婴儿的能量、营养素和水的需要，6月龄内的婴儿应给予纯母乳喂养。

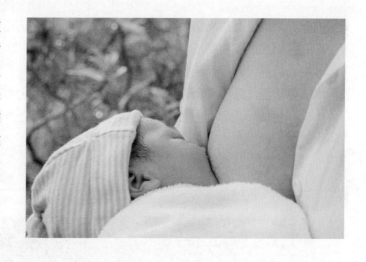

针对我国6月龄内婴儿的喂养需求和可能出现的问题，基于目前已有的充分证据，同时参考WHO、UNICEF和其他国际组织的相关建议，提出6月龄内婴儿母乳喂养指南，包括如下6条准则：

1. 母乳是婴儿最理想的食物，坚持6月龄内纯母乳喂养。
2. 生后1小时内开奶，重视尽早吸吮。
3. 回应式喂养，建立良好的生活规律。
4. 适当补充维生素D，母乳喂养无需补钙。
5. 一旦有任何动摇母乳喂养的想法和举动，都必须咨询医生或其他专业人员，并由他们帮助做出决定。
6. 定期监测婴儿体格指标，保持健康生长。

准则一 母乳是婴儿最理想的食物，坚持 6 月龄内纯母乳喂养

提要

母乳是婴儿最理想的食物。正常情况下，纯母乳喂养能满足 6 月龄内婴儿所需要的全部能量、营养素和水。母乳有利于肠道健康微生态环境的建立、肠道功能及免疫功能的成熟，降低感染性疾病和过敏发生的风险。母乳喂养营造母子情感交流的环境，给婴儿最大的安全感，有利于婴儿心理行为和情感发展，母乳喂养的婴儿最聪明。母乳喂养经济、安全而方便，并有利于避免母亲产后体重滞留，降低母亲乳腺癌、卵巢癌和 2 型糖尿病的发病风险。纯母乳喂养应坚持至婴儿满 6 个月。母乳喂养需要全社会的努力，专业人员的技术指导，家庭、社区和工作单位的积极支持。充分利用政策和法律保护母乳喂养。

【核心推荐】

- 母乳喂养是婴儿出生后最佳喂养方式。
- 婴儿出生后不要喂任何母乳以外的食物。
- 应坚持纯母乳喂养至婴儿满 6 月龄。
- 坚持让婴儿直接吸吮母乳，只要母婴不分开，就不用奶瓶喂哺人工挤出的母乳。
- 由于特殊情况需要在婴儿满 6 月龄前添加母乳之外其他食物的，应咨询医务人员后谨慎做出决定。
- 配偶和家庭成员应支持鼓励母乳喂养。

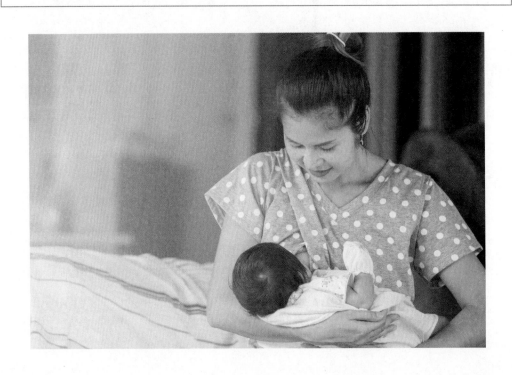

1. 为什么要母乳喂养

婴儿出生时，生长发育处于生命中第一个快速阶段，需要大量的营养支持；但此时婴儿摄食和消化能力尚未成熟，胃肠道和肝肾功能不健全；婴儿脱离母体后，独立抵抗外界各种病原侵害，而母乳中营养物质含量和物理、化学状态，恰好可以适应婴儿消化和代谢能力，调节免疫功能平衡发展，满足婴儿相对较高的营养需要，并通过丰富的免疫物质帮助婴儿抵抗疾病。研究证实，母乳喂养的婴儿可以获得健康的体格生长，有更好的智力发展水平；母乳喂养不但可以降低婴儿感染性疾病风险，也可以降低过敏性疾病风险，还有助于降低成年后患慢性病的风险。母乳喂养有助于母子情感交流，促进婴儿行为和心理健康。正是基于上面这些理由，国际组织和各国政府都非常重视母乳喂养，尤其是婴儿出生后 6 月龄内给予纯母乳喂养。满 6 月龄后的母乳，也不像一般人想象的那样没有了营养。研究证实，将母乳喂养坚持到 2 岁及以上，对儿童的健康效益仍然非常明显。当然，满 6 月龄后需要在继续母乳喂养的基础上及时、合理添加辅食。婴儿出生后一直到满 6 月龄之前，尽量做到纯母乳喂养，不给婴儿除母乳之外的任何食物或液体，包括不用给婴儿喂水。这样的建议，不但符合婴儿出生后消化、吸收能力，支持胃肠道发育、免疫功能平衡发展以及脑功能发育的生理和营养需要，而且已有大量的婴幼儿喂养研究证据支持这样的做法。

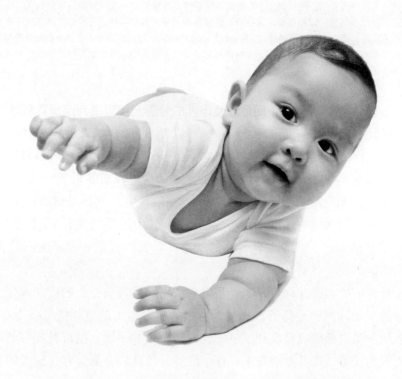

2. 特殊情况下如何坚持母乳喂养

在母婴不分离的情况下，应尽量保证直接喂哺。虽然母乳充足，但有些情况下乳母无法确保在婴儿饥饿时直接喂哺婴儿，如危重早产儿、乳母上班期间等，此时可采用间接哺喂方式。需要间接哺乳时，建议乳母用吸奶泵定时将母乳吸出并储存于冰箱或冰盒内，一定时间内再用奶瓶喂给婴儿。吸出母乳的保存条件和允许保存时间见表 2-7。

表 2-7　吸出母乳的保存条件和允许保存时间

保存条件和温度	允许保存时间
室温保存	
室温存放（20~25℃）	4h
冷藏	
存储于便携式保温冰盒内（15℃左右）	24h
储存于冰箱冷藏区（4℃左右）	48h
储存于冰箱冷藏区，但经常开关冰箱门（不能确保4℃左右）	24h
冷冻	
冷冻温度保持于 –15~–5℃	3~6 个月
低温冷冻（低于 –20℃）	6~12 个月

注：①保存母乳时，无论室温、冷藏或冷冻保存，均需使用一次性储奶袋或储奶瓶，或使用经严格消毒的储奶瓶，不使用玻璃瓶，以防冻裂。保存母乳时要详细记录采集和存储奶日期。②冷冻保存的母乳，使用前宜置冰箱冷藏室解冻，但在冷藏室不要超过 24 小时。解冻的母乳不宜再次冷冻。③保存的母乳使用前，先将储奶袋或储奶瓶置温水加热，再倒入喂养奶瓶。对早产儿，可在储存母乳倒入喂养奶瓶时，加入母乳强化剂，混匀溶解后再喂哺婴儿。

3. 不宜用母乳颜色、质地以及母乳成分测定结果来判定母乳营养价值

母乳颜色、黏稠度与哺乳阶段、母亲膳食和饮水，以及内循环等因素密切相关。比如初乳比成熟乳颜色淡，但富含免疫因子；哺乳过程中母乳由稀薄变浓稠，是为满足婴儿饱腹的需要，乳汁脂肪含量增加。不同母亲的母乳，颜色和质地也会有不同。因此，无论颜色深浅、稀薄还是浓稠的母乳，只要是健康母亲的乳汁，都能给孩子提供生长发育所需的营养。此外，母乳中的蛋白质以 α-乳清蛋白为主，这种蛋白质是溶于水，赋予人乳稀薄的状态。母乳的颜色和黏稠度不是判断母乳营养好坏的依据。

母乳中的大部分物质并不是直接来源于母体当前摄入的膳食成分，而是直接或间接来源于母体内营养储备，这是人类在进化过程中适应环境求得生存和发展的结果。母乳成分测定是研究母乳和了解母乳的必须技术手段，但母乳成分测定需要比较精密和专业的设备，以及专业技术操作。此外，母乳成分测定存在很大的技术挑战和测定

误差，如某些简易设备和快速测定的系统误差，采样的时间点（前乳、中间乳和后乳）的影响远大于母乳成分的轻微变化。因此，不能用任何母乳成分测定数据，简单地判断母乳对婴儿的营养价值，更不能根据母乳测定结果中任何一项指标的高低，做出给婴儿添加奶粉的决定。

大部分母乳成分的含量差异和变化是源于母亲个体差异及泌乳过程中的成分波动，并不都能反映母亲膳食状况或营养状况的轻微变化。有一部分母乳成分的含量受乳母自身储备和膳食状况影响较为明显，如母乳脂肪酸含量（亚油酸、α-亚麻酸、DHA、AA），以及维生素 A、维生素 D、维生素 K_1、维生素 E、维生素 C、维生素 B_1、维生素 B_2、维生素 B_6、维生素 B_{12}、胆碱含量。可以使用精密和专业设备，通过专业和严谨的技术操作，测定这些含量指标，其结果可以用于指导乳母膳食改善的建议。尽管如此，这些指标仍然不能作为否定母乳优越性的依据。

4. 纯母乳喂养的婴儿不需要喂水

纯母乳喂养可以满足 6 月龄内婴儿对水和各种营养物质的需求，所以纯母乳喂养的婴儿一般不需要再额外喝水。母乳中含有充足的水，婴儿也可以根据自己的需求，通过调节吸吮母乳的次数和吸吮量来保证水的摄取。除非养育不当，如温暖环境下过度衣着和包裹，造成婴儿大量出汗，这种情况下婴儿可能拒绝母乳而接受饮水，正确的处理方法是调整婴儿衣着、避免婴儿过热，而不应该靠额外饮水来解决。

【科学依据】

【关键事实】

- 母乳是最适合婴儿消化、代谢能力，能满足婴儿全面营养需求的天然食物。
- 母乳喂养能确保婴儿体格健康生长。
- 母乳喂养有利于婴儿脑神经功能和认知发展。
- 母乳喂养有助于母婴情感交流，促进婴儿行为发展和心理健康。
- 母乳喂养有助于婴儿免疫系统平衡发展，增加抗感染能力，降低过敏风险。
- 母乳喂养有助于降低婴儿远期慢性病的发生风险。
- 母乳喂养有助于母亲近期和远期健康。

---

1. 母乳最适合婴儿的消化、代谢能力，能满足婴儿全面营养需求

婴儿出生后需要摄入足够的能量和各种营养素，来满足其快速的体格生长、脑组织和神经系统发育、免疫系统发育和成熟的营养需求。但早期婴儿的器官、特别是消化器官发育尚未成熟，功能未健全，如足月新生儿胃容量小（25~50ml），生后 10 天可增加到约 100ml，6 月龄时才达到 200ml；新生儿的胃呈水平状，贲门括约肌发育迟缓，吃奶后容易出现溢奶；胰脂肪酶活力低，肝脏分泌胆盐少，脂肪的消化与吸收较差；4 月龄前胰淀粉酶分泌少，不利于消化淀粉；但胰蛋白酶活性良好，消化蛋白的能力较

强。此外，婴儿肾脏不成熟，肾小球滤过率仅为成人 1/4~1/2，肾小管重吸收、分泌及酸碱调节功能也较弱，对肾溶质负荷耐受有限。唯有母乳能最好地满足婴儿的营养需求，在营养构成及含量上能最好的适应婴儿肠道发育特点及消化、代谢能力。母乳喂养是解决婴儿能量和营养需要与摄食消化能力之间矛盾的最佳方案。

2. 母乳喂养能确保婴儿体格健康生长，有利于婴儿脑神经功能和认知发展

按我国乳母产后 6 个月内日平均泌乳量 750ml 估算，其所含能量及营养素，能满足 6 月龄内婴儿生长发育的营养需要。如母乳中的高脂肪含量（供能比为 48%）能满足婴儿生长和能量储备的需要，所含二十二碳六烯酸（DHA）能满足婴儿脑发育的需要；母乳蛋白质含量不高，但以 α- 乳清蛋白为主，有最佳的必需氨基酸组成和最佳利用率，不过多增加婴儿肠道渗透压和肾脏的负担；母乳中的乳糖和低聚糖，可促进肠道益生菌在肠道的定植和生长，有利于婴儿尽早建立健康的肠道微生态环境，促进免疫系统发育；母乳中的牛磺酸含量较多，为婴儿大脑及视网膜发育所必需；母乳中的钙、锌、铜等矿物质含量更适合婴儿的需要。母乳喂养非常有利于婴儿智力和心理行为以及情感发展。多项荟萃分析表明，母乳喂养儿神经系统发育状况比配方粉喂养儿更好；而且母乳喂养时间越长，成年期 IQ 得分越高：母乳喂养 7~9 个月者 IQ 为 106，而母乳喂养不足 1 个月者 IQ 为 99.4。总之，6 月龄内婴儿纯母乳喂养能保证其获得健康的生长发育。

3. 母乳喂养有助于母婴情感交流，促进婴儿行为和心理健康

母乳喂养时的肌肤接触、眼神接触和语言动作等，有利于母婴情感交流，促进婴儿的行为发展和心理健康。母乳喂养还对母亲近期和远期健康都有益处。循证医学证据显示，母乳喂养可促进母亲产后体重恢复到孕前状态，可降低母亲 2 型糖尿病、乳腺癌和卵巢癌的发病风险。

4. 母乳喂养有助于婴儿免疫系统发展，增加抗感染能力，降低过敏性疾病风险

母乳喂养可降低婴儿感染性疾病风险。母乳喂养可避免婴儿暴露于来自食物和餐具的污染。母乳含有的免疫活性物质，可帮助婴儿抵抗多种病原微生物的感染。母乳中的乳铁蛋白可发挥抗菌作用。母乳中含有的溶菌酶、补体、细胞因子甚至白细胞，都可促进婴儿免疫系统的成熟。婴儿出生后的前 6 个月给予纯母乳喂养可明显降低婴儿的发病率及死亡率。2013 年一项纳入了 1 项队列研究和 15 项病例对照研究的荟萃分析，包含 8 843 例患者和 6 558 例对照，结果表明在 8 个发展中国家，缺乏纯母乳喂养能增加下呼吸道感染的风险，OR（95%CI）为 2.34（1.42，3.88）。WHO 2013 年报告列出了纯母乳喂养对母婴双方的多种益处，如纯母乳喂养 4 个月以上，可降低 1 岁内婴儿 72% 下呼吸道感染风险，发生中耳炎的风险下降 23%，并提出了"婴儿应该纯母乳喂养 6 个月，以达到最佳的生长、发育和健康"的全球公共卫生策略。母乳喂养既可以显著降低婴儿腹泻的发病率，也可缩短腹泻的病程。母乳喂养的婴儿坏死性肠炎发病率也显著低于用婴儿配方奶喂养的婴儿。母乳喂养还有利于抵抗肺炎、中耳炎、菌血症、脑膜炎及尿道感染等感染性疾病。即使是部分母乳喂养，亦具有一定的保护

作用。

纯母乳喂养对子代过敏性疾病有保护作用。纯母乳喂养能有效地避免婴儿过早接触异原蛋白质，减少对异原蛋白质的暴露水平。研究证明，纯母乳喂养儿 1 岁以内极少发生过敏反应，至少可以推迟过敏的发生。如果新生儿第一口食物不是母乳，而是其他食物，食物中的异原蛋白质可能会通过新生儿不成熟的肠黏膜细胞间隙进入体内，为可能发生的过敏或迟发型过敏埋下隐患。换句话说，新生儿第一口食物不是母乳，之后即使是母乳喂养，也不是真正的纯母乳喂养，也失去了纯母乳喂养对婴儿过敏，特别是迟发型过敏的保护作用。2003 年发表的荟萃分析对 1966—2001 年间 132 项母乳喂养与过敏的研究中，其中 56 项有明确研究结果的分析结论是，母乳喂养对过敏性疾病有保护作用。另一项对 42 项有关母乳喂养与婴幼儿湿疹风险的荟萃分析证实，3~4 个月及以上纯母乳喂养即可降低婴幼儿 0~2 岁湿疹发生风险的 26%，OR（95%CI）为 0.74（0.57，0.97）；一项系统综述研究结果显示，母乳喂养 4 个月及以上可降低子代 4 岁时哮喘发病风险的 28%，OR（95%CI）为 0.72（0.53，0.97）。

5. 母乳喂养有助于降低婴儿远期慢性病的发生风险

母乳喂养对婴儿早期健康生长发育和成年期慢性病风险具有保护效应。对于谋求近期效益和远期影响之间的平衡，母乳喂养是成本 - 效益最高的选择。母乳可降低儿童肥胖风险，母乳喂养时间越长，儿童肥胖风险越低。母乳喂养对肥胖的预防作用，与其较低的蛋白质含量有关。2005 年对包含 298 900 例研究对象的荟萃分析显示，与配方奶喂养相比，母乳喂养可降低远期肥胖风险的 13%，OR（95%CI）为 0.87（0.85，0.89）。研究表明，婴儿期蛋白质摄入量过多使儿童 6 岁时的肥胖风险增加了 1.43 倍，OR（95%CI）为 2.43（1.12，5.27）。2019 年发表的 22 个国家 100 583 名儿童的研究结果显示，与纯母乳喂养至少 6 个月相比，从未母乳喂养或者母乳喂养低于 6 个月的儿童发生肥胖的风险更高，OR（95%CI）分别为 1.22（1.16，1.28）和 1.12（1.07，1.16）。越来越多的研究证实，儿童早期营养不良还会导致成年期肥胖、高血压、冠心病和糖尿病等慢性病的发生风险，而母乳喂养有利于预防营养不良的发生。

6. 母乳喂养有助于母亲健康

母乳喂养可降低母亲产后体重滞留风险。2017 年的荟萃分析结果显示，与非哺乳母亲相比，哺乳母亲产后体重降低更多，差值为 0.38kg（95%CI：–0.64kg，–0.11kg）。国内调查数据显示，纯母乳哺乳的母亲，产后最容易恢复到孕前体重；而混合喂养婴儿的母亲，由于不能很好地处理泌乳与饮食量之间的关系，产后体重滞留最明显。证据显示，哺乳可降低母亲 2 型糖尿病风险；哺乳超过 12 个月以上，可降低母亲 2 型糖尿病的风险 9%，RR（95%CI）为 0.91（0.86，0.96）。此外，哺乳可降低母亲乳腺癌和卵巢癌的风险，证据表明与从未哺乳的母亲相比，哺乳超过 12 个月的母亲患乳腺癌的风险降低 28%，OR（95%CI）为 0.72（0.58，0.89），哺乳持续时间越长，卵巢癌的发病风险越低。

准则二 生后 1 小时内开奶，重视尽早吸吮

提要

初乳富含营养和免疫活性物质，有助于婴儿肠道成熟和功能发展，并提供免疫保护。母亲分娩后应即刻开始观察新生儿觅食表现并不间断地母婴肌肤接触，在生后 1 小时内让新生儿开始吸吮乳头和乳晕，除尽快获得初乳外，还可刺激乳头和乳晕神经感受，向垂体传递其需要母乳的信号，刺激催乳素的产生，促进乳汁分泌（下奶），这是确保母乳喂养成功的关键。婴儿出生时具有一定的能量储备，可满足至少 3 天的代谢需求；开奶过程中不用担心新生儿饥饿，可密切关注新生儿体重，体重下降只要不超过出生体重的 7% 就应坚持纯母乳喂养。精神鼓励、专业指导、温馨环境、愉悦心情等可以辅助开奶。

【核心推荐】

- 分娩后母婴即刻开始不间断地肌肤接触，观察新生儿觅食表现，帮助开始母乳喂养，特别是让婴儿吸吮乳头和乳晕，刺激母乳分泌。
- 生后体重下降只要不超过出生体重的 7% 就应坚持纯母乳喂养。
- 婴儿吸吮前不需过分擦拭或消毒乳房。
- 通过精神鼓励、专业指导、温馨环境、愉悦心情等辅助开奶。

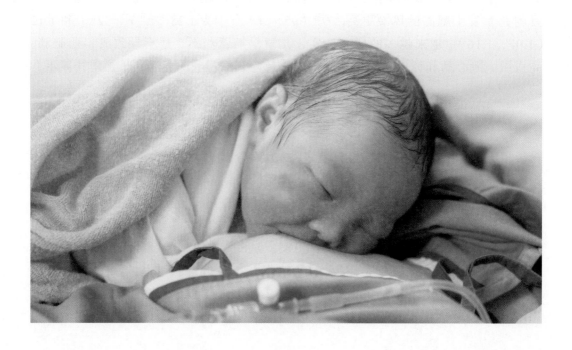

1. 如何尽早开始母婴肌肤接触

如果顺利分娩,母子健康状况良好,婴儿娩出后应尽快吸吮母亲乳头和乳晕,刺激乳汁分泌并获得初乳。开奶时间越早越好,正常新生儿第一次哺乳应在产房开始。当新生儿娩出断脐和擦干羊水后,即可将其放在母亲身边,与母亲肌肤接触,并开始让婴儿分别吸吮双侧乳头和乳晕各 3~5 分钟,可吸吮出初乳数毫升。刚出生的婴儿已具备很强烈的觅食和吸吮能力,母亲也十分渴望看见和抚摸自己的婴儿,这种亲子接触有利于乳汁分泌。正常分娩的情况下,不应添加糖水和配方奶,以避免降低新生儿吸吮的积极性,添加配方奶也加大了后续发生牛奶蛋白过敏的风险。

2. 袋鼠式护理帮助尽早开奶

袋鼠式护理又称皮肤接触护理,是指将婴儿裸露皮肤趴在母亲胸前,使两者皮肤互相接触的一种护理方式。袋鼠式护理最初用于早产儿护理,后也用于足月新生儿。由于婴儿趴在妈妈胸前的姿势像袋鼠妈妈养育小袋鼠,故称之。WHO 界定的袋鼠式护理包括 3 部分,即袋鼠式体位、袋鼠式营养、袋鼠式出院。袋鼠式体位是模拟袋鼠等有袋哺乳动物照顾幼儿的皮肤接触护理模式,在婴儿出生早期,将新生儿直立式贴在母亲的胸口,由母亲怀抱进行持续地肌肤接触;袋鼠式营养指纯母乳喂养;袋鼠式出院要求婴儿及早出院回家,减少病房环境对婴儿的不良刺激。

袋鼠式护理利于促进新生儿寻找母亲乳头进行吸吮,提高新生儿觅食主动性,帮助尽早开奶;还能稳定新生儿的生命体征,缓解新生儿疼痛,促进发育。

3. 母乳哺喂方法

正确的吸吮应该让婴儿含住乳头和乳晕。哺喂婴儿时,推荐坐着喂奶(图 2-3)。两侧乳房轮流喂,吸尽一侧再吸吮另一侧。若一侧乳房奶量已能满足婴儿需要,应将另一侧乳房内的乳汁用吸奶器吸出。完成喂奶后,不要马上把婴儿平放,应将婴儿竖直抱起,头靠在妈妈肩上,轻拍背部,排出婴儿吃奶时吞入胃里的空气,以防止溢奶。

4. 促进母乳分泌的方法

充分吸吮和及时排空乳房是最有效地促进母乳分泌的办法。通过婴儿勤吸吮,可促进乳汁分泌。新生儿能通过乳晕释放的气味(觅食)找到乳房,婴儿吸吮乳头和乳晕,刺激乳头和乳晕上的神经传感器将信息经下丘传送至母亲脑垂体进而分泌催乳素和催产素,至血液中催乳素和催产素水平升高,刺激腺泡细胞分泌乳汁。婴儿频繁吸吮,及时排空乳房,能维持催乳素在较高水平,刺激乳汁合成。婴儿啼哭声、视觉刺激及母婴肌肤接触,均可致乳母催乳素和催产素分泌增加,促进泌乳和乳汁排出。每次哺乳时,采取正确的哺乳姿势,并让婴儿轮流吮吸两侧乳房,吸空一侧乳房后再吸吮对侧。如果婴儿吸

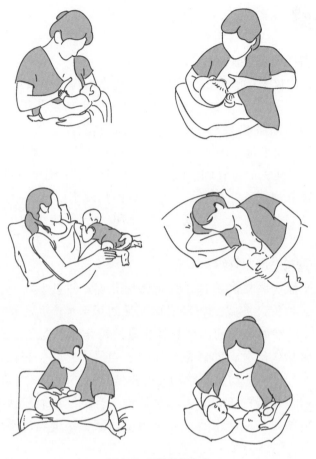

图2-3　母乳喂养姿式

吮次数有限，可以通过吸奶泵辅助，增加吸奶次数。

母亲身体状况和营养是乳汁分泌的前提，哺乳期要有多样食物组成的平衡膳食，充足的睡眠和愉悦的心情是成功母乳喂养的重要条件，产妇应从生产的辛苦中感受做母亲的幸福和快乐，从新生命的成长中享受哺喂和亲子互动。在孕期就应充分认识母乳喂养的重要性，并在家人、周围亲朋的鼓励和支持下树立起母乳喂养的信心并做好思想准备，也是成功母乳喂养的保障。此外，愉悦心情、充足睡眠也能增加催产素的分泌，进而促进乳汁分泌。

5. 如何判断母乳喂养是否充足

婴儿摄乳量受到多种因素的影响，但主要取决于婴儿自身的营养需要。母乳喂养时，可以通过以下几种情况来确定乳汁分泌充足：①婴儿每天能够得到8~12次较为满足的母乳喂养；②哺喂时，婴儿有节律地吸吮，并可听见明显的吞咽声；③出生后最初2天，婴儿每天至少排尿1~2次；④如果有粉红色尿酸盐结晶的尿，应在生后第3天消失；⑤从出生后第3天开始，每24小时排尿应达到6~8次；或者如果婴儿每天能尿湿5~6个纸尿裤，就说明婴儿已经吃饱；⑥出生后每24小时至少排便

3~4 次，每次大便应多于 1 大汤匙；⑦出生第 3 天后，每天可排软、黄便 4~10 次；也可通过称量婴儿摄乳前后的体重来判断，但通常情况下不需要这样做；⑧婴儿体格生长可用来判定婴儿一段时期内（2 周至 1 个月）的母乳是否充足。定期测身长、体重、头围，标记在 WHO 儿童成长曲线上，就可通过其生长状况，判断母乳量是否充足。

但是，不能为了称乳量而将乳汁挤出或吸出，用以判断母乳喂养量，这是非常不科学的。

【科学依据】

【关键事实】

- 生后 1 小时内即开始母婴肌肤接触可明显提高 1~4 月龄婴儿的母乳喂养率。
- 新生儿出生 10~30 分钟后即具备觅食和吸吮能力，生后 30 分钟至 1 小时以前的吸吮有利于建立早期母乳喂养。
- 早吸吮和早接触可降低新生儿低血糖发生的风险。
- 初乳富含生物活性成分和免疫物质，对新生儿免疫系统和肠道功能发展和成熟，尤为重要。
- 母乳喂养是婴儿尽早建立健康肠道微生态的重要因素。
- 哺乳和泌乳与母亲神经心理活动之间存在双向良性互动。

---

1. 新生儿出生后尽早吸吮利于建立母乳喂养，母婴接触可提高母乳喂养率

尽早开奶是纯母乳喂养成功的必需要求。乳腺的泌乳活动是母婴双方协同完成的过程。让新生儿尽早、频繁地吸吮乳头，有利于刺激乳汁分泌，是保证成功开奶的关键措施。新生儿尽早吸吮能刺激乳晕中的腺体分泌婴儿特别敏感的气味，吸引婴儿通过鼻的嗅觉及面颊和口腔的触觉来寻找和接近乳头，通过吸吮刺激催乳激素的分泌，进而促进乳腺分泌乳汁。吸吮能帮助新生儿建立和强化吸吮、催乳激素、乳腺分泌三者之间的反射联系，为纯母乳喂养的成功提供保障。出生 10~30 分钟后新生儿即可表现出强烈吸吮能力，生后尽早开始（30 分钟至 1 小时以前）吸吮有利于建立早期母乳喂养。生后立即或早期（1 小时内）即开始母婴肌肤接触可明显提高生后 1~4 个月的母乳喂养率。

2. 初乳对新生婴儿免疫系统和肠道功能尤为重要

尽早开奶，可充分利用初乳（分娩后 7 天内分泌的乳汁），使得婴儿获得更多营养和健康益处。婴儿出生时已具备良好的吸吮条件反射和吸吮能力，但胃容量小，肠黏膜发育不完善，消化酶不成熟。而母乳尤其是初乳，既能很好地满足新生儿的营养需要，又能适应其消化和代谢能力，是帮助新生儿自主获取液体、能量和营养素的最理

想食物。如初乳蛋白质含量可达 20~30g/L，为成熟乳的 2~3 倍，其中近 90% 的蛋白质是 α- 乳清蛋白，其氨基酸模式最适合婴儿需要。此外，初乳蛋白质中富有免疫球蛋白及细胞因子，如分泌型 IgA、白细胞介素、乳铁蛋白、脂肪酶、溶菌酶等，对初生婴儿的免疫系统、肠道成熟和消化吸收都很有帮助。

3. 母乳喂养有助于婴儿尽早建立健康肠道微生态

初乳含有丰富且种类繁多的低聚糖，这些低聚糖可作为肠道中双歧杆菌、乳酸杆菌等益生菌的代谢底物，促进益生菌的定植和生长，有利于婴儿快速建立健康的肠道微生态。肠道微生态的建立既可提高肠黏膜屏障的作用，有效减少异原蛋白质大分子暴露，又能很好地刺激肠道免疫系统平衡地发展，是预防过敏发生的重要保障。此外，健康肠道菌群还有利于维生素，特别是维生素 K 的合成。

4. 早吸吮和早接触可降低新生儿低血糖风险

尽早开奶并确保第一口食物为母乳，是婴儿获得纯母乳喂养的必要保证。如果新生儿第一口不是母乳，而是配方奶，所摄入的异原蛋白质，可能成为引起迟发型过敏反应的过敏原。因为，新生儿肠道肠黏膜发育及功能不成熟，肠道菌群屏障也尚未建立，异原大分子蛋白质很容易透过肠黏膜进入体内，致敏不成熟的免疫系统。开奶初期对婴儿饥饿和低血糖的担心，常常导致放弃等待乳汁的分泌，从而使新生儿的第一口食物不是母乳。实际上，新生儿出生时体内具有较为丰富的能量储备和血糖维持能力，尤其是体内含有较为丰富的可以快速供能的棕色脂肪。新生儿出生后 3 天内，在体重丢失不超过 7% 的情况下，发生严重脱水和低血糖的风险很低。在此条件下可积极开奶，坚持等待乳汁分泌。早吸吮和早接触还可降低新生儿低血糖发生的风险。产后尽早开奶，坚持新生儿的第一口食物是母乳，既是可行的，也是必需的。

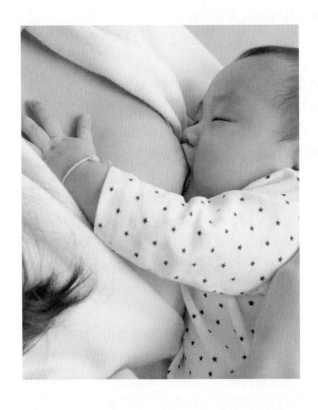

5. 哺乳和泌乳与母亲神经心理活动存在双向良性互动

良好的哺乳和泌乳可增加母亲的哺乳自信，心情愉悦。同时，哺乳妈妈心情愉悦、正确按摩乳腺等也能促使乳汁尽早足量分泌，使婴儿获得纯母乳喂养，有效排除配方奶的干扰。

准则三　回应式喂养，建立良好的生活规律

随着婴儿胃肠道成熟和生长发育过程，母乳喂养将从按需喂养模式到规律喂养模式递进。婴儿饥饿是按需喂养的基础，应及时识别婴儿饥饿及饱腹信号，及时做出喂养回应。哭闹是婴儿饥饿的最晚信号。应避免婴儿哭闹后才哺喂，这样会增加哺喂的困难。按需喂奶，两侧乳房交替喂养；不要强求喂奶次数和时间，特别是 3 月龄内的婴儿。婴儿生后 2~4 周就基本建立了自己的进食规律，家长应明确感知其进食规律的时间信息。一般 2 月龄后，婴儿胃容量逐渐增加，单次摄乳量也随之增加，哺喂间隔则会相应延长，特别是在夜间，喂奶次数减少，婴儿睡眠节律更好，逐渐建立起哺喂和睡眠的规律。如果婴儿哭闹明显不符和平日进食规律，应该首先排除非饥饿原因，如胃肠不适等。非饥饿原因哭闹时，增加哺喂次数只能缓解婴儿的焦躁心理，并不能解决根本问题，应及时就医。

【核心推荐】

- 及时识别婴儿饥饿及饱腹信号并尽快做出喂养回应，哭闹是婴儿表达饥饿信号的最晚表现。
- 按需喂养，不要强求喂奶次数和时间，但生后最初阶段会在 10 次以上。
- 婴儿异常哭闹时，应考虑非饥饿原因。

【实践应用】

1. 什么是回应式喂养和按需喂养

婴儿的胃容量逐渐增加，因此其进食需求也会发生变化，回应式喂养是指符合婴儿进食特性的喂养方式，强调喂养的时长和频次由婴儿进食意愿和需求决定，包括早期新生儿的按需喂养方式，及日后逐渐形成的规律喂养方式。所谓回应式喂养，也称顺应喂养，就是要及时地对婴儿发出的进食需求，迅速做出喂养回应。按需喂养是指通过识别婴幼儿发出饥饿与进食的信号，在不限制哺乳次数和时长的前提下，立即、合理回应婴儿的进食需要。婴儿饥饿是按需喂养的基础，饥饿引起哭闹时应及时喂哺，不要强求喂奶次数和时间，特别是 3 月龄内的婴儿。

2. 如何判断何时哺喂

识别出婴儿饥饿表现后，应立即哺喂。婴儿饥饿时可能会出现以下表现：张嘴，吮吸手指、嘴唇或舌头；从睡眠中醒来，转动头脑，有好似寻找乳房的倾向；身体活动增多，呈现烦躁、哭闹等不安状态。

3. 如何判断婴儿因饥饿哭闹

婴儿饥饿的早期表现包括警觉、身体活动增加、脸部表情增加；婴儿饥饿的后续表现才是哭闹。以下反应有助于判断婴儿饥饿：婴儿转向或寻觅妈妈的乳房，张大嘴巴，舌头向下伸出；做出吸吮动作或者吸吮手指。除了饥饿的表现外，婴儿胃肠道不适或其他身体不舒服，甚至婴儿情绪不佳也会表现出不同状态的哭闹，而非饥饿原因引起的哭闹，显然无法通过哺喂得到完全安抚。

4. 从按需喂养模式到规律喂养模式

新生儿胃容量小，胃排空较快，易感到饥饿，因此需多次哺乳满足其进食需要，伴随成长发育，一般喂奶间隔从 1~2 小时逐渐延长至 3 小时左右。3 个月后，婴儿胃容量增大，进食习惯趋于规律，同时夜间睡眠时间延长，夜间喂奶次数也可逐渐减少。

【科学依据】

【关键事实】

- 母乳的分泌量会随着婴儿的生长发育需求适应性增加。
- 新生儿出生时已具备良好的觅食能力和饥饿感知，并通过身体活动、表情、哭闹等行为表达饥饿。
- 随着月龄增加，婴儿胃容量明显增加。
- 回应式喂养可兼顾足量摄乳，促进建立摄乳、活动和睡眠节律。

1. 新生儿出生时具备觅食能力和饥饿感知，并通过行为表达饥饿

婴儿快速生长发育需要较大量乳汁来满足其能量和营养需求，这必须通过较高频率的摄乳来实现足量进食。新生儿出生时已具备良好的觅食能力和饥饿感知，随着生长发育，婴儿胃排空后会通过身体活动、脸部表情、哭闹等行为来表现饥饿。

2. 随着月龄增加，婴儿胃容量明显增加，母乳的分泌量随婴儿生长发育需求适应性增加

随着婴儿胃容量的增加，婴儿每次摄入的乳量会逐步增多，胃排空时间相应延长，同时哺乳母亲的泌乳量也相应增加，此时哺喂次数则可不断减少，前后两次哺喂间隔时间也可延长，母乳喂养从按需喂养到规律喂养模式是符合婴儿生长规律的自然过程。

3. 回应式喂养可兼顾足量摄乳及促进摄乳、活动和睡眠节律的建立

正常情况下，婴儿会处于睡眠 - 饥饿 - 觉醒 - 哭闹 - 哺乳 - 睡眠的循环状态。哺喂间隔时间延长后，婴儿喂养的规律性和节奏感会更明显，对包括饮食在内的生活习惯的影响也会更加明显，因此还需要特别关注培养规律哺乳和睡眠的习惯。减少睡眠时的哺乳次数可促进婴儿养成良好的睡眠习惯。

由于个体差异，不同婴儿的胃容量、每次哺乳时摄入乳量、睡眠状态存在差异，回应婴儿表现出的饥饿反应进行哺乳，可更好地兼顾足量摄乳、睡眠和生活规律多方面需要。

准则四　适当补充维生素 D，母乳喂养无需补钙

提要

人乳中维生素 D 含量低，母乳喂养儿不能通过母乳获得足量的维生素 D。阳光照射会促进皮肤中维生素 D 的合成，但鉴于养育方式的限制，阳光照射可能不是 6 月龄内婴儿获得维生素 D 的最方便途径。婴儿出生后应每日补充维生素 D 10μg。纯母乳喂养能满足婴儿骨骼生长对钙的需求，不需额外补钙。推荐新生儿出生后补充维生素 K，特别是剖宫产的新生儿。

【核心推荐】

- 纯母乳喂养的婴儿出生后数日开始每日补充维生素 D 10μg。
- 纯母乳喂养的婴儿不需要补钙。
- 出生后应注意补充维生素 K。

【实践应用】

1. 如何给婴儿补充维生素 D

婴儿出生后数日，当喂养状况比较稳定后，采用维生素 D 补充剂，开始每日补充维生素 D 10μg，可在母乳喂养前将滴剂定量滴入婴儿口中，然后再进行母乳喂养。这里建议的"数日"，并不特别强调准确在哪一天，而是在婴儿出生后 1~2 周内，根据喂养状况，能够从容安排维生素 D 补充剂使用即可。对于每日口服补充维生素 D 有困难的婴儿，可每周或者每月口服一次相当剂量的维生素 D。配方奶喂养的婴儿，需要关注配方奶提供的维生素 D 含量，按照每日 700ml 奶量估计，如能提供 10μg 维生素 D，则可以不再额外补充，否则也需要适量补充。

每日 10μg 的维生素 D 可满足婴儿在完全不接触日光照射情况下维生素 D 的需要，因此这一补充量对北方地区、冬季或梅雨季节的婴儿都是基本充足的。

2. 6 月龄内婴儿通过阳光照射能否获得所需要维生素 D

要让婴儿通过阳光照射获得足量维生素 D，需要做到以下几个方面：阳光充足，皮肤暴露范围足够，阳光暴露时间充足。显然这些要求受当地季节、居住地纬度、环境污染等条件的影响。即使季节、气候等允许，也要注意阳光中的高能蓝光可以透过晶状体，到达婴儿视网膜，对婴儿视觉产生不利影响；再者婴儿皮肤娇嫩，过早暴露日光照射也可能会对婴儿皮肤造成损伤。相比较而言，通过晒太阳获得维生素 D，难度高，不确定性大；而给婴儿补充维生素 D，难度小，可靠性高，因此婴儿应该每日口服维生素 D 10μg。

3. 如何给新生儿和婴儿补充维生素K

母乳中维生素K的含量较低。新生儿（特别是剖宫产的新生儿）肠道菌群不能及时建立，无法合成足够的维生素K；大量使用抗生素的婴儿，肠道菌群可能被破坏，会面临维生素K缺乏风险。目前WHO等均建议所有新生儿出生后补充维生素K，以预防维生素K缺乏性出血。按照相关的保健规范，目前新生儿出生后产科护理程序一般都会给予肌内注射维生素K，使用剂量是1mg，出生体重小于1 500g的早产儿0.5mg。除了肌内注射以外，目前没有婴幼儿广泛适用的口服维生素K补充剂，因此养育人只需对此给予关注。出生后没有注射维生素K，或者母婴双方接受可能干扰维生素K代谢的相关治疗，则需要及时咨询医务人员。配方奶喂养的婴儿，需要关注配方奶提供的维生素K含量。

【科学依据】

【关键事实】

- 母乳中维生素D含量低，单纯依靠母乳不能满足婴儿维生素D的需要。
- 婴儿出生时，体内有少量源于母体的维生素D储备。
- 婴儿皮肤具有通过紫外线照射合成维生素D的能力，但婴儿接触日光机会有限。
- 纯母乳喂养婴儿每日补充维生素D 10μg，可维持较好血清25（OH）D水平，不出现临床维生素D缺乏表现。
- 母乳中的钙可以完全满足婴儿钙的适宜摄入量。
- 母乳维生素K含量很低，不能满足婴儿需求，出生时补充维生素K可有效预防新生儿出血症的发生。

1. 婴儿出生时，体内有少量源于母体的维生素D储备

维生素D主要生理功能是维持血清钙和磷在正常范围内，维持神经肌肉功能正常和骨骼的健全，被看做为一种作用于钙、磷代谢的激素前体，是钙代谢的最重要生物调节因子。婴儿出生时体内有少量源于母体的维生素D储备，但随着维生素的消耗需要及时补充维生素D。

2. 婴儿皮肤具有通过紫外线照射合成维生素D能力，但婴儿接触日光机会有限

维生素D可在日光中紫外线照射下由皮肤合成也可以通过膳食补充。新生儿皮肤已具备合成足够维生素D的能力，而现代生活条件下，婴儿出生后往往得不到足够的日光照射，体内维生素D的合成不足以满足生长发育的需要，很快会出现缺乏。

3. 母乳中维生素D含量低，纯母乳喂养婴儿需要补充维生素D

由于存在内源合成途径，母乳不是婴儿维生素D的主要供给途径，其含量也相对

较低，全天泌乳总量中的维生素 D 不足 2.5μg，单纯依靠母乳喂养仍不能满足婴儿维生素 D 的需要。婴儿出生后生长发育极快，骨骼生长迅速，钙磷代谢活跃，需要维生素 D 参与调节。研究证实，足月儿出生后需补充维生素 D 10μg/d，才可维持血清 25（OH）D 水平在 50nmol/L 以上，不出现临床维生素 D 缺乏表现。因此婴儿出生后数日应开始补充维生素 D 10μg/d。

4. 母乳中的钙可以满足婴儿钙的适宜摄入量

母乳中钙含量是稳态调节的，不会因母亲钙摄入量的多少而变化。为满足哺乳期的钙需求，乳母体内会进行多种生理调节，其中最重要的是减少尿钙的排出约 100mg/d。母乳中的钙磷比例约 2∶1，母乳喂养的婴儿肠道中钙磷形成的不溶性化合物较少，这将提高婴儿对母乳钙的吸收利用。另外，母乳中的饱和脂肪酸（棕榈酸）主要在 sn-2 位，减少了皂钙的形成。因此，婴儿可以始终从母乳中获取稳定、充足且极易于吸收的钙，无需额外补钙。

5. 母乳维生素 K 含量很低，及时补充维生素 K 可预防新生儿出血症

母乳中维生素 K 含量低，不能满足婴儿的需求。足月顺产儿在母乳喂养的支持下，可以很快建立正常的肠道菌群，并获得稳定、充足的维生素 K 来源。但在婴儿正常的肠道菌群建立前，其维生素 K 需要可能得不到满足，尤其是剖宫产儿开奶延迟或得不到母乳喂养；或是早产儿、低出生体重儿，由于生长发育快，对维生素 K 需要量增加，加之不能及时建立正常的肠道菌群，容易发生维生素 K 缺乏出血性疾病。新生儿出血性疾病最早发生在出生后 24 小时内，可危及生命；典型的新生儿出血症发生在出生后 2~5 天，严重的可致死。纯母乳喂养或以母乳喂养为主的婴儿，若出生时没有补充维生素 K，也有可能发生迟发性新生儿出血症，导致致命性的颅内出血。出生后及时补充维生素 K 可有效预防新生儿出血症的发生。

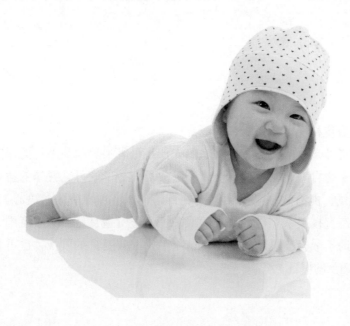

提要

一般情况下，通过及时有效的排空乳房和专业的指导，绝大部分婴儿都可以获得成功的纯母乳喂养。在某些医学状况下，如婴儿患有某些代谢性疾病、乳母患有某些传染性疾病时，可能暂时不宜进行纯母乳喂养，此时应遵循医生的建议，选择适合的哺喂方式。

任何婴儿配方奶或代乳品都不能与母乳相媲美，只能作为纯母乳喂养失败后无奈的选择。但当不能用纯母乳喂养婴儿时，建议首选适合 6 月龄内婴儿的配方奶喂养。普通液态奶、成人奶粉、蛋白粉、豆奶粉等不宜用于喂养婴儿。任何其他食物喂养不足 6 月龄的婴儿可能会由于营养不完全匹配、代谢不适宜等原因对婴儿健康造成不利影响。

【核心推荐】

- 绝大多数母亲都能纯母乳喂养自己的孩子。
- 母乳喂养遇到困难时，需要医生和专业人员的支持。母亲不要放弃纯母乳喂养，除非医生针对母婴任何一方原因明确提出不宜母乳喂养的建议。
- 相对于纯母乳喂养，给 6 月龄内婴儿任何其他食物喂养，对婴儿健康都会有不利影响。
- 任何婴儿配方奶都不能与母乳相媲美，只能作为母乳喂养失败后的无奈选择，或母乳不足时对母乳的补充。
- 不要直接用普通液态奶、成人和普通儿童奶粉、蛋白粉、豆奶粉等喂养 6 月龄内婴儿。

【实践应用】

1. 母乳喂养的家庭支持

母乳喂养不仅仅与母亲一个人有关，家庭的支持是母乳喂养顺利进行的保障。母乳喂养的信念及经验多源自家人的影响，全体家庭成员充分了解母乳喂养的益处，给予母乳喂养肯定与鼓励，能有效提高女性的哺乳自信，坚定母乳喂养的决心。此外，乳母的精神、营养状态直接关系到母乳喂养的成败。通过营造良好的家庭氛围，给予母亲充分的理解，有助于减轻哺乳期间的不良情绪。家庭对膳食的重视，也可为母亲哺乳期间的营养提供必要的保证。

2. 为什么说婴儿配方奶是母乳喂养失败后的无奈选择

虽然婴儿配方奶粉都经过一定配方设计和工艺加工，但其保证了部分营养素的数量和比例接近母乳，却无法模拟母乳中一整套完美独特的营养和生物活性成分体系，如低聚糖、铁蛋白和免疫球蛋白等以及很多未知的活性成分。母乳喂养的婴儿可以随母乳体验母亲摄入膳食中各种食物的味道，对婴儿饮食心理和接受各种天然食物有很大帮助，这也是配方奶粉无法模拟的。此外，母乳喂养过程和奶瓶喂养过程给予婴儿的心理和智力体验完全不同。虽然婴儿配方奶粉能基本满足0~6月龄婴儿生长发育的营养需求，但完全不能与母乳相媲美。

3. 哪些情况下可能需要医生等专业人员帮助来决定是否可以母乳喂养

以下情况很可能不宜母乳喂养或常规方法的母乳喂养，需要采用适当的喂养方法如配方奶喂养，具体患病情况、母乳喂养禁忌和适用的喂养方案，请咨询医师或营养师：①婴儿患病，包括先天性、遗传性代谢疾病；②母亲患病，如传染病、精神病；③母亲因各种原因摄入药物和化学物质；④经专业人员指导和各种努力后，乳汁分泌仍不足。

4. 新生儿黄疸与母乳喂养

新生儿黄疸是胆红素（大部分为未结合胆红素）在体内积聚而引起，其原因很多，有生理性和病理性之分。新生儿出现黄疸是比较常见的，无论是生理性黄疸还是病理性黄疸都可以母乳喂养。母乳喂养不足也是新生儿发生黄疸的重要原因。其中，有小部分新生儿会发生母乳性黄疸，其原因尚不完全明确，可能与母乳中的酶可催化结合胆红素变成未结合胆红素，加之新生儿肠蠕动慢有关。即使是母乳性黄疸，目前也不主张停止母乳喂养，可少量多次喂养。当胆红素水平超过150mg/L时可暂停母乳喂养观察，如明显下降，确定为母乳性黄疸，仍可母乳喂养。

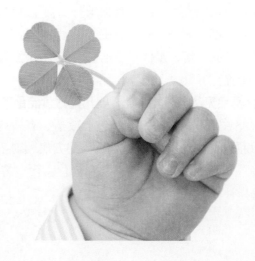

【关键事实】

- 在重视母乳喂养并给予母亲全面支持和帮助的条件下，绝大部分婴儿都能得到成功的纯母乳喂养。
- 母婴双方由于代谢异常、疾病或药物治疗等造成不宜母乳喂养的情况，具有较强专业复杂性，需要专业技术背景才能做出判断。
- 婴儿配方食品的不良促销行为会干扰和阻碍母乳喂养的顺利实施。
- 尽管代乳品不断在配方和工艺上改造，但是仍无法与母乳媲美。
- 相对于普通食品喂养，婴儿配方食品是不能获得足量母乳喂养时的可选择补充。

1. 绝大部分婴儿都能得到成功的纯母乳喂养

母乳喂养是分娩后的自然反应，绝大多数女性都可以分泌足够的乳汁喂养婴儿。大多数的母乳喂养失败与母乳不足和人为因素有关，而这些均可以通过有效的促乳指导和环境支持解决，实现纯母乳喂养。

2. 母婴双方不宜母乳喂养时，需要专业技术背景做出判断

仅在一些特殊情况下，暂时不适宜母乳喂养。比如乳母患有某些传染病时，尤其是病毒性传染病，病毒会通过乳腺分泌进入乳汁而被婴儿摄入，造成疾病的母婴传播；乳母因某些疾病治疗服用药物或化学物质滥用，会损害婴儿健康；婴儿患有某些代谢性疾病时，因为不能消化、代谢母乳中的营养成分对身体造成损伤。这些情况下的哺喂决策具有较高的专业复杂性，需要在医生的专业指导和建议下做出判断，选择适当的喂养方式和方法。

3. 婴儿配方食品的不良促销会干扰和阻碍母乳喂养

在所有可获得的代乳品中，婴儿配方奶是经过一定配方设计和工艺处理而生产的一种食品。目前，市场上的不良促销行为会干扰和阻碍母乳喂养的顺利实施，每个女性、每个家庭都应充分了解母乳喂养的益处，坚定母乳喂养。同时社会各机构，如医院、社区、公共场所，媒体也应通过协同的环境支持减少及消除代乳品不良促销对母乳喂养的干扰。

4. 代乳品无法与母乳媲美，婴儿配方食品是不能获得足量母乳喂养的补充

尽管配方奶不断在配方和工艺上改造、有所调整，配方奶仍不能与母乳相媲美。但是经过科学设计、配方调整的婴儿配方奶相对于普通食品（如成人奶粉、蛋白粉、豆奶粉等）较为适合婴儿营养需要和消化、代谢特点，可作为无法获得足量母乳喂养时的可选择补充。

1. 什么是婴儿配方奶

婴儿配方奶，也被称为婴儿配方食品，是参考婴幼儿营养需要和母乳成分研究资料，乳及乳制品、大豆及大豆蛋白制品为主要蛋白来源，经过一定配方设计和工艺处理而生产的用于喂养不同生长发育阶段和健康状况婴儿的食品。由于婴儿配方食品多为乳粉（再冲调为乳液喂养婴儿）或可直接喂养婴儿的液态乳，所以又常称为婴儿配方乳、婴儿配方粉或婴儿配方奶。

由于经过了一定的配方设计（食物成分调整、营养素强化和功能成分的添加），在婴儿喂养中，婴儿配方食品比普通牛、羊乳或其他一般普通食品更符合婴儿的营养和代谢需求，可以在某些特定方面，在一定程度上模拟母乳的功能。因此，婴儿配方奶可以作为母乳喂养不成功时的首选替代。但必须强调的是，无论经过怎样的配方设计和先进研发，任何婴儿配方奶均无法与母乳相媲美。

2. 什么是特殊医学用途婴儿配方食品

特殊医学用途婴儿配方食品是特殊医学用途食品中的一类，指针对患有特殊紊乱、疾病或医疗状况等特殊医学状况婴儿的营养需求而设计制成的粉状或液态配方食品。需要在医生或临床营养师的指导下，单独食用或与其他食物配合食用，其能量和营养成分能够满足 0~6 月龄特殊医学状况婴儿的生长发育需求。除此之外，还有适用于 1 岁以上人群的特殊医学用途配方食品。特殊医学用途婴儿配方食品不宜由家长自行选择与购买，需要根据医生或临床营养师的建议选购。

目前获准上市的特殊医学用途婴儿配方食品有无乳糖配方或低乳糖配方、乳蛋白部分水解配方、乳蛋白深度水解配方或氨基酸配方、早产 / 低出生体重婴儿配方、母乳营养补充剂和氨基酸代谢障碍配方 6 种。

3. 婴儿配方食品的常见种类

婴儿配方食品根据适用对象不同主要分为以下几类：①婴儿配方食品，常见 1 段奶粉，作为母乳替代品其营养成分能满足 6 月龄内正常婴儿的营养需要；②较大婴儿和幼儿配方食品，适用于 6 月龄以后婴儿和幼儿食用，作为其混合食物中的组成部分；③特殊医学用途婴儿配方食品，适用于生理上有特殊需要或患有代谢疾病的婴儿，例如为早产儿、遗传性代谢缺陷儿（如苯丙酮酸尿症）设计的配方食品，为乳糖不耐受儿设计的无乳糖配方食品，为预防和治疗牛乳过敏儿设计的水解蛋白配方食品或其他不含牛奶蛋白的配方食品等。水解蛋白配方又分为适度（部分）水解蛋白配方奶、深度水解蛋白配方奶和氨基酸配方奶。

准则六　定期监测婴儿体格指标，保持健康生长

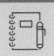

身长和体重是反映婴儿喂养和营养状况的直观指标。疾病或喂养不当、营养不足会使婴儿生长缓慢或停滞。6 月龄内婴儿应每月测一次身长、体重、头围，病后恢复期可增加测量次数，选用国家卫生标准《5 岁以下儿童生长状况判定》（WS/T 423—2013）判断婴儿是否得到正确、合理喂养。婴儿生长有自身规律，过快、过慢生长都不利于儿童远期健康。婴儿生长存在个体差异，也有阶段性波动，不必相互攀比生长指标。母乳喂养儿体重增长可能低于配方奶喂养儿，这是完全正常的。只要处于正常的生长曲线轨迹，即是健康的生长状态。

【核心推荐】

- 身长和体重是反映婴儿喂养和营养状况的直观指标。
- 6 月龄内婴儿每月测量一次身长、体重和头围，病后恢复期可适当增加测量次数。
- 选用国家卫生标准《5 岁以下儿童生长状况判定》（WS/T 423—2013）判断生长状况。
- 出生体重正常婴儿的最佳生长模式是基本维持其出生时在群体中的分布水平。
- 婴儿生长有自身规律，不宜追求参考值上限。

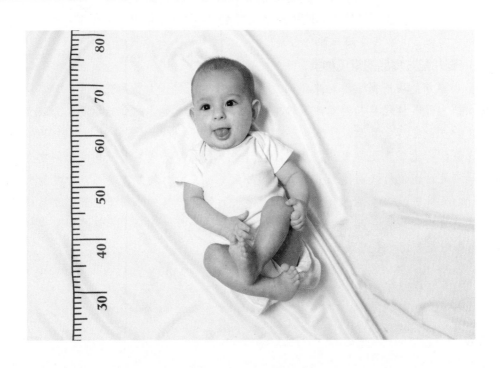

1. 如何测量婴儿 / 幼儿的体格发育

体重是判定婴幼儿体格生长和营养状况的重要指标，也是婴幼儿定期健康体检的重要项目之一。在社区卫生服务中心等医疗机构都有专用的婴幼儿体重秤，其测量精度高，分辨率为 5g，可以准确测量婴幼儿体重，及时发现体重变化。测体重时最好空腹，排去大小便，尽量脱去衣裤、鞋帽、尿布等，最好能连续测量两次，两次间的差异不应超过 10g。在家中给婴幼儿称体重时，如有条件也最好使用专用婴幼儿体重秤。如条件有限，也可由家属抱着婴幼儿站在家用体重秤上称体重，再减去大人的体重，即为婴幼儿的体重。由于普通家用体重秤的测量误差在 100g 左右，所以采用这种方法不能准确得知婴儿在短期内的体重增长，只适用于观察较长时间的体重变化。

2 岁以下婴幼儿应躺着进行身长的测量。身长为头、脊柱和下肢长的总和。社区卫生服务中心等医疗机构有专用的婴幼儿身长量床。婴幼儿在测量身长前应先脱去鞋、袜、帽子、头饰、外衣裤。让婴幼儿仰躺在量床上，请助手或家属扶住婴儿头部，头顶接触量床顶板，测量者注意让婴幼儿保持全身伸直，左手按直婴幼儿的双膝部，使双下肢伸直、并拢，并紧贴量床的底板，右手推动测量滑板，使滑板紧贴婴幼儿的足底，并使测量板两端测量值一致，然后读取数值，精确到 0.1cm。最好能连续测量两次，两次相差不能超过 0.4cm。在家里测量时，可以让婴儿躺在桌上或木板床上，在桌面或床沿贴上一软尺。在婴幼儿的头顶和足底分别放上两块硬纸板，读取头板内侧至足板内侧的长度，即为婴幼儿的身长。

头围是反映婴幼儿脑发育的一个重要指标。测量时使用软尺，寻找儿童两条眉毛的眉弓（眉毛的最高点）。将软尺的零点放在眉弓连线的中点上，将软尺沿眉毛水平绕向儿童的头后，寻找儿童脑后枕骨结节（脑后的最高点），将软尺绕过儿童后脑结节中点，并将软尺绕回前脑。将软尺重叠交叉，交叉处的数字即为儿童头围，读数精确至 0.1cm。

2. 如何评价婴儿生长发育状况

依据国家卫生行业标准《5 岁以下儿童生长状况判定》（WS/T 423—2013）的判定指标和方法进行评价。该标准引用了 WHO 2006 年儿童生长标准数据，推荐使用 Z 评分指标进行判定。Z 评分：实测值与参考人群指标中位数之间的差值和参考人群标准差相比，所得比值就是 Z 评分。常用的 Z 评分指标有：①年龄别身长 Z 评分：儿童身长实测值与同年龄同性别参考儿童身长中位数之间的差值和参考儿童身长标准差相比所得比值。②年龄别体重 Z 评分：儿童体重实测值与同年龄同性别参考儿童体重中位数之间的差值和参考儿童体重标准差相比所得比值。③身长别体重 Z 评分，儿童体重实测值与同性别同身长儿童体重中位数之间的差值和同性别同身长儿童体重标准差相比所得比值。④年龄别体质指数（BMI）Z 评分，儿童 BMI 计算值与同年龄同性别儿童 BMI 中位数之间的差值和同年龄同性别儿童 BMI 标准差相比所得比值。⑤年龄别头围：儿童头围实测值与同性别同年龄儿童头围中位数之间的差值和同性别同年龄儿童头围标准差相比所得比值。

3. 为什么婴 / 幼儿的生长不宜追求参考值的上限

每个婴儿出生体重不同，由于遗传和环境因素的影响，出生后增长速度和生长轨迹都不可能完全一样。在喂养得当、营养充分、健康良好的情况下，儿童的生长发育水平也存在一定的差异。生长曲线和参考值是基于大部分儿童的生长发育数据推算的范围，是群体研究结果。每一个儿童都会有其自己的生长曲线，并不是每个儿童的生长曲线一定处于平均水平或上游水平。参考值的上限指的是同龄儿童中处于上游 2%或 3% 的水平，显然不可能所有的儿童都处于此水平。大部分儿童的生长指标都会比较接近均值或中位数（P_{50}）水平，但均值或中位数水平也不是每个儿童的生长目标。评价某一个儿童的生长时，应将其现在的情况与以往进行比较，尤其应以其出生时的状况为基准，观察其发育动态，才更有意义。

如果盲目追求过快生长，可能会引起童年期肥胖，并增加成年期肥胖、糖尿病、高血压、心血管疾病的发生风险。因此，不要将婴儿的生长指标与参考值的上限相比，追求最高，也不要与平均水平相比，更不要与邻家孩子的指标相比，让婴儿沿其自身正常的生长轨迹成长。

【科学依据】

【关键事实】

- 婴儿期是生长发育的高峰期，体格指标与婴儿体格生长、智力发育水平有较强关联，是反映营养状况的全面指标。
- 体格生长指标是婴儿发展指标中最易于获得且最灵敏的观察指标。
- 追求过快生长，会增加远期健康风险。
- WHO《儿童生长标准》适用于各个国家。

1. 体格指标能全面、灵敏地反映婴儿营养状况，且易于获得

婴儿正处在生长发育的高峰期，充足的营养是促进体格、智力和免疫功能发展的物质基础。体格指标是所有发展评价指标中最易于获得而又灵敏的观察指标，因此定期对婴儿进行体格测量分析是保障婴儿获得健康生长的重要举措。体格指标主要包括体重、身长、头围等。

2. 追求过快生长，会增加远期健康风险

早期营养和相应的生长对成年期疾病的发生具有重要影响。营养缺乏导致的低出生体重和出生后生长迟缓，以及过度喂养导致的超重、肥胖，都具有明显的近、远期健康危害。在儿童养育过程中，营养和生长发育方面传统上追求的"多、高、大、快"，在体格、智力和免疫功能等方面带来一定近期效益的同时，也增加了远期健康的

风险。因此，在儿童喂养实践中，应权衡利弊，帮助儿童实现其固有生长轨迹，获得不快也不慢的健康生长，谋求近期健康效益和远期健康结局之间的平衡。

3. WHO《儿童生长标准》适用于各国

《儿童生长标准》是 WHO 于 2006 年发布的生长参考数据。该标准依据 1997—2003 年期间开展的生长参考值多中心研究，收集多民族背景和文化环境的健康母乳喂养婴儿体格纵向追踪数据，包括体重、身长、BMI、头围、上臂围等指标的获得性生长数值和生长速度数值，采取相对于年龄或相对于身高的数据形式，用统计学方法描述其分布（均数、中位数、标准差、Z 评分、百分位数），并拟合、绘制儿童生长曲线图。研究数据显示，在世界上任何地方出生并给予最佳生命开端的儿童，都有潜力发展到相同的体格范围；儿童生长至 5 岁前的差别，更多地受营养、喂养方法以及卫生保健因素的影响，而不是遗传或种族。基于此，WHO 认为其儿童生长标准适用于各个国家。因此，本指南建议采用的《5 岁以下儿童生长状况判定》（WS/T 423—2013）也参考了 WHO《儿童生长标准》判断儿童生长状况。

（二）7~24 月龄婴幼儿喂养指南

本指南适用于满 6 月龄（出生 180 天）至不满 2 周岁（24 月龄内）的 7~24 月龄婴幼儿。

对于 7~24 月龄婴幼儿，母乳仍然是重要的营养来源，但单一的母乳喂养已经不能完全满足其对能量及营养素的需求，必须引入其他营养丰富的食物。

7~24 月龄婴幼儿消化系统、免疫系统的发育，感知觉及认知行为能力的发展，均需要通过接触、感受和尝试，来体验各种食物，逐步适应并耐受多样的食物，从被动接受喂养转变到自主进食。这一过程从婴儿 7 月龄开始，到 24 月龄时完成。父母及喂养者的喂养行为对 7~24 月龄婴幼儿的营养和饮食行为也有显著的影响。回应婴幼儿摄食需求，有助于健康饮食行为的形成，并具有长期而深远的影响。

7~24 月龄婴幼儿处于生命早期 1 000 天健康机遇窗口期的第三阶段，适宜的营养和喂养不仅关系到婴幼儿近期的生长发育，也关系到长期的健康。针对我国 7~24 月龄婴幼儿营养和喂养的需求以及现有的主要营养问题，基于目前已有的证据，同时参考 WHO、UNICEF 和其他国际组织的相关建议，提出 7~24 月龄婴幼儿的喂养指南，制定如下 6 条膳食指导准则。

- 继续母乳喂养，满 6 月龄起必须添加辅食，从富含铁的泥糊状食物开始。
- 及时引入多样化食物，重视动物性食物的添加。
- 尽量少加糖盐，油脂适当，保持食物原味。
- 提倡回应式喂养，鼓励但不强迫进食。
- 注重饮食卫生和进食安全。
- 定期监测体格指标，追求健康生长。

准则一　继续母乳喂养，满 6 月龄起必须添加辅食，从富含铁的泥糊状食物开始

7~24 月龄婴幼儿应继续母乳喂养。母乳仍然是 6 月龄后婴幼儿能量的重要来源。母乳可为 7~12 月龄婴儿提供总能量的 1/2~2/3，13~24 月龄幼儿总能量的 1/3。母乳也为婴幼儿提供优质蛋白质、钙等重要营养素，以及各种免疫保护因子等。继续母乳喂养可减少感染性疾病的发生，持续增进母子间的亲密接触，促进婴幼儿认知发育。

必须在继续母乳喂养的基础上添加辅食。纯母乳喂养不能为满 6 月龄后婴儿提供足够的能量和营养素；且经过最初半岁的生长发育，婴儿胃肠道及消化器官、消化酶发育也已相对成熟；婴儿的口腔运动功能，味觉、嗅觉、触觉等感知觉，以及心理、认知和行为能力也已准备好接受新的食物。满 6 月龄时开始添加辅食，不仅能满足婴儿的营养需求，也能满足其心理需求，并促进其感知觉、心理及认知和行为能力的发展。

我国 7~12 月龄婴儿铁的推荐摄入量为 10mg/d，其中 97% 的铁需要来自辅食。同时我国 7~24 月龄婴幼儿贫血高发，铁缺乏和缺铁性贫血可损害婴幼儿认知发育和免疫功能。添加富含铁的辅食是保证婴幼儿铁需要的主要措施。

【核心推荐】

- 婴儿满 6 月龄后继续母乳喂养到两岁或以上。
- 从满 6 月龄起逐步引入各种食物，辅食添加过早或过晚都会影响健康。
- 首先添加肉泥、肝泥、强化铁的婴儿谷粉等富铁的泥糊状食物。
- 有特殊需要时须在医生的指导下调整辅食添加时间。

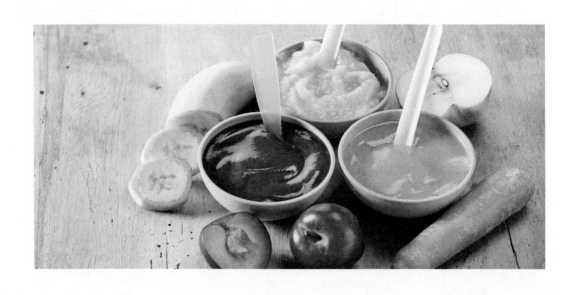

中国居民膳食指南（2022）

1. 7~24 月龄婴幼儿的母乳喂养次数

在 7~24 月龄间母乳仍然是婴幼儿能量,以及蛋白质、钙等重要营养素的重要来源。7~9 月龄婴儿每天的母乳量应不低于 600ml,由母乳提供的能量应占全天总能量的 2/3,每天应保证母乳喂养不少于 4 次;10~12 月龄婴儿每天的母乳量约 600ml,由母乳提供的能量应占全天总能量的 1/2,每天应母乳喂养 4 次;13~24 月龄幼儿每天的母乳量约 500ml,由母乳提供的能量应占全天总能量的 1/3,每天母乳喂养不超过 4 次。对于母乳不足或不能母乳喂养的婴幼儿,满 6 月龄后需要继续以配方奶作为母乳的补充。

2. 为什么从 6 月龄起必须添加辅食

证据表明,婴儿满 6 月龄时是添加辅食的最佳时机。纯母乳喂养已无法为 6 月龄后的婴儿提供足够的能量和营养素。满 6 月龄时添加辅食也与婴儿的口腔运动能力,及其对不同口味、不同质地食物的接受能力相一致。因此,婴儿满 6 月龄时,必须在继续母乳喂养的基础上引入各种营养丰富的食物。

过早添加辅食,尤其是在满 4 月龄前,也就意味着纯母乳喂养时间严重缩短,并且会明显增加儿童期和成人期肥胖风险。过早添加辅食容易因婴儿消化系统不成熟而引发胃肠道不适,进而导致喂养困难或增加感染、过敏等风险。过早添加辅食还可能因进食时的不愉快经历,影响婴幼儿长期的进食行为。

过晚添加辅食,即满 6 月龄后,增加婴幼儿能量及蛋白质、铁、锌、碘、维生素 A 等缺乏的风险,进而导致营养不良以及缺铁性贫血等各种营养缺乏性疾病,并且造成长期不可逆的不良影响。过晚添加辅食也可能造成喂养困难,进食行为异常等。近年研究表明,过晚添加辅食可导致食物过敏、增加过敏性疾病的风险。

少数特殊婴儿可能由于早产、生长发育落后、急慢性疾病等各种特殊情况而需要提前或推迟添加辅食。这些婴儿必须在医生的指导下选择辅食添加时间,但一定不能早于满 4 月龄前,并在满 6 月龄后尽快添加。

> **贴士:**
>
> 辅食是指除母乳和 / 或配方奶以外的其他各种性状的食物,包括各种天然的固体、液体食物,以及商品化食物。目前 WHO 对辅食的定义是,除母乳以外任何食物和 / 或饮料(包括婴儿配方奶、较大婴儿配方奶和水)。美国儿科学会的定义类似 WHO 定义,但不把水作为辅食。欧洲儿科胃肠肝病和营养学会更多考虑辅食帮助婴儿进食能力培养,给出了不同定义,除母乳外,各种母乳替代品都不看作为辅食。

3. 什么样的食物适合作为婴幼儿辅食

为倡导母乳喂养,也为保证婴幼儿从以奶类为主到多样化膳食过渡阶段的营养和生长发育,纠正辅食添加阶段易发生的营养不良,本指南强调婴幼儿配方奶是母乳不足的补充而不是辅食。如果母乳充足,婴儿满 6 月龄时不必引入配方奶,而是在母乳喂养的同时必须及时添加除奶类以外的各种食物作为辅食并从辅食逐渐成为其多样化膳食的组成。

WHO推荐，适合婴幼儿的辅食应该满足以下条件：富含能量，以及蛋白质、铁、锌、钙、维生素A等营养素；未添加盐、糖，以及其他刺激性调味品；质地适合不同月龄的婴幼儿；婴幼儿喜欢；当地生产且价格合理，家庭可负担，如本地生产的肉、鱼、禽、蛋类、新鲜蔬菜和水果等；作为婴幼儿辅食的食物应该保证安全、优质、新鲜，但不必追求高价、稀有。

4. 哪些是含铁丰富的食物

含铁丰富的食物有瘦猪肉、牛肉、动物肝脏、动物血等。这些食物不仅铁含量高，而且所含的铁很容易被人体吸收利用，是人体铁的最佳来源。蛋黄中也有较高的铁，但其吸收率不如肉类。婴幼儿配方奶、强化铁的婴儿米粉等也额外强化了铁，但一般吸收率相对较低。绿叶蔬菜的铁含量在蔬菜中相对较高，这些蔬菜往往也含有较多的维生素C，可促进所含铁的吸收利用，与此同时，绿叶蔬菜中还含有可以抑制铁吸收的草酸和植酸，因此婴幼儿的铁营养不能太多地依靠蔬菜。

母乳中的铁含量很低（约0.45mg/L），而且即使给哺乳母亲补充铁剂，也几乎不能增加母乳中的铁含量。因此，需要特别重视给7~24月龄婴幼儿一定量富含优质铁的动物性食物。添加辅食首选富含铁的泥糊状食物，也是同样的考虑。一个鸡蛋、50g左右瘦肉，以及平均每天5~10g肝脏类食物，都是优质铁营养的重要保障。

5. 哪些是富含维生素A的食物

维生素A的膳食来源有两类：含量丰富、利用效率高的有动物肝脏、蛋黄、鱼肝油、全脂奶及制品等，这些食物中含有的维生素A都是可以直接利用的视黄醇；还有

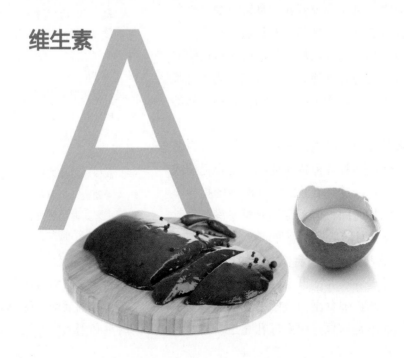

维生素

A

一类来源，就是红黄、绿色蔬菜和水果中含有的胡萝卜素类物质，它们在消化吸收过程中可以部分被转化为视黄醇，但转化效率一般都比较低。婴幼儿的维生素A不应该太多依靠蔬菜、水果，而应该主要依赖动物肝脏、蛋黄等。母乳中的维生素A会受到乳母维生素A营养状况的影响，很多乳母的乳汁中维生素A并不丰富。因此，哺乳母亲应多摄入富含维生素A的动物性食物，以提高母乳中维生素A的水平。辅食添加期的婴幼儿也应适当吃肝脏、鸡蛋等富含活性维生素A的食物。平均每天5g猪肝和一个鸡蛋蛋黄所含的维生素A，基本上就可以满足1岁以后儿童的维生素A需要。

【科学依据】

【关键事实】

- 继续母乳喂养，有益于减少婴幼儿感染及过敏的发生。
- 6月龄前引入辅食未见明显的健康益处。
- 4月龄前添加辅食，增加儿童超重肥胖及代谢性疾病风险。
- 过晚添加辅食，婴儿贫血、铁和维生素A等营养缺乏风险增加。
- 7~24月龄婴儿贫血高发，缺铁及缺铁性贫血危害婴幼儿认知发育和免疫功能。

1. 继续母乳喂养可降低婴幼儿感染及过敏风险

与继续母乳喂养婴幼儿相比，非母乳喂养婴幼儿的腹泻发病率明显增加［RR（95% CI）为 1.20（1.05，1.38）］，甚至全死因死亡率也明显增加［RR（95% CI）为 3.68（1.46，9.29）］。美国卫生保健研究与质量管理处的系统综述提示，母乳喂养6个月以上，婴幼儿腹泻、中耳炎、肺炎等感染性疾病发生风险降低。2020年美国膳食指导咨询委员会的系统综述纳入 20 项研究，包括 1 项随机对照试验研究、17 项队列研究和 2 项病例对照研究。其中 8 项研究发现母乳喂养持续时间与儿童哮喘之间存在显著关联；在这 8 项有显著关联的研究中，7 项发现延长母乳喂养持续时间可降低儿童哮喘的风险；即使在其他没有显著关联的研究中，多数提示延长母乳喂养时间可降低儿童哮喘的风险。因此继续母乳喂养与哮喘之间关联的证据等级被确定为中等强度。另外，在一项大型母乳喂养干预婴幼儿肥胖的随机对照研究中发现，母乳喂养持续时间延长可降低过敏性皮炎的发生。

2. 没有充分证据显示满6月龄前开始添加辅食的健康益处

2020年美国膳食指导咨询委员会的一项系统综述，检索从1980年1月至2016年6月间发表的 15 693 篇文献，并从中筛选出 81 项符合纳入与排除标准的研究，包括随机对照干预试验、非随机的干预研究、队列研究、病例对照研究，分析辅食添加时间与儿童营养状况、体格生长和体成分、神经认知发育、骨骼健康以及食物过敏和特应性疾病风险的关系。结果发现，6月龄添加辅食与4~5月龄添加辅食相比，健康足月婴儿的身长、体重、腰围、头围、体成分之间无明显差异；6 月龄添加辅食与4 月龄添加辅食相比，健康足月婴儿的铁营养状况无明显差异，其证据等级为中等强度。但有限证据提示，4 月龄前添加辅食可增加超重肥胖的风险。即不应在婴儿满 4 月龄前添加辅食，与满 6 月龄时添加辅食相比，4~5 月龄时添加辅食未见明显的健康益处。

3. 过早添加辅食可增加儿童超重、肥胖及远期代谢性疾病风险

有证据表明，满 4 月龄前添加辅食增加超重肥胖风险。在对辅食添加时间与儿童期超重/肥胖结局关系的综述中，共纳入 11 项研究，其中 5 项研究发现两者无明显关联，另外 6 项均报道阳性结果。研究表明，婴儿满 4 月龄前添加辅食可能增加其儿童期超重肥胖风险，而延迟辅食添加可能对于降低超重肥胖发生风险有益。另外，其中1 项研究发现，对于婴儿配方奶喂养的婴儿，辅食添加时间早于 4 月龄者肥胖发生风险是 4 月龄后添加辅食者的 6 倍。

4. 过晚添加辅食，婴儿贫血、铁和维生素 A 等营养缺乏风险增加

欧洲儿科胃肠、肝脏和营养学会（ESPGHAN）的营养委员会明确主张，婴儿辅食添加时机不要迟于 26 周（第 7 月龄开始前）。6 月龄后仅靠母乳已无法满足婴儿能量和营养素需求。过晚添加辅食带给婴儿健康的不利影响主要体现在营养供给、过敏风险和饮食行为发展等方面。

满 6 月龄时，婴儿体内铁储备几乎耗竭，需要尽快补充外源铁。这个阶段婴儿铁生理需要量以单位体重计达到最高。研究表明，7~24 月龄婴儿的膳食铁需要量为每千克体重 0.9~1.3mg，仅靠母乳无法满足铁需要，必须通过辅食给予富铁食物或者铁强化配方食品。锌、维生素 A 等营养素也需要及时添加辅食来满足。Morgan 等研究显示，婴儿 4~12 月龄间红肉摄入量与其 22 月龄时 Bayley 神经运动发育评分密切正相关。大量干预性研究证据支持 6 月龄及时添加富铁辅食对预防婴儿贫血的作用。

证据表明，4 月龄前过早添加辅食会增加过敏的风险，但过晚接触某些食物，也不利于婴儿对这些食物的耐受。6 月龄及时添加鸡蛋，可明显降低对鸡蛋过敏的风险 [RR（95% CI）为 0.56（0.36，0.87）]。对欧洲研究的荟萃分析显示，4~11 月龄间开始接触花生，可以明显降低花生过敏的风险 [RR（95% CI）为 0.29（0.11，0.74）]。也有研究提供证据，及时添加鱼类也有利于降低对鱼类的过敏。

准则二 及时引入多样化食物，重视动物性食物的添加

提要

辅食添加的原则：每次只添加一种新的食物，由少到多、由稀到稠、由细到粗，循序渐进。从一种富铁泥糊状食物开始，如强化铁的婴儿米粉、肉泥等，逐渐增加食物种类，逐渐过渡到半固体或固体食物，如烂面、肉末、碎菜、水果粒等。每引入一种新的食物应适应 2~3 天，密切观察是否出现呕吐、腹泻、皮疹等不良反应，适应一种食物后再添加其他新的食物。

畜禽肉、蛋、鱼虾、肝脏等动物性食物富含优质蛋白质、脂类、B 族维生素和矿物质。蛋黄中含有丰富的磷脂和活性维生素 A。鱼类还富含 n-3 多不饱和脂肪酸。畜肉和肝脏中的铁主要是易于消化吸收的血红素铁，肝脏还富含活性维生素 A。

婴儿开始添加辅食后适时引入花生、鸡蛋、鱼肉等易过敏食物，可以降低婴儿对这些食物过敏或特应性皮炎的风险；1 岁内婴儿避免食用这些食物对防止食物过敏未见明显益处。

【核心推荐】

- 每次只引入一种新的食物，逐步达到食物多样化。
- 不盲目回避易过敏食物，1 岁内适时引入各种食物。
- 从泥糊状食物开始，逐渐过渡到固体食物。
- 逐渐增加辅食频次和进食量。

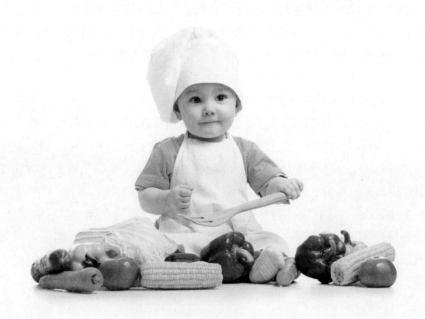

【实践应用】

1. 如何添加第一口辅食

从富含铁的泥糊状食物开始，第一口辅食可以选择如肉泥、蛋黄、强化铁的婴儿米粉等。建议用母乳和／或婴儿熟悉的婴儿配方奶将食物调至稍稀的泥糊状，稠度是用小勺舀起且不会很快滴落。婴儿刚开始接受小勺喂养时需要学习，由于进食技能不足，只会舔吮，甚至将食物推出、吐出，需要慢慢练习。可以用平头的小勺舀起少量泥糊状食物，放在婴儿一侧嘴角让其舔吮。切忌将小勺直接塞进婴儿嘴里，令其有窒息感。第一次加辅食，只需在中午添加一次，尝试几口就可以。可以先喂母乳至婴儿半饱时尝试，随后继续母乳喂养；也可以先尝试辅食再母乳喂养。第二天继续在同一时间添加，增加喂养量。随后几天逐渐增加喂养量至婴儿吃饱为止，成为单独一餐，不必再喂养母乳。随后可以在晚餐时再增加一次辅食喂养，至每天两餐辅食。合理安排婴幼儿的作息时间，包括睡眠、进食和活动时间等，尽量将辅食喂养安排在与家人进食时间相近或相同时，以便以后能与家人共同进餐。与此同时，增加辅食种类。新添加的辅食建议在中午前喂养，如发生不良反应可及时处理。

2. 如何实现食物多样

辅食添加的原则：每次只添加一种新的食物，由少到多、由稀到稠、由细到粗，循序渐进。逐渐增加食物种类，从一种到多种；逐渐从泥糊状食物，如肉泥、蛋黄泥、米糊，过渡到颗粒状、半固体或固体食物，如烂面、厚粥、米饭、肉末、碎菜、水果粒等。每添加一种新的食物后适应 2~3 天，密切观察是否出现呕吐、腹泻、皮疹等不良反应。在婴幼儿适应一种食物后再添加其他新的食物。如有不良反应需及时停止添加。如果不良反应严重，如严重呕吐、腹泻，或全身皮疹等应及时就诊。如不良反应轻微，可等不良反应消失后再次尝试添加，如再次出现不良反应也应及时就诊。

WHO 强调，应重视 7~24 月龄婴幼儿动物性食物的添加。但辅食添加没有特定的顺序，各种种类的食物都可按照家庭或当地的饮食习惯、文化传统等引入。不同种类的食物提供不同的营养素，增加食物多样性才能满足婴幼儿营养需求并达到膳食均衡。食物多样化也有助于减少食物过敏以及其他过敏性疾病。

3. 如何为婴儿制备肉泥等动物性食物的辅食

（1）肉泥：选用瘦猪肉、牛肉等，洗净后剁碎，或用食品加工机粉碎成肉糜，加适量的水蒸熟或煮烂成泥状。加热前先用研钵或调羹将肉糜碾压一下，可以使肉泥更嫩滑。刚开始添加辅食时，可在蒸熟或煮烂的肉泥中加适量母乳、婴儿熟悉的婴儿配方奶或水，再用食品加工机粉碎，制作期间务必注意各种器具的清洁、消毒。

（2）肝泥：将猪肝洗净、剖开，用刀在剖面上刮出肝泥；或将剔除筋膜后的猪肝、鸡肝、鸭肝等剁碎或粉碎成肝泥，蒸熟或煮熟即可。也可将猪肝、鸡肝、鸭肝等煮熟或蒸熟后碾碎成肝泥。刚开始添加辅食时，也可加入适量母乳、婴儿熟悉的婴儿配方奶或水，再粉碎。

（3）鱼泥：将鱼洗净，蒸熟或煮熟，然后去皮、去骨，将留下的鱼肉用匙压成泥状即可。

（4）虾泥：活虾去壳、去肠，剁碎或粉碎成虾泥后，蒸熟或煮熟即可。

4. 如何为婴儿引入蛋类

鸡蛋含有除维生素 C 以外的人体所需的各种营养素，尤其是富含蛋白质、必需脂肪酸、视黄醇、铁、锌等，是适合作为婴幼儿辅食的优质食材之一，也是我国传统的哺乳期母亲及婴幼儿的滋补食物。但是，鸡蛋也是易过敏食物，特别是鸡蛋白，2%~3%的婴儿对鸡蛋过敏。因此，曾有建议，为减少婴幼儿食物过敏而将鸡蛋及蛋类的添加推迟至 12 月龄后，但近年的研究显示，推迟鸡蛋及蛋类的添加并不能减少鸡蛋过敏，鸡蛋添加的最佳时机可能在 4~6 月龄间。

鸡蛋及蛋类的添加可以从蛋黄开始。将整鸡蛋煮熟、煮透，水开后继续煮 10 分钟，使蛋黄呈粉状；去除蛋壳、蛋白，取蛋黄。第一次添加 1/8 个鸡蛋黄，加适量母乳、婴儿熟悉的婴儿配方奶或水，调成糊状，或可将蛋黄加入婴儿已经熟悉的米糊、肉泥中。第二天可增加到 1/4 个鸡蛋黄，第三天 1/2 个鸡蛋黄，第四天整个鸡蛋黄。随后，可从生鸡蛋中取出蛋黄，打散加少量水，蒸熟成蛋黄羹，并逐渐混入鸡蛋白至整个鸡蛋。还可以做成肉末蒸蛋、虾泥蒸蛋等。鸭蛋、鸽蛋、鹌鹑蛋等蛋类的营养价值与鸡蛋类似。

如果婴儿添加蛋黄或整鸡蛋后有呕吐、腹泻、严重皮疹等不良反应时应及时停止。如果症状严重应及时就医，判断是否为鸡蛋过敏。如果症状不严重，可以等待 2 周至症状消失后再次尝试，如果仍出现类似症状，可能是鸡蛋过敏，需要就医。

5. 哪些是易过敏食物，如何尝试这些食物并防止过敏

牛奶、鸡蛋、花生、鱼、小麦、坚果、大豆、贝壳被称为 8 大类易过敏食物。约 90% 的食物过敏由这 8 大类食物引起。

目前对于食物过敏发生机制的"双重过敏原暴露假说"认为，在胎儿期及婴儿出生早期已经通过皮肤等的过敏原暴露，致使婴儿过敏，如果能在早期引入食物蛋白，则可诱导口服耐受。因此，相比推迟易过敏食物的添加，早期添加以上 8 大类易过敏食物反而可通过诱导口服耐受而减少食物过敏。其中对花生和鸡蛋的研究最多，支持在婴儿 4~11 月龄期间引入花生，在 4~6 月龄期间引入鸡蛋。同时，在婴儿出生的第一年，引入食物种类越多，过敏发生风险越低。

6. 7~9 月龄婴儿的食物推荐量

7~9 月龄婴儿需每天保持 600ml 以上的奶量，并优先添加富铁食物，如肉类、蛋黄、强化铁的婴儿米粉等，逐渐达到每天至少 1 个蛋黄以及 25g 肉禽鱼，谷物类不低于 20g；蔬菜、水果类各 25~100g。如婴儿对蛋黄和 / 或鸡蛋过敏，应回避鸡蛋而再增加肉类 30g。如婴儿辅食以谷物类、蔬菜、水果等植物性食物为主，需要额外添加约不超过 10g 的油脂，推荐以富含 α- 亚麻酸的植物油为首选，如亚麻籽油、核桃油等。

7~9 月龄婴儿的辅食质地应该从刚开始时的泥糊状，如肉泥、蛋黄泥、米糊，逐

渐过渡到 9 月龄时带有小颗粒，如厚粥、烂面、肉末、碎菜等。

在给 7~9 月龄婴儿添加新的食物时应特别注意观察是否有食物过敏的现象。如在尝试某种新食物的 1~2 天内出现呕吐、腹泻、湿疹等不良反应，须及时停止喂养，待症状消失后再从小量开始尝试，如仍然出现同样的不良反应，应咨询医生，确认是否食物过敏。

对于婴儿偶尔出现的呕吐、腹泻、湿疹等不良反应，不能确定与新添加的食物相关时，不能简单地认为婴儿不适应此种食物而不再添加。婴儿患病期间应暂停引入新的食物，已经适应的食物可以继续喂养。

7. 10~12 月龄婴儿的食物推荐量

10~12 月龄婴儿应保持每天 600ml 的奶量；保证摄入足量的动物性食物，每天 1 个鸡蛋（至少一个蛋黄）以及 25~75g 的肉禽鱼；谷物类 20~75g；蔬菜、水果类各 25~100g。继续引入新的食物，特别是不同种类的蔬菜、水果，增加婴儿对不同食物口味和质地的体会，减少将来挑食、偏食的风险。不能母乳喂养或母乳不足的婴儿仍应选择合适的较大婴儿配方奶作为补充。

特别建议为这一年龄段的婴儿准备一些便于用手抓捏的"手抓食物"，以鼓励婴儿尝试自喂，如香蕉块、煮熟的土豆块和胡萝卜块、馒头、面包片、切片的水果和蔬菜以及撕碎的鸡肉等。一般在婴儿 10 月龄时尝试香蕉、土豆等比较软的手抓食物，12 月龄时可以尝试黄瓜条、苹果片等较硬的块状食物。

10~12 月龄婴儿在添加新的辅食时，仍应遵循辅食添加原则，循序渐进，密切关注是否有食物过敏现象。

8. 13~24 月龄幼儿的食物推荐量

13~24 月龄幼儿的奶量应维持约 500ml，每天 1 个鸡蛋以及 50~75g 肉禽鱼，每天 50~100g 的谷物类，蔬菜、水果类各 50~150g。不能母乳喂养或母乳不足时，仍然建议以合适的幼儿配方奶作为补充，可引入少量鲜牛奶、酸奶、奶酪等，作为幼儿辅食的一部分。

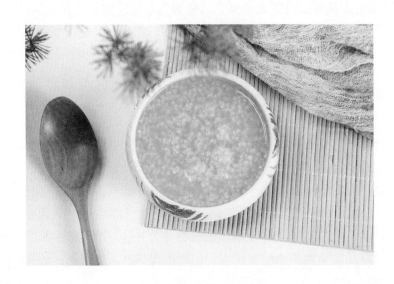

【关键事实】

● 肉、蛋、鱼、禽类动物性食物是优质的辅食。

● 食物多样化才能满足 7~24 月龄婴幼儿的营养需求。

● 7~24 月龄婴幼儿辅食多样化的比例低。

● 早期引入易过敏食物可诱导免疫耐受，从而减少过敏。

---

1. 辅食食材应优先考虑高营养素密度食物

肉、蛋、鱼、禽类动物性食物富含优质蛋白质、脂类、B 族维生素和矿物质。蛋类的维生素和矿物质含量丰富、种类齐全，蛋白质氨基酸模式与人体需要比较接近，利用率高，蛋黄中还含有丰富的磷脂。鱼类含有丰富的蛋白质，矿物质以硒、锌、碘等为主，鱼类脂肪富含 n-3 多不饱和脂肪酸。畜禽类的维生素以 B 族维生素和维生素 A 为主，尤以内脏中含量丰富。畜类中的铁主要以血红素铁的形式存在，消化吸收率很高，禽类的脂肪酸构成以单不饱和脂肪酸为主。总之，肉、蛋、鱼、禽类动物性食物是优质的婴幼儿辅食来源。

2. 食物多样化才能满足 7~24 月龄婴幼儿的营养需求

不同种类的食物提供不同的营养素，只有多样化的食物才能提供全面而均衡的营养。①谷物类，如稠粥、软饭、面条等含有大量的碳水化合物，可以为婴幼儿提供能量，但一般缺乏铁、锌、钙、维生素 A 等营养素。②动物性食物，如鸡蛋、瘦肉、肝脏、鱼类等，富含优质蛋白质、铁、锌、维生素 A 等，是婴幼儿不可或缺的食物。③蔬菜和水果是维生素、矿物质以及纤维素的重要来源之一。④豆类是优质蛋白质的补充来源。⑤植物油和脂肪，提供能量和必需脂肪酸。

3. 7~24 月龄婴幼儿辅食多样化的情况有待改观

2013 年中国 0~5 岁儿童营养与健康状况监测数据显示，7~24 月龄婴幼儿辅食种类合格的比例仅为 52.5%。辅食种类合格是指婴幼儿在过去 24 小时内食用 7 类食物，包括谷类和根茎类、豆类和坚果、奶及奶制品、肉制品（肉/鱼/禽及其内脏）、蛋类、富含维生素 A 的蔬菜水果，以及其他蔬菜水果中的 4 类及以上食物种类。辅食种类合格的比例存在明显的城乡差异，城市辅食种类合格率为 65.5%，而农村仅为 39.8%。

4. 早期引入易过敏食物可诱导免疫耐受，从而减少过敏

2020 年美国膳食指导咨询委员会的系统综述表明，在婴儿 4 月龄后适时引入花生和鸡蛋可以降低其对这些食物过敏的风险。有限证据表明，4 月龄后添加鱼肉可以降低特应性皮炎的风险。而对于适时添加其他种类的食物，是否有这种保护作用尚不清楚。但目前没有发现任何证据，表明 1 岁内避免食用易过敏食物对预防食物过敏有好处。

准则三　尽量少加糖盐，油脂适当，保持食物原味

提要　家庭食物的质地多不适合婴幼儿食用，添加盐、糖等调味品常超过婴幼儿需要量，因此婴幼儿辅食需要单独制作，尽量不加盐、糖及各种调味品，保持食物的天然味道。淡口味食物有利于提高婴幼儿对不同天然食物口味的接受度，培养健康饮食习惯，减少偏食挑食的风险。淡口味食物也可减少婴幼儿盐、糖的摄入量，降低儿童期及成人期肥胖、糖尿病、高血压、心血管疾病的发生风险。吃糖还会增加儿童患龋齿的风险。辅食添加适量和适宜的油脂，有助于婴幼儿获得必需脂肪酸。

【核心推荐】

- 婴幼儿辅食应单独制作。
- 保持食物原味，尽量少加糖、盐及各种调味品。
- 辅食应含有适量油脂。
- 1岁以后逐渐尝试淡口味的家庭膳食。

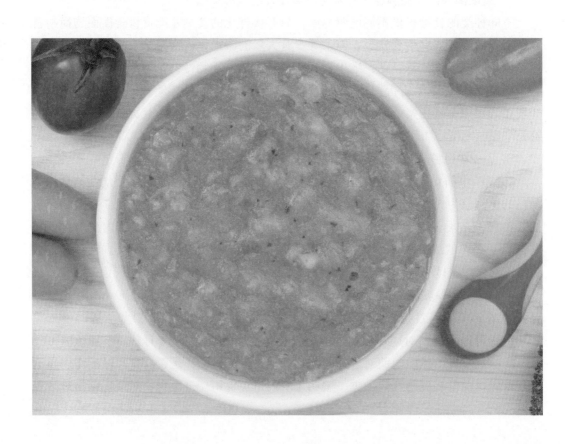

1. 适合的婴儿辅食烹饪方法有哪些

辅食烹饪最重要的是要将食物煮熟、煮透，同时尽量保持食物中的营养成分和原有口味，并使食物质地适合婴幼儿的进食能力。辅食的烹饪方法宜多采用蒸、煮，不用煎、炸。

7~24月龄婴幼儿的味觉、嗅觉还在形成过程中，对食物味道的认识也正处于学习阶段。父母及喂养者不应以自己的口味来评判辅食的味道以及婴幼儿的接受度。在制作辅食时，可以通过不同食物的搭配来增进口味，如番茄蒸肉末、土豆牛奶泥等，其中天然的奶味和酸甜味可能是婴幼儿最熟悉和喜爱的口味。

2. 天然食物中所含的钠能否满足婴儿的需求

母乳中的钠可以满足婴儿的需要，无需添加。7~12月龄婴儿可以从天然食物中，主要是动物性食物中获得钠，如1个鸡蛋含钠71mg，100g新鲜瘦猪肉含钠65mg，100g新鲜海虾含钠119mg，加上婴儿从母乳中获得的钠，可以达到7~12月龄婴儿钠的适宜摄入量（AI)350mg/d。13~24月龄幼儿开始少量尝试家庭食物，钠的摄入量将明显增加。

3. 避免高糖、高盐的加工食品

经过加工后的食品，其中的钠含量大大提高，而且不少还额外添加糖等。如新鲜的番茄几乎不含钠，100ml市售无添加番茄汁含钠20mg，而10g番茄沙司含钠量高达115mg，并已加入玉米糖浆、白砂糖等。100g新鲜猪肉含钠70mg，而市售100g香肠中的含钠量超过2 500mg。即使是标示低钠的婴儿肉松、肉酥等加工肉制品中钠含量也相当高，如100g婴儿肉松的含钠量仍高达1 100mg。

父母或喂养者需要学会查看食品标签，以识别高糖、高盐的加工食品。按照我国的食品标签相关标准要求，食品标签上需要标示每100g食物中的能量和产能营养素的含量及占全天营养素参考值的百分比（NRV%），还必须标示钠的含量及NRV%，如钠的NRV%比较高，特别是远高于能量NRV%时，说明这种食物的钠含量较高，最好少吃或不吃。从食品标签的配料表上则可查到额外添加的糖。需要注意的是，额外添加的糖除了标示为蔗糖（白砂糖）外，还有其他各种名称，如麦芽糖、果葡糖浆、浓缩果汁、葡萄糖、蜂蜜等。

4. 100%的纯果汁不同于果泥

鲜榨果汁、100%纯果汁中的果糖、蔗糖等糖含量过高，膳食纤维含量少，其营养价值不如果泥或整个水果。为减少婴幼儿糖的摄入量，推荐7~12月龄的婴儿最好食用果泥和小果粒，可少量饮用纯果汁但需要稀释；13~24月龄幼儿每天纯果汁的饮用量不超过120ml，并且最好限制在进食正餐或点心时饮用。

5. 辅食不加盐，如何保证婴儿碘的摄入

食盐强化碘是预防碘缺乏的重要措施。强调减少盐的摄入可能会同时减少碘的摄入，而碘缺乏对婴幼儿生长发育和健康也有潜在风险。WHO倡导减盐，在减少钠摄入的同时，确实也提议需要继续监测人群盐摄入量的变化，以考虑是否需要改变食盐强

化碘的量。

当母亲碘的摄入充足时，母乳的碘含量可达到100~150μg/L，能满足0~12月龄婴儿的需要。0~6月龄婴儿碘的适宜摄入量（AI）为85μg/d，7~12月龄婴儿为115μg/d。7~12月龄婴儿还可以从辅食中获得部分碘。1~3岁幼儿的碘推荐摄入量（RNI）为90μg/d。13~24月龄幼儿开始尝试家庭食物，也会摄入少量的含碘盐，从而获得足够的碘。为保证婴幼儿碘的摄入，建议哺乳母亲经常食用海产品，海产鱼虾类也可尽早作为婴幼儿的辅食。

6. 哪些食物适合13~24月龄幼儿

添加辅食的最终目的是在24月龄时过渡到由多样化食物组成的膳食模式，因此鼓励13~24月龄幼儿尝试家庭食物，并可在满24月龄后与家人一起进餐。当然，并不是所有的家庭食物都适合13~24月龄的幼儿，如经过腌熏、卤制和烧烤的，重油、甜腻以及辛辣刺激的高盐、高糖、刺激性的重口味食物均不适合。适合13~24月龄幼儿的家庭食物应该是少盐、少糖、少刺激的淡口味食物，并且最好是家庭自制的食物。

7. 为何婴幼儿油脂要适当多

婴幼儿处于快速生长期，对能量的相对需要量高于成人，而油脂的能量密度最高。6月龄内母乳喂养婴儿约50%的能量来源于母乳脂肪；7~12月龄婴儿脂肪的适宜摄入量（AI）为占全天总能量的40%，13~24月龄幼儿为35%。婴幼儿也需要较多的DHA、ARA等条件必需脂肪酸，以保证大脑及视功能的生长发育。因此，婴幼儿总脂肪摄入量可相对高于成人。辅食需要适量的油脂，尤其是当辅食以谷物类等植物性食物为主时，应额外添加油脂。7~12月龄不超过10g/d，13~24月龄为5~15g/d。

为了保证婴幼儿获得足够的必需脂肪酸，建议选择富含亚油酸、α-亚麻酸等必需脂肪酸的油脂，尤其是富含α-亚麻酸的油脂，因α-亚麻酸的食物来源有限，膳食摄入量低。富含α-亚麻酸的油脂有亚麻籽油、胡麻油、核桃油、大豆油和菜籽油等。

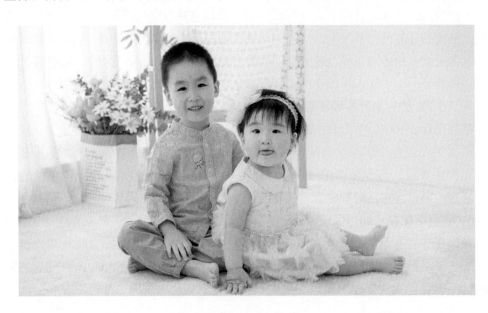

【关键事实】

- 婴幼儿可以从母乳、多样化食物中获取足够的钠。
- 婴幼儿期含糖饮料摄入增加儿童期超重肥胖和龋齿风险。
- 生命早期体验影响婴幼儿口味发展。
- 婴幼儿膳食需要较高的脂肪供能比例。

---

1. 母乳以及多样化食物可以为婴幼儿提供足够的钠

母乳的钠含量可以满足 6 月龄内婴儿钠的需要。7~12 月龄婴儿可以从母乳和添加的多样化天然食物获得足够的钠，达到 7~12 月龄婴儿钠的适宜摄入量（AI）350mg/d。例如 1 个鸡蛋含钠 71mg，100g 新鲜瘦猪肉含钠 65mg，100g 新鲜海虾含钠 119mg，100g 菠菜含钠 85mg。13~24 月龄幼儿开始尝试家庭食物，钠的摄入量将会明显增加。

2. 含糖饮料会增加儿童超重、肥胖和龋齿风险

含糖饮料中含有大量添加糖。WHO 有关儿童和成人糖摄入指南的系统综述指出，含糖饮料摄入可增加 1 岁后儿童超重肥胖的风险，证据等级为中等强度。增加添加糖的摄入可能增加儿童体重，证据等级为低强度。添加糖摄入（>10% 的总能量）可增加儿童患龋齿的风险，证据等级为中等强度。添加糖摄入同龋齿发生存在剂量反应关系。因此 WHO 强烈推荐，在全生命周期都应减少糖的摄入。

3. 生命早期体验影响婴幼儿口味发展

生命早期 1 000 天的营养暴露不仅影响婴幼儿的近、远期健康，而且还影响婴幼儿的味觉偏好和食物选择。研究发现，17~26 周龄婴儿对不同口味的接受度最高，而26~45 周龄婴儿对不同质地的接受度较高。适时添加与婴幼儿发育水平相适应的不同口味、不同质地和不同种类的食物，可以促进婴幼儿味觉、嗅觉、触觉等感知觉的发育，锻炼其口腔运动能力，包括舌头的活动、啃咬、咀嚼、吞咽等功能发展。

4. 婴幼儿膳食需要较高的脂肪供能比

从最初的纯母乳喂养逐步过渡到 2 岁时接近成人的多样化膳食，婴幼儿膳食中的脂肪供能比也逐渐降低，从 0~6 月龄的 48%，到 6~12 月龄的 40%，再到 2 岁时的35%。7~24 月龄婴幼儿膳食中的脂肪供能比较高，明显高于成人的 25%~30%。因此，在准备婴幼儿膳食时需要注意适量选择富油脂的食物，如鸡蛋、瘦肉，以及富含 n-3 多不饱和脂肪酸的鱼类等。在制作谷物等植物性食物的辅食时应添加适量的油脂，如α- 亚麻酸的烹调油。

准则四 提倡回应式喂养，鼓励但不强迫进食

提要

在喂养过程中，父母或喂养者应及时感知婴幼儿发出的饥饿或饱足的信号，并做出恰当的喂养回应，决定开始或停止喂养。尊重婴幼儿对食物的选择，耐心鼓励和协助婴幼儿进食，但绝不强迫进食。

随着月龄增加，父母或喂养者应根据婴幼儿营养需求的变化，以及婴幼儿感知觉、认知、行为和运动能力的发展，给予相适应的喂养，帮助婴幼儿逐步达到与家人一致的规律进餐模式，并学会自主进食，遵守必要的进餐礼仪。

父母或喂养者还有责任为婴幼儿营造良好的进餐环境，保持进餐环境安静、愉悦，避免电视、玩具等对婴幼儿注意力的干扰。控制每次进餐时间不超过 20 分钟。父母或喂养者也应该是婴幼儿进食的好榜样。

【核心推荐】

- 进餐时父母或喂养者与婴幼儿应有充分的交流，识别其饥饱信号，并及时回应。
- 耐心喂养，鼓励进食，但绝不强迫喂养。
- 鼓励并协助婴幼儿自主进食，培养进餐兴趣。
- 进餐时不看电视，不玩玩具，每次进餐时间不超过 20 分钟。
- 父母或喂养者应保持自身良好的进餐习惯，成为婴幼儿的榜样。

中国居民膳食指南（2022）

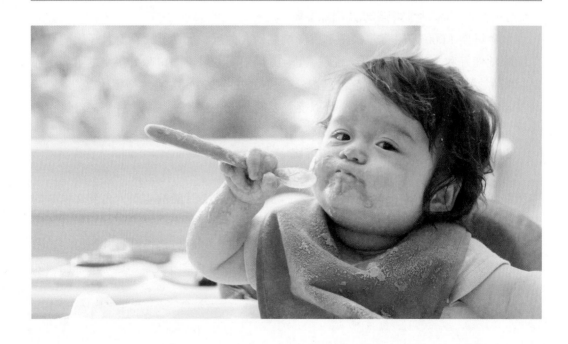

1. 如何进行回应式喂养

父母需要根据婴幼儿的月龄准备好合适的辅食，并按婴幼儿的生活习惯决定辅食喂养的适宜时间。从开始添加辅食起就应为婴幼儿安排固定的座位和餐具，营造安静、轻松的进餐环境，杜绝电视、玩具、手机等的干扰。在喂养过程中父母或喂养者应与婴幼儿保持面对面的交流，及时了解婴幼儿的需求。

父母或喂养者应及时回应婴幼儿发出的饥饿或饱足的信号，及时提供或终止喂养。如当婴幼儿看到食物表现兴奋、小勺靠近时张嘴、舔吮等，表示饥饿；而当婴幼儿紧闭小嘴、扭头、吐出食物时，则表示已吃饱。父母或喂养者应以正面的态度，鼓励婴幼儿以言语、肢体语言等发出需要或拒绝进食的请求，增进婴幼儿对饥饿或饱足的内在感受，发展其自我控制饥饿或饱足的能力。

父母或喂养者应允许婴幼儿在准备好的食物中挑选自己喜爱的食物。对于婴幼儿不喜欢的食物，父母或喂养者可以反复提供并鼓励其尝试，但不能强迫。父母或喂养者应对食物和进食保持中立态度，不能以食物和进食作为惩罚和奖励。

父母或喂养者应允许并鼓励婴幼儿尝试自己进食，可以手抓或使用小勺等餐具，并建议特别为婴幼儿准备合适的手抓食物，鼓励婴幼儿在良好的互动过程中学习自我服务，增强其对食物和进食的关注与兴趣，并促进婴幼儿逐步学会独立、自主进食。此外，父母或喂养者自身的进食行为和态度是婴幼儿模仿的榜样，父母或喂养者必须注意保持自身良好的进食行为和习惯。

2. 如何培养婴幼儿自主进食

婴幼儿学会自主进食是其成长过程中的重要一步，需要反复尝试和练习。父母或喂养者应该有意识地结合婴幼儿感知觉、认知、行为和运动能力等的发展，逐步训练和培养婴幼儿的自主进食能力。7~9 月龄婴儿喜欢抓握，喂养时可以让其抓握、玩弄小勺等餐具；10~12 月龄婴儿能捡起较小的物体，手眼协调熟练，可以尝试让其自己抓着香蕉、煮熟的土豆块或胡萝卜等自喂；13 月龄幼儿愿意尝试抓握小勺自喂，但大多洒落；18 月龄幼儿可以用小勺自喂，但仍有较多洒落；24 月龄幼儿能够用小勺自主进食，并较少洒落。在婴幼儿学习自主进食的过程中，父母应给予充分的鼓励，并保持耐心。

3. 怎样合理安排婴幼儿的餐次和进食时间

为培养婴幼儿良好的作息习惯，方便家庭生活，从开始添加辅食起就应将辅食喂养安排在家人进餐的同时或相近时。婴幼儿的进餐时间应逐渐与家人一日三餐的进餐时间一致，并在两餐之间，即早餐和午餐、午餐和晚餐之间，以及睡前额外增加一次喂养。婴儿满 6 月龄后应尽量减少夜间喂养。一般 7~9 月龄婴儿每天辅食喂养 2 次，母乳喂养 4~6 次；10~12 月龄婴儿每天辅食喂养 2~3 次，母乳喂养 4 次；13~24 月龄幼儿每天辅食喂养 3 次，母乳喂养不超过 4 次。

婴幼儿注意持续时间较短，一次进餐时间宜控制在20分钟以内。进餐过程中应鼓励婴幼儿手抓食物自喂，或学习使用餐具，以增加婴幼儿对食物和进食的关注与兴趣。进餐时看电视、玩玩具等会分散婴幼儿对进食和食物的关注与兴趣，必须加以禁止。

4. 7~24月龄婴幼儿的一日膳食安排

7~24月龄婴幼儿一日膳食可大致安排如下：

早上7点：母乳。可逐渐添加其他食物，如尝试家庭早餐。

早上10点：母乳。可逐渐添加水果或其他点心。

中午12点：各种辅食。逐渐增加食物种类，增稠、增粗辅食质地，可尝试家庭食物，鼓励婴幼儿自己进食。

下午3点：母乳。可逐渐添加水果或其他点心。

下午6点：各种辅食。逐渐增加食物种类，增稠、增粗辅食质地，可尝试家庭食物，鼓励婴幼儿自己进食。

晚上9点：母乳。

必要时，夜间母乳喂养一次。

以上膳食安排可根据家庭生活习惯、妈妈的工作等作适当的调整。例如妈妈已经上班，不能在早10点或下午3点喂养母乳，可以用妈妈前一天挤出的母乳喂养；也可在早10点及下午3点喂养辅食，而下午6点母乳喂养。随着婴幼儿月龄增加，母乳喂养的次数及母乳量会逐渐减少，而辅食喂养的次数及喂养量则相应增加。同时需要增加辅食的种类，并根据婴幼儿月龄提供合适的食物质地。

5. 辅食添加中婴幼儿出现不适反应的应对

在添加辅食过程中，婴幼儿难免会有恶心、哽噎、呕吐，甚至拒绝进食的表现，但不能因此而长期只给稀糊状的辅食，甚至放弃添加辅食。进食颗粒状、半固体、固体的辅食需要咀嚼、吞咽，而不仅仅是吸吮；辅食也有不同于母乳的口味，这些都需要婴幼儿慢慢熟悉和练习。因此，在添加辅食过程中父母或喂养者应保持耐心，积极鼓励婴幼儿反复尝试。此外，父母或喂养者也要掌握一些喂养技巧，如喂养辅食的小勺应大小合适；每次喂养时先让婴幼儿尝试新的食物；或将新的食物与婴幼儿熟悉

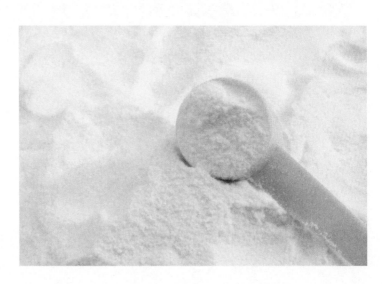

的食物混合，如用母乳来调制米粉，在婴幼儿熟悉的米粉中加入少量蛋黄等；注意食物温度合适，不能太烫或太冷等。

少数婴幼儿可能因疾病原因而造成辅食添加延迟，或者因发育迟缓、心理因素等致使固体食物添加困难。对于这些特殊情况，需要在专业医生的指导下逐步干预、改进。

【科学依据】

【关键事实】

- 婴幼儿能感知饥饱。
- 回应式喂养有益于婴幼儿生长发育，减少超重肥胖风险。
- 婴幼儿期的饮食习惯可影响至青春期。

1. 婴幼儿具有较好的感知饥饱的能力

婴幼儿自身具备感知饥饱、调节能量摄入的能力，但这种能力会受到父母或喂养者不良喂养习惯等环境因素的影响。长期过量喂养或喂养不足可导致婴幼儿对饥饱感知能力下降，并进而造成超重肥胖或消瘦。

2. 回应式喂养有益于婴幼儿生长发育，降低超重肥胖发生风险

回应式喂养的特征是父母或喂养者在及时识别婴幼儿饥饿和饱足信号的基础上，根据这些信号来开始和结束喂养。回应式喂养与2岁内婴幼儿体重正常之间存在显著相关。在一项包含27项研究（8项随机对照研究和19项队列研究，包括1项来自中国的研究）的系统综述中，分析父母或喂养者的喂养行为与儿童体重的关系。其中的随机对照研究显示，教会母亲识别婴幼儿的饥饿或饱足信号，并做出恰当的回应，可以使2岁内婴幼儿体重增长和体重维持在正常范围内；队列研究提示，母亲喂养行为与儿童体重存在关联，限制性喂养行为可增加儿童体重和体重增长，强迫型喂养可减少儿童体重增长和致身长别体重 Z 评分低下。父母或喂养者的喂养行为与其对儿童体重的关注度相关联。

3. 婴幼儿期的饮食习惯可影响至青春期

母乳喂养时长、早期引入的食物，决定婴幼儿对食物味道的感知和食物选择。婴儿出生时已具有味觉和嗅觉，并在婴幼儿期直至青春期逐渐发育成熟。婴儿生来喜欢甜味，不喜欢苦味。在婴幼儿期引入不同味道、质地的多样化食物，特别是带有苦味的蔬菜水果，可以培养其对蔬菜水果的接受度，养成多样化健康饮食习惯。研究表明，母亲在妊娠期、哺乳期摄入的蔬菜、水果的味道可以通过羊水和乳汁传递给胎儿和婴儿，有助于婴幼儿建立健康饮食习惯。而婴幼儿期养成的饮食习惯可以持续到青春期。

准则五　注重饮食卫生和进食安全

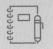
选择新鲜、优质、无污染的食物和清洁的水来制作辅食。制作辅食前须先洗手。制作辅食的餐具、场所应保持清洁。辅食应煮熟、煮透。制作的辅食应及时食用或妥善保存。进餐前洗手，保持餐具和进餐环境清洁、安全。

婴幼儿进食时一定要有成人看护，以防进食意外。整粒花生、坚果、果冻等食物不适合婴幼儿食用。

【核心推荐】

- 选择安全、优质、新鲜的食材。
- 制作过程始终保持清洁卫生，生熟分开。
- 不吃剩饭，妥善保存和处理剩余食物，防止进食意外。
- 饭前洗手，进食时应有成人看护，并注意进食环境安全。

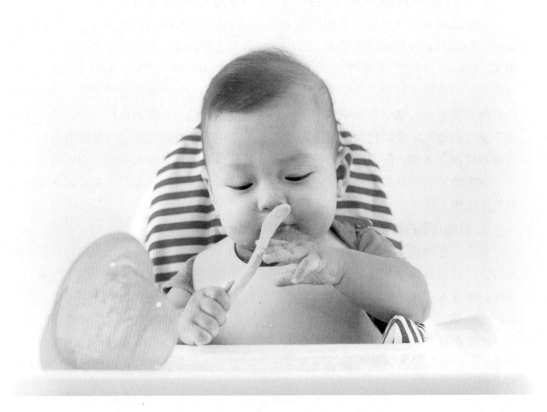

1. 如何保证食物安全

保证食物安全最基本的做法是将食物煮熟。经过高温烧煮后，绝大多数的病原微生物均可被杀灭。但煮熟后的食物仍有再次被污染的可能，因此准备好的食物应尽快食用。生吃的水果和蔬菜必须用清洁水彻底洗净，而给予婴幼儿食用的水果和蔬菜应去掉外皮及内核和籽，以保证食用安全。

选购婴幼儿食品时，父母应仔细检查食品标签，确保所购食品符合国家质量安全标准。

2. 如何保持家庭自制婴幼儿辅食的安全卫生

家庭自制婴幼儿辅食时，应选择新鲜、优质、安全的原材料。辅食制作过程中必须注意清洁、卫生，如制作前洗手、保证制作场所及厨房用品清洁。必须注意生熟分开，以免交叉污染。按照需要制作辅食，做好的辅食应及时食用，未吃完的辅食应丢弃。多余的原料或者制成的半成品，应及时放入冰箱冷藏或冷冻保存。

3. 容易导致进食意外的食物

鱼刺等卡在喉咙是最常见的进食意外。当婴幼儿开始尝试家庭食物时，由大块食物哽噎而导致的意外会有所增加。整粒花生、腰果等坚果，婴幼儿无法咬碎且容易呛入气管，禁止食用。果冻等胶状食物不慎吸入气管后不易取出，也不适合 2 岁内婴幼儿。

4. 如何保证婴幼儿进食安全

汤匙、筷子等餐具插进咽喉、眼眶；舌头、咽喉被烫伤，甚至弄翻火锅、汤、粥

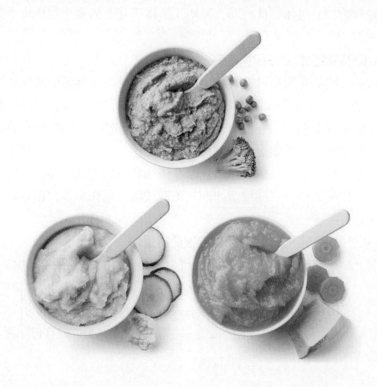

而造成大面积烫伤；误食农药、化学品等意外，在婴幼儿中时有发生。这些与进食相关的意外事件与婴幼儿进食时随意走动，家长看护不严有密切的关系。为保证进食安全，婴幼儿进食时应固定位置，且必须有成人看护，并注意进食场所的安全。

5. 家庭自制辅食还是购买婴儿食品

家庭自制辅食可以保证食物新鲜，不添加盐、糖等调味品，味道也更偏向于家常化，但制作费时、费力。购买婴儿食品则方便，食品质量也有保证，但价格较贵。总体来说，我国市场上适合不同年龄段婴幼儿的辅食品种有限，部分婴儿食品中的盐、糖含量可能偏高。

【科学依据】

> **【关键事实】**
>
> - 婴幼儿的抵抗力弱，更容易发生感染性疾病。
> - 婴幼儿期易发生食源性肠道疾病。
> - 进食意外是造成婴幼儿窒息死亡的重要原因之一。

1. 婴幼儿抵抗力弱，是感染性疾病的高危人群

肺炎、腹泻等感染性疾病是 5 岁以下儿童死亡的主要原因。据报道，1~59 月龄儿童中 12.8% 的死亡由肺炎引起，8.6% 与腹泻有关。婴幼儿免疫系统尚未成熟，免疫系统处于快速发育阶段，机体抵抗力弱。婴幼儿暴露于复杂的微生物环境中很容易发生感染性疾病。

2. 婴幼儿期易发生食源性肠道疾病

添加辅食后，婴幼儿腹泻风险大大增加，而食物受微生物污染是导致婴幼儿腹泻的重要原因。病毒感染是全球胃肠炎的主要病因，特别是轮状病毒和诺如病毒感染。婴幼儿普遍对轮状病毒易感，据估计全球每年 40% 的腹泻住院和 20 万的腹泻死亡病例与轮状病毒感染相关。虽然全人群对诺如病毒易感，但婴幼儿发病率高，是急性胃肠炎包括食源性胃肠炎暴发的主要原因。带有诺如病毒的粪便污染食物容易引起腹泻甚至腹泻暴发。除病毒外，一些细菌如产气荚膜梭菌、鼠伤寒沙门菌等污染食品，亦可造成腹泻等肠道疾病。

3. 进食意外是造成婴幼儿窒息死亡的重要原因之一

研究表明，2017 年全球 5 岁以下儿童因气道异物死亡的人数约为 37 045 例，死亡率约为 5.44/10 万，在 5 岁以下儿童全死因顺位中居第 22 位、伤害死因顺位中居第 2 位。2017 年我国 5 岁以下儿童因气道异物死亡的人数为 6 896 例，死亡率为 8.57/10 万，在 5 岁以下儿童全死因顺位中居第 5 位，是 5 岁以下儿童伤害死亡的首位原因。进食是造成气道异物的重要原因。

准则六　定期监测体格指标，追求健康生长

提要

适度、平稳生长是婴幼儿最佳的生长模式。每 3 个月一次监测并评估 7~24 月龄婴幼儿的体格生长指标有助于判断其营养状况，并可根据体格生长指标的变化，及时调整营养和喂养。对于营养不足、超重肥胖以及处于急慢性疾病期间的婴幼儿应增加监测次数。

【核心推荐】

- 体重、身长、头围等是反映婴幼儿营养状况的直观指标。
- 每 3 个月测量一次身长、体重、头围等体格生长指标。
- 平稳生长是婴幼儿最佳的生长模式。
- 鼓励婴幼儿爬行、自由活动。

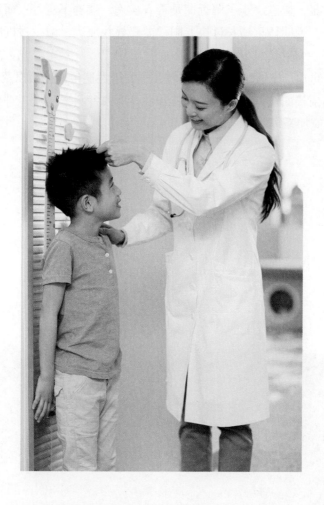

第二部分　特定人群膳食指南

1. 绘制和评估婴幼儿的生长曲线

根据我国卫生行业标准《5 岁以下儿童生长状况判断》（WS/T 423—2013）来判断婴幼儿生长发育情况。

从婴儿出生起就将其每次健康体检时所测得的身长、体重、头围等体格生长数据，按月龄标点在相应的儿童生长标准上，如按年龄身长、按年龄体重、按年龄头围生长标准，并将各个数据点连接成线，就是每个婴幼儿个体化的生长曲线。相比单次测量的体格生长指标，定期连续测量体格生长指标并绘制成生长曲线，可以更直观地反映婴幼儿的生长状况，也可以更及时地反映营养和喂养情况。

大多数婴儿在满 6 月龄后，其生长曲线会处于相对平稳的水平，并与儿童生长标准的中位线平行。当婴幼儿的生长曲线在儿童生长标准的第 3 和第 97 百分位之间（P_3~P_{97}）或 Z 评分为 –2~+2，并与儿童生长标准的中位线平行时，均为正常。而当婴幼儿生长曲线有明显下降或上升趋势时，应及时了解其喂养和疾病情况，并做出合理调整。如当体重生长曲线从 P_{50} 快速下降到 P_{15}，说明近期体重增长缓慢，可能存在营养摄入不足，应进一步了解近期是否有疾病，喂养不良等；而当体重生长曲线从 P_{50} 飙升到 P_{85}，说明体重增长过快，同样需要寻找原因，减少过度喂养等不良喂养行为。

少数特殊婴幼儿，如早产 / 低出生体重儿、先天性遗传性疾病以及各种严重急慢性疾病的患儿，其生长曲线均有其各自的特殊性，应由专科医生予以评估和解释。对于这部分婴幼儿也应加强定期的生长监测。

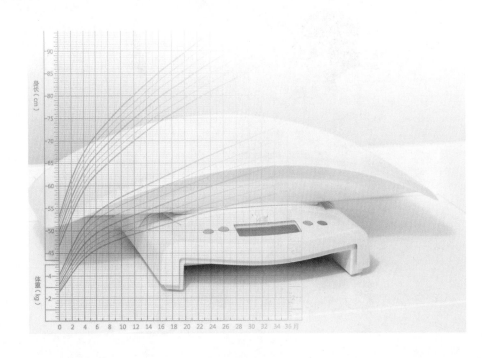

2. 婴幼儿需要身体活动吗

饮食、睡眠、活动组成婴幼儿每天 24 小时的生活内容。婴幼儿天性好动，而通过抚触、按摩、亲子游戏以及适度有目的的活动，如俯卧、爬、走、跳等，可进一步增加婴幼儿的活动强度，增强婴幼儿大运动、精细运动能力，并提高协调能力。7~12 月龄婴儿每天俯卧位自由活动或爬行的时间应不少于 30 分钟，多则更好。12~24 月龄幼儿每天的活动时间不少于 3 小时，多则更好。鼓励婴幼儿学习自己吃饭，学会生活自理，并增加日常活动。

与此同时，尽量减少婴幼儿久坐不动的时间。将婴幼儿束缚在汽车安全座椅、婴儿车，或者背着、抱着的时间不宜过长，每次不应超过 1 小时。24 月龄内婴幼儿除必要的与家人视频对话时间以外，应禁止看屏幕时间。

【科学依据】

【关键事实】

- 生命早期的生长影响终身健康。
- 7~24 月龄是生长迟缓的高发期。
- 身体活动促进婴幼儿生长发育。

---

1. 生命早期的生长影响终身健康

根据多哈理论，出生体重与成年后的慢性病（如心血管疾病）息息相关。新近的研究表明，不仅出生体重与成年后的慢性病相关，2 岁时幼儿的体重与成年后的 BMI 也呈正相关。2 岁时的身长与成年后的身高和瘦体质均呈正相关。

2. 7~24 月龄是生长迟缓的高发期

由于涉及喂养模式、方法和食物的快速变化，7~24 月龄婴幼儿很容易由于喂养不良而影响生长发育。全球 5 岁以下儿童身长监测数据显示，7~24 月龄婴幼儿的按年龄身长 Z 评分快速下降，到 24 月龄时达到最低点。不论亚洲、非洲、美洲，还是欧洲，发展中国家按年龄身长 Z 评分变化趋势相似。2013 年中国 0~5 岁儿童营养与健康状况监测数据显示，7~12 月龄婴儿生长迟缓率为 4.9%，13~24 月龄幼儿生长迟缓率升高到 9.9%，并维持在高位。

3. 身体活动促进婴幼儿生长发育

婴幼儿期是运动发育（大运动和精细运动）的重要时期。WHO 在 5 岁以下儿童身体活动指南指出，身体活动可以促进婴幼儿的运动和心理认知发育、心脏代谢功能及骨健康。束缚或限制婴幼儿活动可能会增加超重肥胖风险，并影响婴幼儿乃至儿童期的运动发育。研究显示，无束缚的运动可以降低儿童按身长体重的 Z 评分。

三、儿童膳食指南

本指南适用于满 2 周岁至不满 18 周岁的未成年人（简称为"2~17 岁儿童"），分为 2~5 岁学龄前儿童和 6~17 岁学龄儿童少年两个阶段。该指南是在一般人群指南基础上的补充建议和指导。

2~5 岁（即学龄前期）儿童生长发育速率与婴幼儿相比略有下降，但仍处于较高水平，该阶段儿童的生长发育状况和饮食行为，直接关系到青少年和成年期发生肥胖及相关慢性病的风险。与成人相比，2~5 岁儿童对各种营养素需要量较高，但消化系统尚未完全成熟，咀嚼能力较差，因此其食物的加工烹调应与成人有一定的差异。随着 2~5 岁儿童生活自理能力不断提高，自主性、好奇心、学习能力和模仿能力也增强，需要进一步强化和巩固在 7~24 月龄初步建立的多样化膳食结构，为一生健康和良好饮食行为奠定基础。

6 岁儿童进入学校教育阶段，生长发育迅速，两性特征逐步显现，学习和运动量大，对能量和营养素的需要相对高于成年人。学龄儿童生理、心理发展逐步成熟，膳食模式已经成人化，充足的营养是他们正常生长发育乃至一生健康的物质保障。形成健康饮食行为、运动爱好等仍需要加强引导、培养和逐步完善。家庭、学校和社会要积极开展饮食教育，营造支持性健康食物环境，共同培养儿童健康的生活方式，保证他们的健康成长。

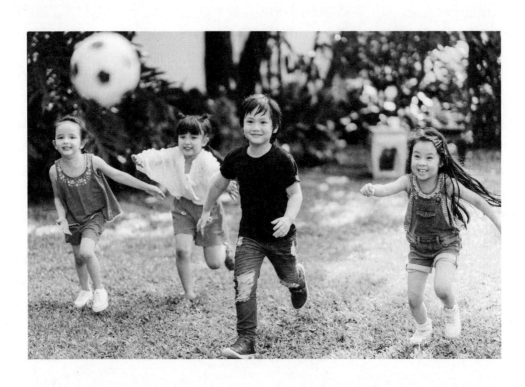

（一）学龄前儿童膳食指南

提要　本指南适用于满 2 周岁至满 6 周岁前（2~5 岁）的学龄前儿童，是基于 2~5 岁儿童的生理特点、营养需要以及饮食习惯培养规律，结合其膳食营养和饮食行为现状，在一般人群膳食指南基础上增加的 5 条核心推荐。

家庭和托幼机构应遵循食物丰富、规律就餐原则安排学龄前儿童的膳食和餐次，注重合理烹调，控制高盐、高脂、高糖食品及含糖饮料摄入。有意识地培养儿童使用餐具、自主进食，养成每天饮奶、足量饮水、正确选择零食和不挑食不偏食的良好饮食习惯。引导儿童参与食物选择和制作，增进对食物的认知和喜爱。积极鼓励儿童进行身体活动尤其是户外活动，限制久坐和视屏时间，保证充足睡眠，定期体格测量，保障儿童健康成长。

【核心推荐】

- 食物多样，规律就餐，自主进食，培养健康饮食行为。
- 每天饮奶，足量饮水，合理选择零食。
- 合理烹调，少调料少油炸。
- 参与食物选择与制作，增进对食物的认知和喜爱。
- 经常户外活动，定期体格测量，保障健康成长。

学龄前儿童的均衡营养应由多种食物构成的平衡膳食提供，规律就餐是儿童获得全面充足的食物摄入、促进消化吸收和建立健康饮食行为的保障。鼓励儿童反复尝试新食物的味道、质地，提高对食物的接受度，强化之前建立的多样化膳食模式。随着儿童自我意识、模仿力和好奇心增强，容易出现挑食、偏食和进食不专注，需引导儿童有规律地自主、专心进餐，保持每天三次正餐和两次加餐，尽量固定进餐时间和座位，营造温馨进餐环境。

奶类是优质蛋白质和钙的最佳食物来源，应鼓励儿童每天饮奶，建议每天饮奶量为 300~500ml 或相当量的奶制品。2~5 岁儿童新陈代谢旺盛、活动量大、出汗多，需要及时补充水分，建议每天水的总摄入量为（含饮水和汤、奶等）1 300~1 600ml，其中饮水量为 600~800ml，并以饮白水为佳，少量多次饮用。零食作为学龄前儿童全天营养的补充，应与加餐相结合，以不影响正餐为前提。多选营养素密度高的食物如奶类、水果、蛋类和坚果等作零食，不宜选高盐、高脂、高糖食品及含糖饮料。

从小培养儿童淡口味有助于形成终身的健康饮食行为，烹制儿童膳食时应控制盐和糖的用量，不加味精、鸡精及辛辣料等调味品，保持食物的原汁原味，让儿童首先品尝和接纳食物的自然味道。建议多采用蒸、煮、炖，少用煎、炒的方式加工烹调食物，有利于儿童食物消化吸收、控制能量摄入过多以及淡口味的培养。

家庭和托幼机构应有计划地开展食育活动，为儿童提供更多接触、观察和认识食物的机会；在保证安全前提下鼓励儿童参与食物选择和烹调加工过程，增进对食物的认知和喜爱，培养尊重和爱惜食物的意识。

积极规律的身体活动、较少的久坐及视屏时间和充足的睡眠，有利于学龄前儿童的生长发育和预防超重肥胖、慢性病及近视。应鼓励学龄前儿童经常参加户外活动，每天至少120分钟。同时减少久坐行为和视屏时间，每次久坐时间不超过1小时，每天累计视屏时间不超过1小时，且越少越好。保证儿童充足睡眠，推荐每天总睡眠时间10~13小时，其中包括1~2小时午睡时间。家庭、托幼机构和社区要为学龄前儿童创建积极的身体活动支持环境。

学龄前儿童的身高、体重能直接反映其膳食营养和生长发育状况，应定期监测儿童身高、体重等体格指标，及时发现儿童营养健康问题，并做出相应的饮食和运动调整，避免营养不良和超重肥胖，保障儿童健康成长。

【实践应用】

1. 学龄前儿童的合理膳食及餐次安排

膳食安排：学龄前儿童的膳食应由多样化食物构成，建议平均每天食物种类数达到12种以上，每周达到25种以上，烹调油和调味品不计算在内。

按照食物大类建议：

（1）谷类、薯类及杂豆类食物：平均每天3种以上，每周5种以上

（2）蔬菜、菌藻及水果类食物：平均每天4种以上，每周10种以上

（3）鱼、蛋、畜肉及禽肉类食物：平均每天3种以上，每周5种以上

（4）奶、大豆及坚果类食物：平均每天有2种，每周5种以上

按照餐次建议：早餐4~5种；午餐5~6种；晚餐4~5种；加餐1~2种。

为了让儿童膳食更加丰富，推荐以下几种方法：①小份量选择；②与家人共餐；③同类食物互换；④荤素搭配；⑤根据季节更换和搭配食物；⑥变换烹调方式。

餐次安排：学龄前儿童应每天安排早、中、晚三次正餐和两次加餐，即三餐两点。两正餐之间间隔4~5小时，加餐与正餐之间间隔1.5~2小时，加餐分别安排在上、下午各一次，若晚餐较早时，可在睡前2小时安排一次加餐。加餐以奶类、水果为主，配以少量松软面点，尽量不选择油炸食品、膨化食品、甜点及含糖饮料。

食谱举例：学龄前儿童每日各类食物建议摄入量是按照2~3岁和4~5岁儿童的营养需要和膳食特点分别提出，详见表2-8。同时给出了2~3岁和4~5岁儿童一日食谱举例，详见表2-9。

表2-8 学龄前儿童每日各类食物建议摄入量

食物	2~3岁	4~5岁
谷类 /g	75~125	100~150
薯类 /g	适量	适量
蔬菜 /g	100~200	150~300
水果 /g	100~200	150~250
畜禽肉鱼 /g	50~75	50~75
蛋类 /g	50	50
奶类 /g	350~500	350~500
大豆（适当加工）/g	5~15	15~20
坚果（适当加工）/g	—	适量
烹调油 /g	10~20	20~25
食盐 /g	<2	<3
饮水量 /ml	600~700	700~800

表2-9 一日食谱举例

餐次	2~3岁儿童 食物名称及主要原料重量	4~5岁儿童 食物名称及主要原料重量
早餐	山药大米猪肝粥：大米 25g，山药 10g，猪肝 5g 黄瓜炒鸡蛋：鸡蛋 30g，黄瓜 30g 牛奶：高钙牛奶 100g	彩色饺子：小麦面粉 45g，菠菜 30g，紫甘蓝 30g，胡萝卜 30g，瓢儿白 50g，猪里脊肉 10g 鸡蛋羹：鸡蛋 30g，基围虾 6g
上午加餐	牛奶及水果：高钙牛奶 100g，香蕉 60g	水果：猕猴桃 50g，香蕉 50g，苹果 50g
午餐	番茄牛肉饭：大米 40g，牛肉（前腱）10g，番茄 50g，红薯 30g，胡萝卜 20g，青豆 10g 鲜蘑菠菜汤：鲜蘑 20g，菠菜 50g，紫菜 3g 清蒸黄花鱼：小黄花鱼 20g	米饭：大米 45g，扁豆 30g，玉米（鲜）30g，黑芝麻 5g 香菇炒菜心：鲜香菇 20g，油菜心 50g 番茄鱼片汤：番茄 50g，龙利鱼 20g 牛奶及坚果：高钙牛奶 150g，核桃 5g
下午加餐	牛奶及水果：高钙牛奶 100g，草莓 60g	二米饭：大米 40g，小米 10g
晚餐	彩色焖饭：大米 40g，去骨鸡腿肉 10g，玉米（鲜）20g，豌豆 20g 牛奶南瓜羹：南瓜 30g，高钙牛奶 50g	什锦鸡丁：鸡腿肉 20g，彩椒 50g，菜豇豆 30g 水煮小白菜：小白菜 50g
晚加餐	牛奶：高钙牛奶 150g	牛奶：高钙牛奶 250g
全天	植物油：15~20g，食用加碘盐 <2g	植物油：20~25g，食用加碘盐 <3g

2. 培养专注进食和自主进食

培养学龄前儿童专注进食和自主进食能力对于儿童的健康成长至关重要，由于学龄前儿童注意力不易集中，易受环境干扰，如进食时玩玩具、看电视、做游戏等都会降低对食物的关注度，影响进食量和食物的消化吸收。应鼓励学龄前儿童自主进食和训练用筷技能，这有利于增加儿童进食兴趣和培养自信心及独立能力，促进儿童手部精细动作及运动协调功能发育。学龄前儿童应学会匙、筷子、杯、碗等餐具的使用，3~4 岁时应能熟练地用勺子吃饭，4~5 岁时应能熟练地用筷子吃饭。

进餐时应注意：①尽量定时定位就餐；②避免进餐同时有其他活动；③吃饭细嚼慢咽，但不拖延，在 30 分钟内完成；④让儿童自己使用筷子、匙进食。为儿童示范和辅导正确使用筷子，提供适宜的儿童专用餐具，积极引导儿童自己进食，并注意儿童饮食行为和就餐礼仪的培养。

3. 避免挑食、偏食及过量进食

由于学龄前期儿童自主性的萌发，会对食物表现出不同的兴趣和喜好，出现一时性偏食和挑食，此时需要及时、适时地加以纠正。①容许儿童自主选择食物。通过经常变换食物，通过味觉等感官刺激使儿童熟悉、接受、习惯某些特殊的食物味道，减少儿童对某些熟悉食物产生偏爱，以免形成挑食、偏食。②家长以身作则。家里成年人的饮食行为对儿童具有潜移默化的影响，家长应与孩子一起进餐，以身作则、言传身教，培养儿童健康的饮食行为。③鼓励儿童选择多种多样的食物，及时纠正儿童挑食、偏食或过量进食的不健康饮食行为。对于儿童不喜欢吃的食物，可通过鼓励儿童反复尝试并及时表扬、变换烹调方式、改变食物形式或质地、食物份量以及更新盛放食物容器等方法加以改善。不应以食物作为奖励或惩罚措施，不强迫或诱导儿童进食。④家长和幼儿教师为儿童提供定时定位的进餐制度和整洁温馨的进餐环境。了解儿童每日各类食物的需要量，通过增加儿童身体活动量来增进食欲，同时避免儿童过度进食，让儿童养成专注进餐、自主进食和适量进食的健康饮食行为。

4. 培养饮奶习惯、首选白水、控制含糖饮料

奶及奶制品中钙含量丰富且吸收率高，是钙的最佳食物来源。建议学龄前儿童每天饮用 300~500ml 奶或相当量的奶制品，以满足钙的需求。推荐选择液态奶、酸奶、奶酪等无添加糖的奶制品，限制乳饮料、奶油摄入。家长应以身作则常饮奶，鼓励和督促儿童每日饮奶，从小养成天天饮奶的好习惯。

乳糖不耐受或继发乳糖不耐受的儿童空腹饮奶后会出现胃肠不适，如腹胀、腹泻、腹痛等症状，可采取以下方法加以解决：①饮奶前或同时进食固体食物如主食；②少量多次饮奶；③选择酸奶；④选用无乳糖奶或饮奶时加用乳糖酶。

添加糖是指人工加入食品中的糖类包括单糖和双糖，过量摄入添加糖会对学龄前儿童的健康造成危害，增加患肥胖、龋齿等疾病的风险，推荐 2~3 岁儿童不摄入添加糖，4~5 岁儿童添加糖摄入量应控制在 <50g/d。

含糖饮料是添加糖的主要来源，多数饮料含糖量高达 8%~11%，建议学龄前儿童

不喝含糖饮料，首选白水，更不能用含糖饮料替代白水。家长应以身作则，自己不喝含糖饮料。家庭或托幼机构不提供含糖饮料（如可乐、果汁饮料等）和高糖食品（如糖果、巧克力、蜜饯等），并注意烹调食物时尽量少添加糖。

5. 合理选择零食

零食是指一日三餐时间之外吃的所有食物和饮料，不包括水。零食作为学龄前儿童正餐之外的营养补充，可以合理选用。建议零食尽可能与加餐结合，安排在两次正餐之间，零食量不宜多，以不影响正餐食欲为宜，进食零食前洗手，吃完漱口，睡前30分钟内不吃零食。

选择零食应注意以下几点：①优选奶制品、水果、蔬菜和坚果；②少吃高盐、高糖、高脂及可能含反式脂肪酸的食品，如膨化食品、油炸食品、糖果甜点、冰激凌等；③不喝或少喝含糖饮料；④零食应新鲜卫生、易消化；⑤要特别注意儿童的进食安全，避免食用整粒豆类、坚果，防止食物呛入气管发生意外，建议坚果和豆类食物磨成粉或打成糊食用，见表2-10。

表2-10　推荐和限制的零食

推荐	限制
新鲜水果、蔬菜（黄瓜、西红柿）	果脯、果汁、果干、水果罐头
奶及奶制品（液态奶、酸奶、奶酪等）	乳饮料、冷冻甜品类食物（冰激凌、雪糕等）、奶油、含糖饮料（碳酸饮料、果味饮料等）
谷类（馒头、面包、玉米）薯类（紫薯、甘薯、马铃薯等）	膨化食品（薯片、虾条等）、油炸食品（油条、麻花、油炸土豆等）、奶油蛋糕
鲜肉及鱼肉类	咸鱼、香肠、腊肉、鱼肉罐头等
鸡蛋（煮鸡蛋、蒸蛋羹）	
豆及豆制品（豆腐干、豆浆等）	烧烤类食品
坚果类（磨碎食用）	高盐坚果、糖浸坚果

6. 从小培养淡口味

培养学龄前儿童淡口味，减少对高盐、高糖、高脂食物的摄入，有助于形成一生健康的饮食行为。WHO建议，儿童应减少钠摄入量，以预防和控制血压。从小引导儿童避免吃得过咸，对其淡口味的培养至关重要。建议学龄前儿童每日食盐摄入量：2~3岁儿童<2g，4~5岁儿童<3g。为学龄前儿童制备膳食时，不仅要注意尽量少放食盐，而且也要少用含盐量较高的酱油、豆豉、蚝油、咸味汤汁及酱料等。由于许多加工食品或零食如盐腌食品、膨化食品、加工肉制品、饼干等中含盐量较多，不建议儿童经常食用。此外，如果儿童膳食中使用味精或鸡精，不仅增加钠的摄入量，还会影响儿童对天然食物本味的体验和喜爱，应尽量避免。

在学龄前儿童膳食烹调方面，宜采用蒸、煮、炖、煨等烹调方式，尽量少用油炸、烧烤、煎等方式。应将食物切小块煮软，易于儿童咀嚼、吞咽和消化，特别注意要完全去除皮、骨、刺、核等；大豆、花生等坚果类食物，应先磨碎，制成泥糊浆等状态进食。以淡口味为宜，不应过咸、油腻和辛辣，尽可能少用或不用味精、鸡精、色素、糖精等调味品。过量食用钠盐会增加高血压、心脏病等慢性病风险。为儿童烹调食物时，应控制食盐用量，少选含盐高的腌制食品或调味品。可选择天然、新鲜香料（如葱、蒜、洋葱、香草等）和新鲜蔬果汁（如番茄汁、柠檬、南瓜汁、菠菜汁等）进行调味。

7. 培养认知食物与喜爱食物

学龄前儿童已具备一定的生活自理能力，其自主性、好奇心快速发展，学习能力和模仿能力明显增强，这一时期是培养健康饮食行为和建立基本营养健康意识的重要阶段。①应尽可能为儿童创造更多认识和感受食物的机会，使幼儿能接触到食物，了解食物的形状、质地、颜色、气味和味道等，帮助其接受新食物。也可组织儿童参与各种参观体验活动，如去农田认识农作物，观察家里和幼儿园内种植的蔬菜、水果的生长过程，聆听关于蔬菜和水果的营养故事，从而激发儿童对蔬菜水果的兴趣。②儿童多参与食物的选择和制作，可增加其对食物的接受度，提高儿童就餐的积极性，促进食欲。③建议家长和儿童一起选购食物，帮助儿童辨识蔬果，尝试让儿童自主挑选蔬菜和水果，让儿童参与家庭食物的制作，参与力所能及的食物加工活动，如择菜等，让儿童体会其中乐趣，获得自信和成就感，增进亲子关系。

8. 鼓励进行身体活动

学龄前儿童身体活动不足和久坐时间过长会导致儿童超重肥胖，并增加青少年期和成年期慢性病的发生风险。户外活动在给予儿童愉悦体验的同时，可以促进儿童身体、动作、认知、社会性、情绪情感的发展、促进儿童维生素 D 合成和骨骼牙齿生长，以及预防儿童近视的发生。建议学龄前儿童每天身体活动总时间应达到 180 分钟，每天户外活动至少 120 分钟，其中中等及以上强度的身体活动时间累计不少于 60 分钟。

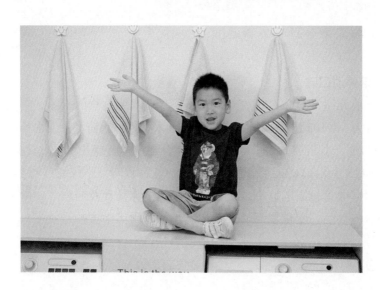

学龄前儿童的运动主要包括日常活动、游戏及体育运动。应鼓励儿童积极玩游戏，全天处于活跃状态，建议每天结合日常生活多做运动如公园玩耍、散步、爬楼梯、收拾玩具等；适量做较高强度的运动和户外活动，包括：有氧运动（骑小自行车、轮滑、跳绳、快跑、游泳）、伸展运动、肌肉强化运动（攀架、健身球）、团体运动（跳舞、小型球类游戏）。家庭和托幼机构应定期组织运动会或亲子游戏，鼓励儿童经常参加户外活动，增加儿童对运动的兴趣和喜爱，养成运动习惯。

9. 限制久坐行为和视屏活动

久坐行为是指以坐、卧姿为主的能量消耗较低的身体活动（睡眠除外）。视屏时间是指使用电子媒体设备的时间。学龄前儿童久坐时间和视屏时间过长均对健康产生不利影响。建议学龄前儿童每天应尽量减少久坐行为，每次久坐持续时间不超过 1 小时，每天累计视屏时间最好不超过 1 小时，且越少越好。家长应以身作则，减少久坐和视屏时间。

10. 定期体格测量

学龄前儿童生长发育速率较快，定期测量身高、体重等体格指标能够及时了解学龄前儿童生长发育水平的动态变化，判断其营养状况，并根据儿童体格指标变化及时进行膳食和运动指导。建议学龄前儿童每半年测量一次身高和体重。根据我国卫生行业标准《5 岁以下儿童生长状况判断》（WS/T 423—2013）来判断儿童生长发育情况。具体方法：根据性别对照相应的儿童身高别体重曲线图，找出与儿童身高相对应的体重数值所在的 Z 评分曲线的位置，判断其生长发育状况（正常、消瘦、超重、肥胖）。见附录四。

....

以下关键事实是在充分的科学证据基础上得出的结论，应牢记：

◆ 平衡膳食、合理营养是学龄前儿童正常生长发育和健康的物质基础，食物多样是实现平衡膳食的前提条件。

◆ 2~5 岁是儿童健康饮食行为培养的关键时期。

◆ 规律就餐与学龄前儿童消化能力相适应，有助于保障儿童获得均衡营养，降低发生肥胖和成年后患慢性病的风险。

◆ 自主进食有利于培养儿童独立性和自信心，促进精细动作及运动协调能力发育。

◆ 充足的奶制品摄入有助于儿童骨骼生长和维护远期骨健康。过量摄入高盐、高脂、高糖食品及含糖饮料可增加儿童患龋齿、肥胖和慢性病的风险。

◆ 参与食物选择和制作可增进儿童对食物的认知与喜爱，促进食欲，避免挑食、偏食，有助于培养良好饮食行为和尊重爱惜食物的意识。

◆ 充分户外活动和减少久坐及视屏时间有助于提高儿童新陈代谢，促进维生素 D 合成，提高睡眠质量，预防超重肥胖和近视，促进身心健康。

◆ 体格生长指标与儿童膳食质量和营养状况密切相关，定期体格测量可及时发现和纠正儿童营养健康问题，保障儿童健康成长。

....

（二）学龄儿童膳食指南

学龄儿童是指从 6 周岁到不满 18 周岁的未成年人。学龄儿童正处于生长发育阶段，对能量和营养素的需要量相对高于成年人。全面、充足的营养是其正常生长发育，乃至一生健康的物质保障，因此，更需要强调合理膳食。

学龄期是建立健康信念和形成健康饮食行为的关键时期。学龄儿童应积极学习营养健康知识，主动参与食物选择和制作，提高营养健康素养。在一般人群膳食指南的基础上，应吃好早餐，合理选择零食，不喝含糖饮料，积极进行身体活动，保持体重适宜增长。家长应学习并将营养健康知识应用到日常生活中，同时发挥言传身教的作用；学校应制定和实施营养健康相关政策，开设营养健康教育相关课程，配置相关设施与设备，营造校园营养健康支持环境。家庭、学校和社会要共同努力，帮助学龄儿童养成健康的饮食行为和生活方式。

【核心推荐】

- 主动参与食物选择和制作，提高营养素养。
- 吃好早餐，合理选择零食，培养健康饮食行为。
- 天天喝奶，足量饮水，不喝含糖饮料，禁止饮酒。
- 多户外活动，少视屏时间，每天 60 分钟以上的中高强度身体活动。
- 定期监测体格发育，保持体重适宜增长。

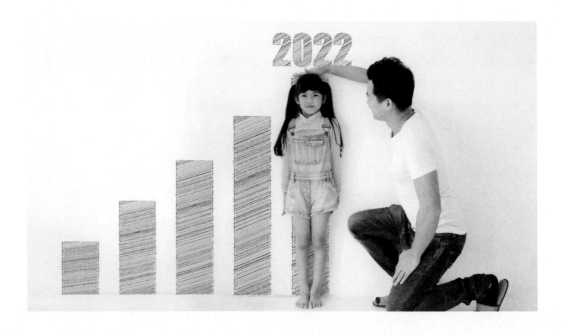

学龄儿童处于获取知识、建立信念和形成行为的关键时期，家庭、学校和社会等因素在其中起着至关重要的作用。营养素养与膳食营养摄入及健康状况密切相关。学龄儿童应主动学习营养健康知识，建立为自己的健康和行为负责的信念；主动参与食物选择和制作，并逐步掌握相关技能。家庭、学校和社会应构建健康食物环境，帮助他们提高营养素养、养成健康饮食行为、做出正确营养决策、维护和促进自身营养与健康。

　　一日三餐、定时定量、饮食规律是保证学龄儿童健康成长的基本要求。应每天吃早餐，并吃好早餐，早餐食物应包括谷薯类、蔬菜水果、奶、动物性食物、豆、坚果等食物中的三类及以上。适量选择营养丰富的食物作零食。在外就餐时要注重合理搭配，少吃含高盐、高糖和高脂菜肴。做到清淡饮食、不挑食偏食、不暴饮暴食，养成健康饮食行为。

　　奶制品营养丰富，是钙和优质蛋白质的良好食物来源。足量饮水是机体健康的基本保障，有助于维持身体活动和认知能力，学龄儿童应每天至少摄入 300g 液态奶或相当量的奶制品，要足量饮水，少量多次，首选白水。饮酒有害健康，常喝含糖饮料会增加患龋齿、肥胖的风险，学龄儿童正处于生长发育阶段，应禁止饮酒及含酒精饮料；应不喝含糖饮料，更不能用含糖饮料代替白水。

　　积极规律的身体活动、充足的睡眠有利于学龄儿童的正常生长发育和健康。学龄儿童应每天累计进行至少 60 分钟的中高强度身体活动，以全身有氧活动为主，其中每周至少 3 天的高强度身体活动。身体活动要多样，其中包括每周 3 天增强肌肉力量和 / 或骨健康的运动，至少掌握一项运动技能。多在户外活动，每天的视屏时间应限制在 2 小时内，保证充足睡眠。家庭、学校和社会应为学龄儿童创建积极的身体活动环境。

　　营养不足和超重肥胖都会影响儿童生长发育和健康。学龄儿童应树立科学的健康观，正确认识自己的体型，定期测量身高和体重，通过合理膳食和充足的身体活动保证适宜的体重增长，预防营养不足和超重肥胖。对于已经超重肥胖的儿童，应在保证体重适宜增长的基础上，控制总能量摄入，逐步增加身体活动时间、频率和强度。家庭、学校和社会应共同参与儿童肥胖防控。

【实践应用】

1. 提高营养素养

（1）积极学习营养健康知识

　　根据不同年龄段的认知发展特点，让学龄儿童逐步了解食物营养的基本知识，了解食物营养与生长发育、健康的关系；逐步认识食物与环境的相互影响，了解并传承中国饮食文化；认识不合理膳食对健康的影响以及饮食行为转变的好处，树立为自己健康和行为负责的信念。

> **贴士：**
>
> 　　营养素养是个人获取、处理以及理解基本营养健康信息，并运用这些信息做出正确营养相关决策、维护和促进自身健康的能力，包括食物营养相关知识和理念，以及选择和制作食物所需要的技能。

学龄儿童应知晓正规的营养健康信息来源。应把学校营养教育课程或活动，以及专业人员营养咨询作为信息的首要来源，还有政府部门、专业机构、大学、社会团体和行业协会、国际组织等发布的信息。

（2）主动参与食物选择和制作

应安排学龄儿童到农田、菜园、市场、超市和厨房，提供机会让他们主动参与食物选择和制作，掌握相关技能，做力所能及的家务。

1）学龄儿童应积极主动参与家庭的食物选购，了解并逐步掌握食物种类、搭配、食品安全等的原则和基本知识。在外就餐时，应参与点餐，了解食物的合理搭配。不购买路边摊食品，不购买和食用来历不明的食物，不食用野生动植物。

2）选择预包装食品时要学会阅读食品标签和营养标识，还要逐步学会通过看、闻、触摸等方式，对食品品质做出初步评判。

3）较大儿童应熟悉厨房，了解安全用火、用气和用电等事项，和家人一起准备食物；了解食物的适宜储存方法，减少食物变质导致的浪费；会进行简单的食物搭配；了解如何清洁食材；掌握先洗后切、适宜切制、生熟分开等原则；学会烹饪几种简单食物；会清洁餐具，并进行垃圾分类等。了解食品安全5要素。

> **贴士：**
>
> 食品安全5要素包括保持清洁，生熟分开，做熟，在安全的温度下保存食物，使用安全的水和食物材料。

（3）家庭创造健康食物环境

家庭是与儿童成长关系最密切的环境，家庭提供的食物、家庭饮食规则、父母营养素养和言传身教、喂养方式、餐饮行为模式等，对孩子营养素养的形成与发展有至关重要影响。

> **贴士：**
>
> 食物环境是指物理、经济、政策和社会文化环境等一系列影响人们食物选择的因素和条件。

家庭成员应尽量在家就餐。家庭要提供多样食物以满足平衡膳食的要求，制定家庭健康饮食规则并加以实践，如每天保证吃一次水果等。父母要以身作则，通过言传身教，鼓励和支持孩子养成健康饮食行为；不强迫或放纵孩子进食，不用食物作为奖励或惩罚的手段；营造轻松愉悦的就餐氛围，不在就餐时指责批评孩子，并引导孩子遵循文明的进餐行为、传承优秀的饮食礼仪。

父母应创造机会和孩子一起去农场、超市、市场、厨房等，通过实践让孩子认识食物，了解食物营养的基本知识，学会选择和搭配食物；了解相关安全常识和常用的烹调方法，承担力所能及的家务劳动。

（4）学校构建健康食物环境

学校是学龄儿童学习和活动的主要场所，学校的营养健康政策、食物环境、同伴等因素对儿童的知识、信念和行为的影响很大。

1）学校应制定并实施营养健康相关制度，如校园食品销售管理规定，食品店和自动售卖机不销售含糖饮料、学校活动不接受高脂肪、高糖、高能量食品企业赞助，实行学生餐校长负责和教师陪餐制度，成立家校联合健康管理委员会等。

2）学校应提供营养健康教育。根据不同年龄段儿童特点，充分利用教室、食堂等场所，采用课程、班会、竞赛、宣传栏、手抄报、校园广播和视频、同伴教育、帮厨等形式，开展营养教育。

3）学校应提供营养健康服务，如提供学生餐、健康体检、健康咨询、营养不足和超重肥胖的管理等。

4）学校配置相关设施与设备，如学校食堂和餐厅、饮水和清洁设备、小菜园等。

除家庭和学校外，社区和社会对儿童营养健康也有不容忽视的影响和不可推卸的责任。如学校周边一定区域内，200m 范围内不进行食品的推广和促销活动，学校周边食品店不售卖"三无"食品，并增加易于被儿童识别和接受的食品营养标签；政府管理部门对食品广告进行严格管理和限制；食品企业应根据学龄儿童的营养需求，生产营养健康的产品。

2. 养成健康的饮食行为

（1）健康的饮食行为

学龄儿童应从小养成健康的饮食行为。吃好一日三餐，做到三餐规律、定时定量，尤其要重视早餐的营养质量；合理选择和吃零食。在外就餐也要注重食物多样、合理搭配。做到不偏食挑食、不过度节食、不暴饮暴食。

学龄儿童的日常饮食应少盐少油少糖，享受食物天然的味道。减少含盐较高的菜品以及腌菜、酱菜的摄入，同时不能忽视面条、饼干、果脯等食物中"隐形盐"的摄入。少吃含脂肪较高的油炸食品，如炸薯条、炸鸡腿等；限制含反式脂肪酸食物的摄入，如人造奶油蛋糕、起酥糕点等。控制添加糖的摄入，少吃糖果、糕点、蜜饯等食物，不喝含糖饮料。

（2）吃好早餐

保证每天吃早餐，并吃好早餐。应在 6：30—8：30 之间吃早餐，留出充足的就餐时间，最好 15~20 分钟。

早餐的食物品种要多样，尽量色彩丰富，适当变换口味，提高儿童食欲。早餐应包括以下四类食物中的三类及以上：

1）谷薯类：如馒头、花卷、全麦面包、面条、米饭、米线、红薯等。

2）蔬菜水果：新鲜蔬菜，如菠菜、西红柿、黄瓜等，水果如苹果、梨、香蕉等。

3）动物性食物：鱼禽肉蛋等，如奶类、鸡蛋、鱼、虾、鸡肉、猪肉、牛肉等。

4）豆、坚果：豆类及其制品，如豆浆、豆腐脑、豆腐干等；坚果如核桃、榛子等。

早餐的食物量要充足，提供的能量和营养素应占全天的 25%~30%；午餐占30%~40%、晚餐占 30%~35%。

可以根据季节特点和饮食习惯，选择营养均衡又美味的早餐。例如，一个全麦馒头、一份青椒炒鸡、一杯牛奶、半个香蕉。或者两片面包夹切片奶酪、黄瓜片和煎鸡蛋、一杯酸奶＋果仁。

（3）合理选择零食

学龄儿童可以在正餐为主的基础上，合理选择零食，但零食不能代替正餐，也不应影响正餐。

选择干净卫生、营养价值高、正餐不容易包含的一些食物作为零食，如原味坚果、新鲜水果、奶及奶制品等；原味坚果，如花生、瓜子、核桃等

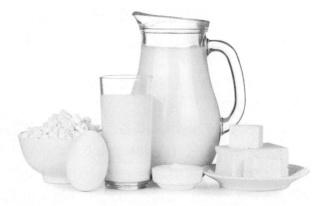

富含蛋白质、不饱和脂肪酸、矿物质和维生素 E；水果和能生吃的新鲜蔬菜含有丰富的维生素、矿物质和膳食纤维；奶类、大豆及其制品可提供优质蛋白质和钙。但含盐、油或添加糖高的食品不宜作为零食，如辣条、薯条、薯片等；也不能把没有生产日期、无质量合格证或无生产厂家信息的"三无"产品作为零食。

吃零食的时间不宜离正餐时间太近，可以在两餐间吃零食。吃零食和正餐最好间隔 1 小时以上，睡前半小时最好不要吃零食。看电视或其他视屏时不宜吃零食，玩耍时也不宜吃零食。吃完零食要及时漱口，注意口腔卫生。吃零食的量不宜过多，以不影响正餐的食欲为宜，零食提供的能量不要超过每日总能量的 10%。

（4）在外就餐要做到合理搭配

在外就餐是指在家庭以外的餐饮场所就餐，这些场所常指社会化餐馆等，也包括点外卖。学龄儿童应尽量在家在校就餐，减少在外就餐。

在外就餐时，应选择食品安全状况良好、卫生信誉度在 B 级及以上的餐饮服务单位。点餐时，应注意食物多样、合理搭配，选择含蔬菜、水果相对丰富的菜品；少吃含盐、油或添加糖高的食物，如汉堡、薯条等食品。应按照就餐人数合理确定点餐品种和数量，避免食物浪费。如果某一餐中食用了较多的含能量高的食物，如油炸食品，其他餐次要适当减少食物量，并补充上一餐摄入不足的食物，如新鲜蔬菜水果。

学校食堂或供餐单位应根据卫生行业标准《学生餐营养指南》（WS/T 554—2017），结合当地食物供应、饮食习惯及季节特点，制定符合学龄儿童营养需求的带量食谱，采用合理的烹调方法，提供搭配合理、适合学生口味的学生餐。做到有序、按时和文明就餐，不挑食偏食，不浪费食物。

3. 选择健康饮品

（1）天天喝奶

奶制品营养全面、丰富，学龄儿童每天应摄入 300ml 及以上液体奶或相当量的奶

贴士：

300ml 牛奶 =300ml 酸奶 =37.5g 奶粉 =30g 奶酪

（按照与鲜奶的蛋白质比折算）

制品。不同奶制品如鲜奶（杀菌乳）、常温奶（灭菌乳）、酸奶、奶粉或奶酪等的营养成分差别不大，都可以选择，其中酸奶应选择添加糖少的，奶酪应选择含盐低的。乳糖不耐受的儿童，可选择酸奶、奶酪或其他低乳糖产品。

把奶制品当作日常膳食不可缺少的组成部分。任何时间都可以饮奶，如早餐一杯牛奶，午餐一杯酸奶，就可以达到一天至少 300ml 的推荐量；对于睡觉比较晚的初三、高三学生，可以在晚上 20∶00—21∶00 喝一杯牛奶。应将奶制品融入一日三餐，如酸奶水果沙拉、奶酪蔬菜沙拉、燕麦牛奶粥、奶酪三明治等。

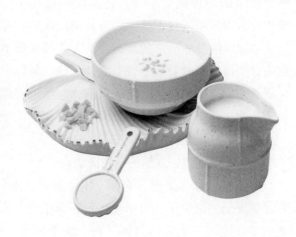

（2）足量饮水

每天应足量饮用清洁卫生的白水。在温和气候下，轻身体活动水平的 6 岁儿童每天饮水 800ml，7~10 岁儿童每天饮水 1 000ml；11~13 岁男生每天饮水 1 300ml，女生每天饮水 1 100ml；14~17 岁男生每天饮水 1 400ml，女生每天饮水 1 200ml。在天气炎热、大量运动、出汗较多时应适量增加饮水量。做到定时、少量多次饮水，不等口渴后再喝水，建议每个课间喝 100~200ml 水。

（3）不喝含糖饮料

多数饮料都含有添加糖，过量饮用含糖饮料会增加患龋齿、肥胖等疾病的风险，建议不喝含糖饮料，更不能用含糖饮料替代水。

选择应注意：①选购时要看包装上的营养成分表，选择碳水化合物或糖含量低的饮料。②喝完含糖饮料后要注意口腔卫生，用清水漱口。③可通过增加身体活动来消耗含糖饮料提供的能量，避免其在体内转化成脂肪蓄积，以一听含糖饮料（330ml）为例，其所含能量约为 150kcal，一个 50kg 体重的儿童，需要跑步约 30 分钟，或快走 75 分钟，才能消耗掉这些能量。但需要提醒的是，增加身体活动只能消耗部分能量，并不能完全消除含糖饮料带来的健康危害。

家长应充分认识到含糖饮料对健康的危害，为孩子准备白水，不购买或少购买含糖饮料，自己也要以身作则，不喝或少喝含糖饮料。学校应加强宣传教育，给学生提供安全的饮用水，学校食堂和小商店等不应销售含糖饮料。政府相关部门应限制针对儿童的含糖饮料营销活动，增加预包装食品标签的警示标识。企业应逐渐减少产品中添加糖的含量，主动标识含糖量和警示标识。

（4）禁止饮酒和含酒精饮料

学龄儿童应充分认识饮酒对生长发育和健康的危害，不尝试饮酒和喝含酒精饮料。家长要避免当着孩子的面饮酒，不诱导孩子去尝试；加强对儿童聚会、聚餐的引导，避免饮酒。学校应开展饮酒有害健康的宣教活动，加强对学生的心理健康引导，任何人不得在学

> **贴士：**
>
> 酒精饮料是指供人们饮用的乙醇（酒精）含量在 0.5%vol 以上的饮料，包括各种发酵酒、蒸馏酒及配制酒。

校和其他未成年人集中活动的公共场所饮酒。要加强《中华人民共和国未成年人保护法》中规定的禁止向未成年人售酒、学校周边不得设立酒销售网点等的执行力度。要加强对酒精饮料的管理，普及酒及酒精饮料标示"儿童不饮酒"的警示标识。全社会应该营造一种饮酒有害健康的氛围，包括危害健康、不好社会形象，以免学龄儿童模仿，自觉做到不尝试饮酒和含酒精饮料。

4. 积极开展身体活动

（1）开展规律、多样的身体活动

身体活动包括交通、家务、休闲活动、体育活动以及以健身为目的的运动锻炼。在保证安全的前提下，可采用步行或骑车的方式上下学。上好学校体育课，并在课间进行走、跑、游戏等的身体活动，避免久坐；积极参加足球、篮球、排球等体育活动，做到每天进行累计至少60分钟以有氧运动为主的中高强度（呼吸急促、心率加快、可进行语言交流；主观感觉稍费力）身体活动。其中，每周应有3天的高强度运动（呼吸加深加快、心率大幅度增加、语言交流困难；主观感觉费力），如快跑、游泳、健美操、追逐游戏等；每周应有3天（隔天进行）增强肌肉力量和/或骨健康的运动，如仰卧卷腹、俯卧撑、平板撑、引体向上、跳绳、跳高、跳远和爬山等，见表2-11。

在进行中、高强度身体活动之前应做好充分的热身活动，注意身体活动姿势的正确，以及低、中和高强度身体活动之间的过渡环节，身体活动后应进行积极的拉伸练习，以避免损伤发生。雾霾天或空气污染严重时，可选择在室内进行协调性和平衡性练习如仰卧起坐、瑜伽等，可以适当延长身体活动间隔，降低身体活动强度。

（2）减少视屏等久坐行为的时间

学龄儿童、家长及学校应了解久坐行为身心健康的危害。学龄儿童应减少长时间视屏等久坐行为，避免由于课业任务多而导致的久坐行为时间增加。家长、教师等应在学龄儿童坐姿时间大于60分钟时提醒他们进行适当的身体活动。不在卧室、餐厅等地方摆放电视、电脑等，限制使用手机、电脑和看电视等视屏时间在2小时内，越少越好。

（3）共建安全、便利的身体活动环境

家长应和孩子一起制定作息时间表和身体活动计划，合理分配学习、身体活动和

表 2-11 学龄儿童一周身体活动示例

时间	校内身体活动		校外身体活动	
	活动内容	活动时长/min	活动内容	活动时长/min
周一	体育课	45	增强肌肉力量和 / 或骨健康的运动	30
	课间活动	30		
周二	课间活动	30	打篮球	60
周三	体育课	45	增强肌肉力量和 / 或骨健康的运动	30
	课间活动	30		
周四	课间活动	30	健美操	60
周五	体育课	45	增强肌肉力量和 / 或骨健康的运动	30
	课间活动	30		
周六			踢足球	90
周日			远足 / 中长跑	90

睡眠时间；建立进行身体活动的适宜家庭环境，如上下学步行、参加家务劳动等；培养孩子的运动兴趣，鼓励和支持孩子掌握至少一项运动技能。为孩子选购必需的运动服装和器具，并和孩子一起进行形式多样的身体活动。

学校在帮助合理执行身体活动计划的同时，改善校内活动场地和设施，增加学龄儿童户外活动时间。提供更多高质量体育教育和更积极的身体活动体验与机会，培养终身锻炼的意识。

社会应广泛开展增加身体活动、减少久坐行为的宣传，改善校外活动场地和设施，并提供身体活动指导和安全保障，促进学龄儿童健康成长。

（4）保证充足的睡眠

充足的睡眠是一天活动和学习效率的保证。6~12 岁儿童，每天安排 9~12 个小时的睡眠，不要少于 9 个小时。13~17 岁儿童每天睡眠时长应为 8~10 个小时。

5. 保持适宜的体重增长

（1）定期监测身高和体重

定期测量身高和体重，能够及时了解学龄儿童体格发育水平的动态变化。学龄儿童应至

贴士：

学龄儿童身高、体重能够反映体格发育水平，主要经历 3 个阶段：①相对稳定期：青春期发育前，身高与体重增长持续而稳定，儿童身高每年增长 5~7cm，体重增长 2~3kg；②生长突增期：是青春期的主要表现之一，进入突增高峰时身高一年可增长 10~14cm，体重一年可增长 8~10kg；③生长停滞期：自青春期中后期开始，身高与体重一般逐渐停止明显增长。

少每周自测 1 次体重，每季度自测 1 次身高。学校应为学龄儿童每年至少进行 1 次身高、体重测量及性征发育检查。对生长缓慢、性发育明显提前和落后、营养不良或肥胖的儿童，应增加测量的频率，每 3~6 个月 1 次，必要时做骨龄检测及其他的临床检查，以便及时发现问题，对症治疗。

（2）正确认识和评估体型

适宜的身高和体重增长是学龄儿童营养均衡的体现，应树立科学的健康观，正确认识体型，保证适宜体重增长。有些青春期女生过度追求苗条体型而过度节食，会导致机体新陈代

> **贴士：**
>
> 营养不良是指人体能量和／或营养摄入不足、过量或不平衡。营养不良包括营养不足，如发育不良（年龄别身高偏低）、消瘦（身高别体重偏低）、体重不足（年龄别体重偏低），还包括微量营养素缺乏或不足，如缺乏重要的维生素和矿物质，以及超重、肥胖和饮食相关的非传染性疾病（如心脏病、脑卒中、糖尿病和癌症）。

谢紊乱，严重者甚至死亡。家长和学校也要倡导科学的健康观，对青春期女生加强引导，树立正确的体型认知，适应青春期体型变化。

根据我国卫生行业标准《学龄儿童青少年营养不良筛查》（WS/T 456—2014）判断儿童的营养不良。先采用身高结合年龄判断是否是生长迟缓（见附表 5-1）；除生长迟缓外，再用 BMI 界值范围进行消瘦判断（见附表 5-2）。

采用 BMI 作为一般性肥胖的初筛指标，根据我国卫生行业标准《学龄儿童青少年超重与肥胖筛查》（WS/T 586—2018）来判断儿童超重肥胖（见附表 5-3）。采用腰围（waist circumference，WC）作为中心型肥胖的辅助性筛查，根据我国卫生行业标准《7~18 岁儿童青少年高腰围筛查界值》（WS/T 611—2018）来判断儿童中心型肥胖（见附表 5-4）。

（3）预防和改善营养不足

应该通过合理膳食和充足身体活动来预防营养不良。已经属于营养不良的儿童，要在保证能量摄入充足的基础上，增加鱼、禽、蛋、瘦肉、豆制品等富含优质蛋白质食物的摄入，每天食用奶及奶制品，每天吃新鲜的蔬菜和水果；保证一日三餐，纠正偏食挑食和过度节食等不健康饮食行为，并保持适宜的身体活动。

家长应该和孩子一起设定营养改善目标，通过参与、鼓励、说服的方式鼓励儿童合理选择健康食物、做到合理膳食、不偏食挑食，而不采用宽容、忽视或强制方式增加儿童食物摄入量。同时，父母应和孩子一起进行身体活动，将有趣的身体活动方式引入家庭生活，锻炼和增强儿童体质。学校应开展营养健康教育，提供符合要求的营养午餐、进行身体活动的设施。社区可通过健康宣传教育让家长和儿童了解营养不良的危害，共同建成健康的食物环境。学龄儿童如出现较为严重的营养不良，应及时就医。

（4）预防和控制肥胖

应通过合理膳食和充足身体活动来保持学龄儿童体重的适宜增长，预防肥胖的发

生。已经肥胖的儿童，要在保证正常生长发育的前提下调整膳食结构、控制总能量摄入，减少高糖、高脂、高能量食物的摄入，合理安排三餐。重度肥胖的儿童，应控制每天能量摄入，严格限制高能量食物如油炸食品、糖、奶油制品等的摄入。在饮食调整的同时配合行为矫正，并逐步增加运动频率、强度和时长，养成规律运动的习惯，减少久坐活动。在控制体重的过程中，需要注意监测体重的动态变化，以便及时调整控制体重的措施。

学龄儿童肥胖的防控需要家庭、学校和社会的共同参与。父母需以身作则，通过行为示范作用，鼓励和支持孩子养成健康饮食行为和规律进行身体活动等习惯。父母应该营造健康的家庭食物环境，保证孩子经常并方便获得低能量、营养密度高的健康食物，如新鲜蔬菜、水果、全谷物、奶制品等；减少提供高能量、营养密度低的不健康食物，如油炸食品、含糖饮料等。

学校也是儿童肥胖防控的重要场所。学校应提供与儿童年龄、身高、身体活动能力相匹配的身体活动设施，增加课外活动时间，鼓励课间进行丰富多彩的体育活动，加强学校营养健康教育，提供营养均衡的学校餐，制定相关学校政策，减少或避免高盐、高糖及高脂食物的供应，保证纯牛奶、水果、坚果等食物的供应。保证儿童在学校可以便捷地获得安全、免费的白水。

社会环境因素，尤其家庭及学校周边的食物售卖环境和建成环境，可能影响儿童食物选择以及身体活动水平，进而对体重产生影响，需建设支持性、健康的社会食物环境和身体活动环境。

....

以下关键事实是在充分的科学证据基础上得出的结论，应牢记：

◆ 平衡膳食、合理营养是学龄儿童正常生长发育和维持健康的物质基础。
◆ 营养充足的早餐可以改善认知能力，降低超重肥胖的发生风险。学龄儿童超重肥胖快速上升，增加儿童期、成年期慢性病发生风险。
◆ 不健康饮食行为会影响学龄儿童的健康，在外就餐，常吃快餐特别是西式快餐，是诱发儿童超重肥胖的饮食因素之一，过多摄入高盐、高糖、高脂的食物增加儿童慢性病发生风险。
◆ 奶制品可以促进学龄儿童的骨骼健康。水摄入不足影响儿童青少年认知和体能；足量饮水可降低含糖饮料和能量的摄入。
◆ 过多摄入含糖饮料可增加学龄儿童患龋齿、肥胖等的风险。
◆ 学龄儿童饮酒易引起酒精中毒及脏器功能损害，并导致学习能力下降、产生暴力或者攻击他人的行为。
◆ 增加身体活动促进学龄儿童身体和心理健康，有助于促进学龄儿童智力发展、提高学习效率、预防近视。

....

四、老年人膳食指南

　　本指南适用于年龄在 65 岁及以上的老年人，分为 65~79 岁的一般老年人和 80 岁及以上的高龄老年人两部分。两个指南是在一般人群膳食指南基础上，针对老年人特点的补充建议。

　　进入老龄阶段，人的生活环境、社会交往范围出现了较大的变化，特别是身心功能出现不同程度的衰退，如咀嚼和消化能力下降，视觉、嗅觉、味觉反应迟缓等。这些变化会增加一般老年人患营养不良的风险，减弱抵抗疾病的能力。良好的膳食营养有助于维护老年人身体功能，保持身心健康状态。因此，有必要全面、深入认识老年期的各种变化，为老年人提出有针对性的膳食营养指导和建议。

　　多数高龄老年人身体各个系统功能显著衰退，常患多种慢性病，生活自理能力和心理调节能力显著下降，营养不良发生率高，需要他人照护，在营养方面有更加多样、复杂的要求，需要专业、精细、个体化的膳食指导。

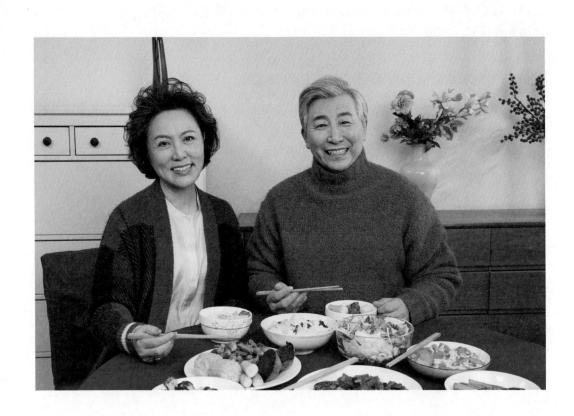

（一）一般老年人膳食指南

随着年龄增加，尤其是超过 65 岁，衰老的特征比较明显地表现出来。生理上的变化主要体现在代谢能力下降；呼吸功能衰退；心脑功能衰退；视觉和听觉及味觉等感官反应迟钝；肌肉衰减等。这些变化会影响老年人摄取、消化食物和吸收营养物质的能力，使他们容易出现蛋白质、微量营养素摄入不足，产生消瘦、贫血等问题，降低了身体的抵抗能力，增加罹患疾病的风险。

在一般成年人平衡膳食的基础上，应为老年人提供更加丰富多样的食物，特别是易于消化吸收、利用，且富含优质蛋白质的动物性食物和大豆类制品。老年人应积极主动参与家庭和社会活动，积极与人交流；尽可能多与家人或朋友一起进餐，享受食物美味，体验快乐生活。老年人应积极进行身体活动，特别是户外活动，更多地呼吸新鲜空气、接受阳光，促进体内维生素 D 合成，延缓骨质疏松和肌肉衰减的进程。需要关注老年人的体重变化，定期测量；用体质指数评判，适宜范围在 20.0~26.9kg/m^2。不要求偏胖的老年人快速降低体重，而是应维持在一个比较稳定的范围内。在没有主动采取措施减重的情况下出现体重明显下降时，要主动去做营养和医学咨询。老年人应定期到正规的医疗机构进行体检，做营养状况测评，并以此为依据，合理选择食物、预防营养缺乏，主动健康，快乐生活。

【核心推荐】

- 食物品种丰富，动物性食物充足，常吃大豆制品。
- 鼓励共同进餐，保持良好食欲，享受食物美味。
- 积极户外活动，延缓肌肉衰减，保持适宜体重。
- 定期健康体检，测评营养状况，预防营养缺乏。

老年人对能量需求随着年龄的增长而减少，但对大多数营养素的需求并没有减少，对某些重要营养素（如蛋白质和钙）的需求反而是增加的。然而老年人的味觉、嗅觉、视觉功能下降往往会导致缺乏食欲，其口味和食物选择随年龄增加逐渐固化，造成食物品种单一的问题。因此，建议充分认识食物品种丰富的重要性，保障供应，不断丰富老年人的餐食。

人体对动物性食物中蛋白质和微量营养素的吸收利用率高。但有不少老年人由于担心动物性食物中含有较多的饱和脂肪酸和胆固醇会增加慢性病的发生风险，很少甚至拒绝食用动物性食物，结果导致贫血、低体重、肌肉过快丢失进而造成抵抗力降低、衰弱等问题。建议老年人群合理选择并摄入充足的动物性食物。此外，大豆及其制品

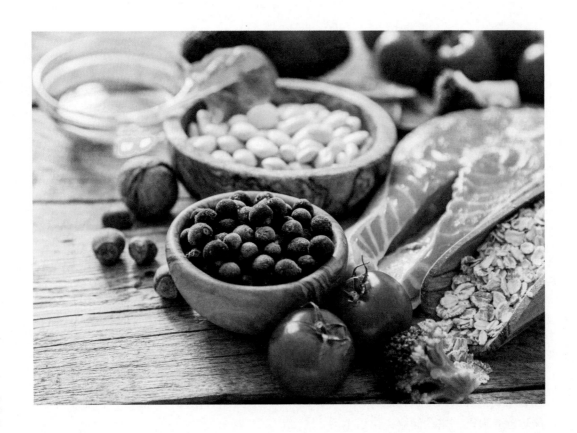

富含优质蛋白质、脂肪及其他有益成分，建议老年人保持食用大豆制品的饮食习惯。

目前我国空巢、独居的老年人数量不断增加，社会交往渠道受限，社交空间被压缩。制备食物、共同进餐能调节心情、给人愉悦；建议老年人积极主动参与食物采购和制作活动，与家人、亲朋好友一起进餐。采取措施鼓励老年人积极参加群体活动，保持进食的欲望，愉悦地享受晚年生活。

积极进行各种形式的身体活动同样有利于老年人的健康。特别是户外活动，有利于呼吸新鲜空气，接受阳光照射，促进体内维生素 D 合成，延缓肌肉衰减的发生与发展。应努力维持老年人体重在稳定范围内，不应过度苛求减重。老年人体重过高或过低都会影响健康，加强定期健康体检。

【实践应用】

1. 食物品种丰富，合理搭配

老年人更加需要注意丰富食物品种，主要可以从如下方面着手。

（1）品种多样化。除常吃的米饭、馒头、花卷等主食外，还可以选小米、玉米、荞麦、燕麦等各种杂粮谷物；此外，土豆、红薯也可作为主食。

（2）努力做到餐餐有蔬菜。尽管蔬菜的供应受地域和季节影响较大，但随着经济的发展，目前我国绝大部分地区一年四季都有多个品种的蔬菜。不同品种的蔬菜所含营养成分差异较大，老年人应该尽可能换着吃不同种类的蔬菜，特别注意多选深色叶菜，如油菜、青菜、菠菜、紫甘蓝等。不同蔬菜还可搭配食用，比如炒土豆丝时可搭配青红椒丝，还可搭配莴笋和胡萝卜丝。这样一餐就可以吃到多种蔬菜，不仅可以丰富口味，提升食欲，还能摄入不同的营养成分。

（3）尽可能选择不同种类的水果。目前水果品种日益丰富，易于购买。水果供应的季节性很强，但不宜在一段时间内只吃一种水果，还是尽可能选择不同种类的水果，如橘子、苹果、桃、梨、草莓、葡萄、香蕉、柚子等；每种吃得量少些，种类多一些。此外，水果中某些维生素及一些微量元素的含量与新鲜蔬菜不同，而且水果含有的果糖、果酸、果胶等物质又比蔬菜丰富，所以，不应用蔬菜替代水果。

（4）动物性食物换着吃。动物性食物包括鱼虾贝等水产品、畜禽肉、蛋、奶类，以及一些动物内脏类食物。尽可能换着吃猪肉、羊肉、牛肉等畜肉，鸡、鸭等禽肉，鱼虾类以及蛋类食物。选择鱼肉时，建议老年人尽可能多食用鱼腩（鱼肚），这一部位肉质较软，便于老年人消化吸收，鱼刺较明显，易于剔除，降低被鱼刺卡住的风险，食用相对安全。此外，鱼腩含脂肪较多，其中 EPA 和 DHA 含量较高，有利于控制老年人的血脂水平。在选择动物性食物时，应考虑与蔬菜一同搭配，比如鸡蛋可与西红柿一起炒，炖肉中可加入大豆等。

（5）吃不同种类的奶类和豆类食物。以大豆类食物作为原料制作的发酵或非发酵食品种类十分丰富，如豆酱、豆浆、豆腐、豆腐干等，老年人可以做多样选择。

常见的奶类有牛奶和羊奶等鲜奶及奶制品，其中以牛奶的消费量最大，接受度也最高。鲜奶进一步加工可制成各种大家熟悉的奶制品，如奶粉、酸奶、奶酪、炼乳等。在条件允许的情况，老年人可以选择不同种类的奶制品。奶酪的蛋白质、脂肪、钙、维生素A、核黄素含量是鲜奶的 7~8 倍，比较适合食量小的老年人。

> **贴士：**
>
> 奶酪又称干酪，是在原料乳中加入适量的乳酸菌发酵剂或凝乳酶，使蛋白质发生凝固，并加盐、压榨排除乳清之后的产品。

2. 摄入足够量的动物性食物和大豆类食品

动物性食物富含优质蛋白质，微量营养素的吸收、利用率高，有利于减少老年人贫血、延缓肌肉衰减的发生。摄入总量应争取达到平均每日 120~150g，并应选择不同种类的动物性食物，其中鱼 40~50g，畜禽肉 40~50g，蛋类 40~50g。各餐都应有一定量的动物性食物，食用畜肉时，尽量选择瘦肉，少吃肥肉。

大多数老年人没有食用奶制品的习惯，但奶类是一种营养成分丰富，容易消化吸收的食物，所以建议老年人尝试选择适合自己身体状况的奶制品，如鲜奶、酸奶、老年人奶粉等，并坚持长期食用。推荐的食用量是每日 300~400ml 牛奶或蛋白质含量相当的奶制品。

大豆制品口感细软、品种多样，备受老年人的喜爱。可以食用豆腐、豆腐干、豆皮、豆腐脑、黄豆芽及豆浆等不同形式的豆制品，以保证摄入充足的大豆类制品，达到平均每天相当于15g大豆的推荐水平。

3. 营造良好氛围，鼓励共同制作和分享食物

老年人离开工作岗位，不再是经济社会活动主体，特别是空巢、独居的老年人，很容易发展到离群寡居的状态。老年人需要认识到这些可能出现的问题，调整心态，主动参与家庭、社会活动。

制作和分享食物已成为改善、调整心理状态的重要途径，有利于帮助保持积极、乐观的情绪。家人、亲友应劝导、鼓励老年人一同挑选、制作、品尝、评论食物，让他们对生活有新认识，感受到来自家人、亲友的关心与支持，保持良好的精神状态。

政府、老年人服务机构和相关社会组织也应该意识到做好老年人每日餐食工作的社会和经济意义。在为老年人建造长者食堂、老年人餐桌等良好硬件条件的同时，还可以通过积极地宣传，有效地组织协调，营造良好氛围，帮助老年人把每日餐食作为重要的生活内容，促进老年人的身心健康。

4. 努力增进食欲，享受食物美味

老年人身体功能的衰退，特别是味觉、嗅觉、视觉敏感度的下降可以明显降低老年人的食欲；而因罹患慢性病，长期服用药物的老年人也容易出现食欲减退，表现为餐次、食量减少，食物品种单一。这些情况极易导致营养不良的发生。老年人以及照护人员应该采取积极措施避免营养不良的发生。第一要鼓励老年人积极参加群体活动，排除厌倦，保持乐观的情绪；第二是在确保安全的前提下，适度增加身体活动量，增强身体对营养的需求，提升进食欲望；第三是采取不同烹调方式，丰富食物的色泽、风味，增加食物本身的吸引力。

需要注意的是，避免在健康宣传教育方面出现偏失，如夸大了食物中某些成分对健康的影响，致使部分老年人将某些食物当作治疗疾病的药物，将另一些食物视为健康的大敌，但忘却了食物的基础营养作用和在愉悦身心、维持良好情绪方面的积极作用。因此，应科学宣传食物在维护生命健康方面的基础作用，让老年人更多地体验不同种类食物的美好滋味，心情愉悦地享受晚年生活。

5. 合理营养是延缓老年人肌肉衰减的主要途径

人体在40岁左右开始出现肌肉量的减少，在70岁以前每十年大概会丢失8%，以后肌肉丢失的速度明显增快，每十年丢失可达15%。肌肉衰减可导致骨质疏松的风险增加，是老年人死亡的独立危险因素。良好的营养状况对延缓老年人肌肉衰减具有关键作用，主要关注如下营养素和食物。

首先是蛋白质。建议老年人在一般情况下每日蛋白质摄入量为每千克体重1.0~1.2g，日常进行抗阻训练的老年人每日蛋白质摄入量为每千克体重≥1.2~1.5g。来自鱼、虾、禽肉、猪牛羊肉等动物性食物和大豆类食物的优质蛋白质比例不低于50%，如每天畜肉类50g，鱼虾、禽类50~100g。每日饮奶：有研究结果表明，牛奶中的乳清

蛋白对促进肌肉合成、预防肌肉衰减很有益处。牛奶中钙的吸收利用率也很高。建议每人每天饮 300~400g 鲜牛奶或相当量蛋白质的奶制品（相当于奶粉 30~36g）；乳糖不耐受的老年人可以考虑饮用低乳糖奶或酸奶。此外，每日三餐都应有动物性食物，如早餐可食用鸡蛋、牛奶、豆类等，中餐、晚餐可食用畜肉、禽肉、鱼、蛋、大豆及豆制品等。不宜集中在一餐摄入大量蛋白质。

有研究表明脂肪酸、维生素 D、维生素 C、维生素 E、类胡萝卜素、硒等抗氧化营养素都有益于延缓肌肉衰减。因此，应增加摄入富含 n-3 多不饱和脂肪酸、维生素 D 的海鱼类食物、蛋黄，并食用一定量的动物肝脏。经常在日光下进行运动有利于提高血清维生素 D 水平。鼓励增加深色的蔬菜和水果以及豆类等富含抗氧化营养素食物的摄入。在医生或营养师的指导下合理补充维生素 D 和含多种微量营养素的膳食营养补充剂。

6. 主动参加身体活动，积极进行户外运动

生命在于运动，多动才能促进身体健康，让生命有活力。老年人更应该认识到"动则有益"的重要性，在日常生活中应主动、积极地锻炼身体。老年人的肌肉质量、数量以及最大收缩能力均有降低，支撑能力、平衡能力和稳定性下降。因此，老年人在选择锻炼方法和安排运动负荷时，应根据自己的生理特点和健康状况来确定运动强度、频率和时间；同时也兼顾自己的兴趣爱好和运动设施条件选择多种身体活动的方式，应尽可能使全身都得到活动。此外，还要注意多选择散步、快走、太极拳、门球等动作缓慢柔和的运动方式。

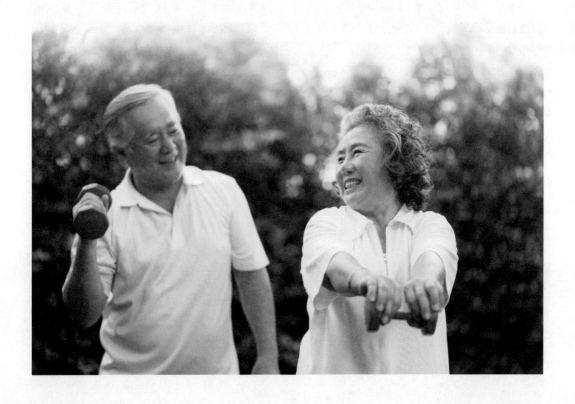

阳光下的户外运动有利于人体内维生素 D 的合成，延缓骨质疏松和肌肉衰减的发展，因此老年人应积极进行户外活动。根据老年人的生理特点，可在天气温暖、晴好的时候到户外开展步行、快走、体操、太极拳等活动。通过这些锻炼，可以增强心肺功能，使头颈、躯干、四肢活动灵活，身体柔韧，减缓骨矿物质丢失、肌肉衰减，有效预防骨折和跌倒。

需要注意的是，在安排老年人运动负荷时要量力而行，切忌因强度过大造成运动损伤，甚至跌倒或急性事件。从主观感觉来说，合适的运动负荷应该是锻炼后睡眠正常、食欲良好、精神振奋、情绪愉快。客观上，数心率是最为简便的判断方法，常以 170- 年龄（岁）作为运动目标心率，如 70 岁老年人运动后即刻心率为 100 次 /min（170-70=100），表明运动强度恰到好处。

7. 减少久坐等静态时间

许多老年人喜欢静态的活动方式，长时间看电视（电脑）、玩手机、打麻将、读书看报是最常见的活动方式。长时间保持同一姿势，没有变换，一则可导致局部肌肉的劳损，诱发各种疾病，如腰肌损伤、腰酸背痛、心肺功能下降、头昏脑涨；二则容易加重痔疮等老年常见病的发生或发作。此外，长时间在室内静坐，也难吸入清新的空气。因此老年人要避免久坐，减少日常生活中坐着和躺着的时间，在家尽量减少看电视、手机和其他屏幕时间，每小时起身活动至少几分钟，起身倒杯水、伸伸臂、踢踢腿、弯弯腰，减少久坐等静态时间。

8. 保持适宜体重

肥胖是许多慢性病的危险因素，减重是人们最关注的热点。许多老年人也非常认可"有钱难买老来瘦"的说法，觉得瘦才代表身体健康。然而，科学研究却表明这种观点并不正确。国内外多项研究结果显示，老年人身体过瘦会导致抵抗力降低，增加死亡风险。而且，老年人体重是否正常的体质指数（BMI）判断界值与中青年人也不相同，专家、学者们目前形成的基本共识是老年人的体重不宜过低，BMI 在 20.0~26.9kg/m² 更为适宜。

> **贴士：**
>
> 成人 BMI 为 18.5~23.9kg/m² 视为正常体重。
>
> 老年人适宜的 BMI 范围为 20.0~26.9kg/m²。

无论进入老年期后是过胖还是过瘦，都不应采取极端措施让体重在短时间内产生大幅变化。应该分析可能的原因，逐步解决，特别是在饮食和身体活动方面进行适度调整，让体重逐步达到正常范围。

9. 参加规范体检，做好健康管理

体检是做好健康管理的首要途径，有利于及时发现健康问题。在国家基本公共卫生服务老年人健康服务中，健康体检是一个主要项目，也是国家惠民政策的体现。因此，老年人应该根据自身状况，定期到有资质的医疗机构参加健康体检。一般情况下，每年可以参加 1~2 次健康体检。此外，老年人应该从国家正式出版报刊、书籍和社区

医疗机构科普讲座等正规渠道学习基本健康知识，提高自己的辨识能力。应该懂得健康体检主要是发现影响身体健康的危害因素，一方面，通过调整生活方式，就能够降低这些危害因素的影响；另一方面，发现较为严重的问题，应该去专业医疗机构做进一步的检查，由医务人员做出专业的诊断，开展规范的治疗。

10. 及时测评营养状况，纠正不健康饮食行为

老年人的身体功能、生活状况、社会交往等状况都发生了很大变化，对营养健康状况产生影响的因素也在不断的变化之中。应鼓励老年人关注自己的饮食，经常自我测评营养状况；定期称量体重，看看是否在推荐的正常范围内，如果在短时间内出现较大波动，应及时查找原因，进行调整。另外，还可以记录一下自己的饮食情况，看看进食的食物种类是否丰富，尽可能达到膳食指南中每天 12 种，每周 25 种食物的推荐。最重要的是能量充足，吃全谷物、水产品、肉蛋奶大豆、蔬菜等食物的量是否与中国居民膳食指南中推荐的摄入量基本相当。通过这些简单的自我测评，就能够了解自己的饮食是否基本合理。

> **贴士：**
>
> 　　肌肉衰减症也称为肌少症，是一种与年龄增长相关的，进展性、广泛性的全身骨骼肌质量与功能丧失，合并体能下降、生存质量降低及跌倒与死亡等不良事件风险增加的病症。

对于患有多种慢性病，身体功能明显变差的老年人来说，由于活动受限，并在进行医学治疗，其有着特殊的营养需求，应该接受专业的营养不良风险评估、评定，接受医学营养专业人员的指导，科学精细调控饮食，做好疾病治疗、康复中的营养支持。

以下关键事实是在充分的科学证据基础上得出的结论，应牢记：

- ◆ 随年龄增长，衰老意味着机体逐渐出现退行性变化。衰老的普遍性、内因性、进行性、个体性差异、可干预性和有害性，作为衰老的特征被普遍接受。
- ◆ 合理膳食与健康老龄化，健康寿命密切相关。在食物多样前提下，保证摄入足量的动物性食物有助于提高膳食营养素密度和吸收利用率，预防营养不良，尤其是贫血、低体重等。
- ◆ 摄入足量的蛋白质 1.0~1.5g/（kg·d）有利于延缓老年人的肌肉衰减，蛋白质应每日摄入，其中来自动物性食物和大豆类食物的蛋白质占一半以上。
- ◆ 消瘦或肥胖都会增加老年人总死亡的风险，老年人的适宜体重范围是体质指数在 20.0~26.9kg/m^2。积极进行身体活动，特别是户外运动有助于保持老年人心肺、运动和神经系统功能。
- ◆ 定期开展健康体检和营养状况测评能够及时掌握老年人的营养和健康状况，实施有针对性的个体化膳食改善。

（二）高龄老年人膳食指南

高龄老年人常指 80 岁及以上的老年人。高龄、衰弱老年人往往存在进食受限，味觉、嗅觉、消化吸收能力降低，营养摄入不足。因此需要能量和营养密度高、品种多样的食物，多吃鱼、畜禽肉、蛋类、奶制品及大豆类等营养价值和生物利用率高的食物，同时配以适量的蔬菜和水果。精细烹制，口感丰富美味，食物质地细软，适应老年人的咀嚼、吞咽能力。根据具体情况，采取多种措施鼓励进食，减少不必要的食物限制。体重丢失是营养不良和老年人健康状况恶化的征兆信号，增加患病、衰弱和失能的风险。老年人要经常监测体重，对于体重过轻（$BMI<20kg/m^2$）或近期体重明显下降的老年人，应进行医学营养评估，及早查明原因，从膳食上采取措施进行干预。如膳食摄入不足目标量的 80%，应在医生和临床营养师指导下，适时合理补充营养，如特医食品、强化食品和营养素补充剂，以改善营养状况，提高生活质量。高龄、衰弱老年人需要坚持身体和益智活动，动则有益，维护身心健康，延缓身体功能的衰退。

【核心推荐】

- 食物多样，鼓励多种方式进食。
- 选择质地细软，能量和营养素密度高的食物。
- 多吃鱼禽肉蛋奶和豆，适量蔬菜配水果。
- 关注体重丢失，定期营养筛查评估，预防营养不良。
- 适时合理补充营养，提高生活质量。
- 坚持健身与益智活动，促进身心健康。

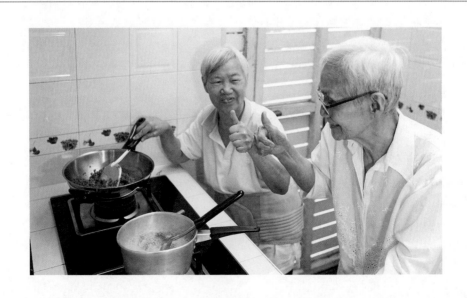

老年人膳食营养摄入不足，无法维持正常的生理功能，容易疲劳、增加患病、虚弱和失能的风险。因此要关注高龄老年人的进食情况，摄入充足的蛋白质，选择鱼肉、瘦肉、禽类、鸡蛋、奶制品等。做到合理膳食，食物多样，减少不必要的食物限制。合理烹制，美味细软、易于咀嚼吞咽和消化吸收。加强营养筛查评估和营养指导，饮食摄入不足或伴有慢性消耗性基础疾病的老年人应在医生和临床营养师指导下，适时合理补充营养，如特医食品、强化食品和营养素补充剂等。老年人坚持身体活动，有益身心健康，延缓功能衰退。摄入丰富的食物品种，是保证平衡膳食的基础。正餐加餐相结合，尽可能做多样化选择。

1. 多种方式鼓励进食，保证充足食物摄入

鼓励老年人和家人一起进食、力所能及地参与食物制作，融入家庭活动，有助于增进食欲和进食量。对空巢和独居老年人强调营造良好的社会交往氛围，集体进餐改善心理状态，保持乐观情绪。让老年人认识到一日三餐不仅是物质上的需求，更是精神上的抚慰。对于不能自己进食的老年人，陪护人员应辅助老年人进餐，注意观察老年人进食状况和用餐安全，预防和减少误吸的发生。老年人一般喜欢吃热的食物，餐食要保证温度，尽量选用保温性能良好的餐具。

保证充足食物摄入的方法如下：

（1）吃好三餐。早餐宜有 1 个鸡蛋、1 杯奶、1~2 种主食，主食的品种可以多样，例如肉末粥、鱼片粥、蛋花粥或肉包、馄饨等点心。中餐和晚餐宜各有 1~2 种主食、1~2 个荤菜、1~2 种蔬菜、1 种豆制品；各种畜禽肉、鱼虾肉选 1 种或 2 种换着吃，也可考虑与蔬菜、豆制品搭配、肉末烧豆腐等，避免单调重复。

（2）少量多餐。对于正餐摄入不足，容易出现早饱和食欲下降的高龄、衰弱老年人，应少量多餐，保证充足的食物摄入。进餐次数宜采用三餐两点制，或三餐三点制。每次正餐占全天总能量的 20%~25%，每次加餐的能量占 5%~10%。加餐的食物与正餐相互弥补，中餐、晚餐的副食尽量不重样。

（3）规律进餐。老年人要按自己的作息规律定量用餐，建议早餐 6：30—8：30，午餐 11：30—12：30，晚餐 17：30—19：00，睡前一小时内不建议用餐，以免影响睡眠。这样符合自身的生物钟节律，有助消化与吸收。不过饱，也不过饥，更不宜暴饮

贴士：

如何注重口腔和牙齿健康，维护咀嚼功能

养成饭后刷牙漱口的好习惯，及时清除口腔中的污垢和食物残渣，减少口腔细菌繁殖。及时修补龋齿或病牙，残根或残冠严重、难以修补的牙齿应及早拔除，缺失牙齿应及时进行专业修复，确保假牙佩戴舒适。定期检查口腔，注意牙齿、舌头、牙龈和口腔黏膜异常情况，发现问题及时处理，预防牙质疏松和牙龈萎缩。尽力维持牙齿良好的咀嚼功能，有助于保证进食量。

暴食。

（4）如果高龄老年人不能或不愿自己做饭，可以选择供餐或送餐上门。老年供餐机构应该接受政府和相关部门的监管指导，配备营养专业人员，合理配餐，满足不同老年个体的营养需求，保证食品新鲜卫生。

2. 选择适当加工方法，使食物细软易消化

高龄、衰弱老年人的咀嚼吞咽能力、消化功能减退更为明显，在食物选择上受到一定的限制。因此食物不宜太粗糙、生硬、块大、油腻，应尽量选择质地松软易消化的食品。比如细软的米面制品（软米饭、烂面条、馒头、包子、面包、各种糕点等）；各种畜禽肉及肉末制品（肉末、肉丝、肉丸、鸡丝、蛋饺等）；肉质细嫩的鱼虾和豆制品；杂粮或粗粮（糙米、荞麦、燕麦、薏米等）可加水浸泡2~3小时后再蒸煮；应尽量不吃油炸、烧烤、质硬的食品（如烤鱼片、蚕豆、炸臭豆腐、熏鱼等）。此外，高龄老年人的口腔分辨能力减弱，应选择少带刺、带骨的食物。

采用合理的烹调方法，使食物细软易于消化。具体措施：①煮软烧烂，如制成软饭稠粥、细软的面食等。②食物切小切碎，烹调时间长一些，保证柔软，如蔬菜可切成小丁、刨成丝或者制成馅，包成素馅包子、饺子、馅饼或者与荤菜混合烹饪等。③肉类食物制成肉丝、肉片、肉糜、肉丸；鱼虾类做成鱼片、鱼丸、鱼羹、虾仁等，使食物容易咀嚼和

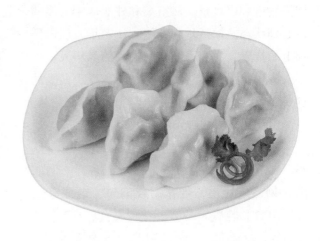

消化。④整粒黄豆不利于消化吸收，可加工做成豆腐、豆浆、豆腐干等豆类制品；红（绿）豆煮软，制成豆沙馅，或与面粉掺和，做成点心、面条和各种风味小吃；豆类通过发芽，其维生素的含量会有所增加，且食用豆芽比干豆类容易消化，用豆类煲汤（如黄豆猪蹄汤、绿豆百合汤），有助于软化豆内膳食纤维。⑤坚果、杂粮等坚硬食物碾碎成粉末或细小颗粒食用，如芝麻粉、核桃粉、玉米粉。⑥质地较硬的水果或蔬菜可粉碎、榨汁，但一定要现吃现榨，将果肉和汁一起饮用，还可将水果切成小块煮软食用。⑦多采用炖、煮、蒸、烩、焖、烧等烹调方法，少吃煎炸、熏烤和生硬的食物。

3. 经常监测体重，进行营养评估和膳食指导

老年人应经常监测体重，最好保持BMI在20~26.9kg/m² 范围内。建议每个家庭都应该配置体重秤，并将体重秤放在平整且不会晃动的地方，早上起床排尿、排便后穿着最少的内衣进行称量，一个月最少称两次，并记录体重，以便比较。无法测量体重时，可以通过间接方法来估计，比如是否感觉衣服裤子比以往宽松了、身体瘦了、腿

中国居民膳食指南（2022）

细了等。有条件的老年活动中心或长期照护机构，除了监测体重以外，还可以测量握力、上臂围、小腿围等，并记录入档。有条件的机构，也可以测量人体成分来判断体脂、瘦组织量、骨质及水分含量的变化。对于体重过轻或近期体重下降的老年人，应进行医学营养评估，常用营养风险筛查 2002（NRS2002）或微型营养评定简表（MNA-SF）进行，见表 2-12。应综合分析摄食情况、消化吸收能力、体格检查、人体测量、体成分分析、生化指标、临床表现等营养相关问题得出疾病相关的营养诊断。首先应排除疾病原因，根据目前健康状况、能量摄入量和身体活动水平，逐渐增加能量摄入至相应的推荐量水平，或稍高于推荐量。

表 2-12　微型营养评估简表（MNA-SF）

指标	0分	1分	2分	3分	评分
食欲及食物摄入	严重减少	减少	没减少		
体重减少	>3kg	不知道	1~3kg	无	
活动能力	卧床或轮椅	能下床但不能外出	能外出活动		
近三个月心理压力或急性疾病	有		无		
精神状况	重度痴呆或抑郁症	轻度痴呆	没有		
BMI/（kg·m⁻²）	<19	19–21	21–23	>23	
小腿围 */cm	<31			>31	

评价标准：12~14 分——营养正常；8~11 分——营养不良风险；0~7 分——营养不良

注：* 不能获得 BMI 时，用小腿围替代。

4. 衰弱及其测评

衰弱（frailty）指老年人生理储备下降导致机体易损性增加、抗应激能力减退的非特异性状态。衰弱涉及多系统病理、生理变化，包括神经肌肉、代谢及免疫系统等。衰弱、失能和多病共存是不同的概念，三者关系密切、相互影响并伴有一定的重叠。衰弱常为多种慢性病、某次急性事件或严重病的后果。除遗传因素外，增龄和营养不良是衰弱发生的重要危险因素。

衰弱最常用的测评标准为 Freid 衰弱评估方法，见表 2-13。

5. 合理使用营养品

关注老年人的进食情况，鼓励摄入营养密度高的食物。高龄和衰弱老年人进食量不足目标量 80% 时，可以在医生和临床营养师指导下，合理使用特医食品。特医食品的选择中，标准整蛋白配方适合大多数老年人的需要；氨基酸和短肽类的特医食品适

表 2-13　Freid 衰弱评估方法

序号	检测项目	男性	女性
1	体重下降	过去 1 年中，意外出现体重过下降 >4.5kg 或体重下降 >5%	
2	行走时间（4.57m）	身高 ≤173cm：≥7s 身高 >173cm：≥6s	身高 ≤159cm：≥7s 身高 >159cm：≥6s
3	握力（kg）	BMI ≤24.0kg/m²：≤29 BMI 24.1~26.0kg/m²：≤30 BMI 26.1~28.0kg/m²：≤30 BMI >28.0kg/m²：≤32	BMI ≤23.0kg/m²：≤17 BMI 23.1~26.0kg/m²：≤17.3 BMI 26.1~29.0kg/m²：≤18 BMI >29.0kg/m²：≤21
4	体力活动（MLTA）	<383kcal/ 周（约散步 2.5h）	<270kcal/ 周（约散步 2.0h）
5	疲乏	CES-D 的任一问题得分 2~3 分 您过去的 1 周内以下现象发生了几天？ （1）我感觉我做每一件事都需要经过努力； （2）我不能向前行走。 0 分：<1d；1 分：1~2d；2 分：3~4d；3 分：>4d	

注：BMI：体质指数；MLTA：明达休闲时间活动问卷；CES-D：流行病学调查用抑郁自评量表；散步 60min 约消耗 150kcal 能量；具备表中 5 条中 3 条及以上被诊断为衰弱综合征；不足 3 条为衰弱前期；0 条为无衰弱健康老年人。

合胃肠功能不全（如重症胰腺炎等）的老年人；高能量密度配方有利于实现老年人营养充足性；不含乳糖的特医食品适合乳糖不耐受易出现腹泻的老年人。添加膳食纤维的特医食品可改善老年人的肠道功能，减少腹泻和便秘发生。特医食品常用口服营养补充（ONS）方式，使用量 400~600kcal/d，含蛋白质 15~30g，分 2~3 次服用，至少连续使用 4 周以上。ONS 应在两餐间使用，这样既可以达到营养补充目的，又不影响正餐进餐。对不能摄入普通食物的老年人，建议啜饮（50~100ml/h），以改善营养状况，维护身体功能，提高生活质量。

贴士：

特殊医学用途配方食品（特医食品）

为了满足进食受限、消化吸收障碍、代谢紊乱或特定疾病状态人群对营养素或膳食的特殊需要，专门加工配制而成的配方食品。该类产品必须在医生或临床营养师指导下，单独食用或与其他食品配合食用。

我国目前特医食品分为三大类：①全营养配方食品，可作为单一营养来源满足目标人群营养需求的特殊医学用途配方食品。②特定全营养配方食品，可作为单一营养来源能够满足目标人群在特定疾病或医学状况下营养需求的特殊医学用途配方食品。③非全营养配方食品，可满足目标人群部分营养需求的特殊医学用途配方食品，不适用于作为单一营养来源。

中国居民膳食指南（2022）

膳食不能满足老年人的营养需求时，可以选择强化食品。常见的有强化钙、铁、锌、碘、维生素 A、维生素 D、维生素 C 等营养素食品，如强化营养素的饼干、麦片、牛奶、果汁、食用盐等。营养素补充剂具有预防相应营养素缺乏的作用，对于已经出现营养素缺乏临床表现的老年人，营养素补充是最快速有效的干预措施。应在医生或营养师的指导下，选择适合于自己的营养素补充剂，机体对矿物质、维生素需要量有一定的范围，补充剂量应依据中国居民膳食营养素参考摄入量（DRIs），使用过程中既不能剂量太低，无法满足需要量要求，又不能过量摄入，对机体造成毒副作用。

6. 吞咽障碍老年人选用及制作易食食品

吞咽障碍是指由于下颌、双唇、舌、软腭、咽喉、食管等器官结构和 / 或功能受损不能安全有效地把食物输送到胃内的临床表现。吞咽障碍常见并发症有误吸、肺炎、营养不良、脱水以及由此导致的心理与社会交往障碍，增加患者的病死率和不良预后。

通过饮水试验可以筛查患者有无吞咽障碍，且安全快捷。饮水试验方法和判断结果见表 2-14。

贴士：

营养素补充剂

营养素补充剂是指以补充维生素、矿物质而不以提供能量为目的的产品，包括单一和复合的补充剂，分为营养素补充剂类保健食品、OTC 类微量营养素补充产品以及其他各种营养素产品。

贴士：

强 化 食 品

强化食品是为保持食品原有的营养成分，或者为了补充食品中所缺乏的营养素，向食品中添加一定量的食品营养强化剂，以提高其营养价值的食品。

表 2-14　饮水试验及结果判断

患者端坐，喝下 30 毫升温开水，观察所需时间和呛咳情况。

分级	表现
1 级（优）	能顺利地 1 次将水咽下
2 级（良）	分 2 次以上，能不呛咳地咽下
3 级（中）	能 1 次咽下，但有呛咳
4 级（可）	分 2 次以上咽下，但有呛咳
5 级（差）	频繁呛咳，不能全部咽下

注：正常：1 级，5 秒之内；可疑：1 级，5 秒以上或 2 级；异常：3、4、5 级。

有吞咽障碍的老年人，要调整食物质构，流体食品黏度适当、固态食品不易松散、密度均匀顺滑，减少进食引起呛咳误吸的风险。吞咽障碍食品在制作时应遵循以下原则：①硬的变软，将较硬的食品搅拌粉碎，可便于其咀嚼和吞咽；②稀的增稠，在液体如水、饮料、果汁、牛奶中加入增稠剂，增加食物的黏稠度，降低食物在咽部和食管中流动的速度；③避免异相夹杂，避免固体和液体混合在一起食用，以及容易液固分相的食物；④食物均质、顺滑。食物性状的选择应根据吞咽功能评估的结果确定，因地制宜地选择适当食物并进行合理配制。

7. 坚持身体活动和益智活动

高龄老年人身体活动原则：①少坐多动，动则有益；坐立优于卧床，行走优于静坐。②建议每周活动时间不少于 150 分钟，形式因人而异。③活动量和时间缓慢增加，做好热身和活动后的恢复。活动过程中要注意安全。④强调平衡训练、需氧和抗阻活动有机结合。高龄老年人可先进行平衡训练和抗阻活动。⑤卧床老年人以抗阻活动为主，防止和减少肌肉萎缩。⑥坚持脑力活动，如阅读、下棋、弹琴、玩游戏等，延缓认知功能衰退。高龄老年人一周活动举例见表 2-15。

表 2-15　高龄老年人一周活动举例

运动分类	形式	时长	频次
有氧运动	步行、快走、自行车	15~20min	每天 1 次
抗阻运动	坐位直抬腿、徒手伸展上肢、拉弹力带、推举重物、哑铃	10~15min	每周 2 次
平衡训练	站立或扶物站立、睁眼或闭眼单腿站立、靠墙深蹲、打太极	5~10min	每周 2 次 （也可作为运动前的热身）

以下关键事实是在充分的科学证据基础上得出的结论，应牢记：

◆ 高龄、衰弱老年人，多种慢性病的患病率高，身体各系统功能显著衰退，生活自理能力和心理调节能力明显下降，营养不良发生率高。专业精细个体化的膳食营养管理，有助于改善营养状况、维护身体功能、提高生活质量。

◆ 食物品种丰富，多种方式鼓励进食，减少不必要的食物限制，有助于增加老年人的能量和营养素摄入。

◆ 鱼禽肉蛋和奶豆类食物，营养密度和生物利用率高，适量的蔬菜和水果，精细烹制，质地细软，适应老年人的咀嚼、吞咽能力。

◆ 体重下降和衰弱，增加患病、住院和失能的风险。膳食摄入不足目标量80%，应在医生和临床营养师指导下，适时合理补充营养，如特医食品、强化食品和营养素补充剂。

◆ 减少静坐躺卧，任何形式、任何强度的身体和益智活动，都有益于身心健康。

1. 老年定义和分类

WHO 对老年人的定义为 60 周岁及以上的人群，其中 60~74 岁定为年轻老年人；75~89 岁定为一般老年人；90 岁及以上定为长寿老年人，而一些国家则以 65 岁以上定为标准的老年人。我国《老年人权益保障法》第 2 条规定老年人的年龄起点标准是 60 周岁，80 岁及以上一般为高龄老人；长寿老人定为 90 岁及以上。本指南定义 65 岁及以上为老年人。也有一些国家将 65~75 岁定为年轻老年人，75 岁以上定为高龄老年人。

社会的老龄化程度通过老年人口占全人口的百分比来体现，WHO 规定，60 岁及以上人口超过 10%，或 65 岁及以上人口超过 7%，即属老年型社会。

2. 衰老

从生物学上讲，衰老是生物随着时间的推移自发的必然过程，它是复杂的自然现象，表现为结构的退行性变和机能的衰退，适应性和抵抗力减退。

衰老可分为两类：生理性衰老和病理性衰老。前者指成熟期后出现的生理性退化过程，后者是由于各种外来因素（包括各种疾病、损伤和感染，免疫反应衰退，营养失调，代谢障碍以及疏忽和滥用药物积累的结果）所导致的老年性变化。从社会学上看，衰老是个人对新鲜事物失去兴趣，记忆力差、不喜欢交流和沟通，与常人有大差异等封闭性生活行为。

衰老多是许多病理、生理和心理过程综合作用的必然结果，是个体生长发育最后阶段的生物学、心理学过程，也是伴随生命发生、发展过程中，机体从构成物质、组织结构到生理功能的丧失和退化过程。

在人的一生中，由于内在或外在的原因使衰老过程提早发生，这也称为早衰。早衰是病理老化，它将影响人的寿命。生理性老化是不可避免的自然规律，而病理性老化则是可以防止和推迟的。

3. 衰老的机制和特点

至今为止，有关引起衰老的机制尚未彻底搞清楚。虽然有细胞衰老学说、端粒学说、氧自由基学说等，无论如何，从生理学角度看，衰老是由新陈代谢减退而引起的。新陈代谢是生命活动的基本特征之一，包括合成代谢和分解代谢两方面。如果机体的合成代谢高于分解代谢，人就会生长发育，这就是童年期和青年期；如果这两个代谢过程的速度基本平衡，人就到了中年期和壮年期，这个时期人体的变化较小；如果分解代谢高于合成代谢，人就开始衰老，如果新陈代谢一旦停止，人的生命活动也就结束了。

衰老是生物体内在的自发过程，衰老本身的 6 大特性是普遍性、内在性、进行性、有害性、个体差异性、可干扰性。但外界条件可以加速或延缓衰老过程。如合理饮食、平衡营养是提高机体免疫能力、延缓衰老、延长寿命的重要措施之一。正因如此，人们才有可能通过改善生活环境去谋求长寿和健康。

4. 衰老的变化

形态变化：包括细胞变化如细胞数的逐步减少；由于内脏器官和组织的细胞数量减少，从而发生萎缩、重量减轻。随着年龄的增长，体形和外形出现变化，如头发变白；皮肤弹性降低，出现皱纹和老年斑；牙齿松动脱落，耳聋、眼花、驼背，身高逐渐变矮等。

生理功能减退：包括心血管系统功能的衰退，如心肌纤维逐渐萎缩，心瓣膜变得肥厚硬化、弹性降低等。呼吸器官老化表现为肺容量降低，呼吸功能明显减退，代偿能力降低。消化系统的变化主要是口腔、胃肠功能减弱，牙龈、牙齿发生萎缩性变化。肌肉骨骼运动系统变化为肌纤维变细、弹性降低、收缩力减弱；骨骼中有机成分减少，无机盐增多，骨的弹性韧性降低，易骨折等。神经系统变化主要表现为脑细胞随着年龄增长而减少、神经传导速度降低，动作迟缓，反映灵活性减弱等。

感觉器官功能减退：如视觉、听觉、嗅觉、味觉、皮肤感觉（包括触觉、温觉、痛觉）能力减退。此外，老年人心理运动反应也相应迟缓。

5. 日常生活能力（ADL）

ADL指个体为了满足日常生活的需要每天所进行的必要活动，常用来评估个体或老年人自我生活能力。2019年，日常生活能力评定量表（activity of daily living scale）纳入我国科学技术名词审定委员会公布的精神医学名词。日常生活能力评定量表由躯体生活自理量表（physiscal self-maintenance scale，PSMS）和工具性日常生活活动量表（instrumental activities of daily living scale，IADL）组成，主要适用于评定被试者的日常生活能力。

其中，PSMS包括自己吃饭、穿衣、梳洗、上厕所、洗澡、室内走动6项；IADL包括自己乘车、购物、做家务、洗衣、做饭、打电话、理财、服药8项。

6. 废用综合征

废用综合征（disuse syndrome，DS）由Hirschberg于1964年首次提出，指机体长期丧失活动能力或持续不活动而产生的继发性障碍。发病原因包括：①由各种原因造成的长期卧床，患者基本不活动或运动不足；②外伤或原发病导致运动障碍；③因严重的感觉障碍引起刺激减少而致活动减少；④各种骨关节疾病使肢体活动范围减小。

长期制动会造成肌肉萎缩、骨质疏松、神经肌肉反应性降低、心肺功能减退等一系列生理功能衰退的表现，加之各种并发症的存在，长此以往，形成机体功能严重的"失用状态"。废用综合征的主要功能障碍包括循环系统、呼吸系统、中枢神经系统、运动系统，甚至咀嚼、肠道功能等。

五、素食人群膳食指南

提要

素食人群是指以不食畜禽肉、水产品等动物性食物为饮食方式的人群，主要包括全素和蛋奶素。

素食人群更应认真设计自己的膳食，合理利用食物，搭配恰当，以确保满足营养需要和促进健康。建议素食人群尽量选择蛋奶素。所有素食者更应做到食物多样化，保证每周 25 种以上；谷类是素食者膳食能量主要来源，全谷物、薯类和杂豆可提供更多的蛋白质、维生素、矿物质、膳食纤维和其他膳食成分，应每天食用；大豆及其制品是素食者的重要食物，含有丰富的蛋白质、不饱和脂肪酸和钙；发酵豆制品中还含有维生素 B_{12}，建议素食者应比一般人摄入更多大豆及其制品，特别是发酵豆制品；蔬菜水果含有丰富的维生素 C、β-胡萝卜素、膳食纤维、矿物质及植物化学物应足量摄入；藻类（特别是微藻）含有 n-3 多不饱和脂肪酸及多种矿物质，菌菇、坚果也应当经常适量食用；选择多种植物油，特别是亚麻籽油、紫苏油、核桃油，以满足素食者 n-3 多不饱和脂肪酸的需要。定期监测营养状况，及时发现和预防营养缺乏。

【核心推荐】

- 食物多样，谷类为主；适量增加全谷物。
- 增加大豆及其制品的摄入，选用发酵豆制品。
- 常吃坚果、海藻和菌菇。
- 蔬菜、水果应充足。
- 合理选择烹调油。
- 定期监测营养状况。

素食人群是指以不食畜肉、家禽、海鲜、蛋、奶等动物性食物为饮食方式的人群。完全戒食动物性食品及其产品的为全素人群；不戒食蛋奶类及其相关产品的为蛋奶素人群。据估计，目前我国素食人群已超过 5 000 万，其中女性占比较高。由于膳食组成中缺乏动物性食物，如果素食者膳食安排不合理，容易引起维生素 B_{12}、n-3 多不饱和脂肪酸、铁、锌、蛋白质等营养素摄入不足，从而增加这些营养素缺乏的风险，因此对素食人群的膳食提出科学指导很有必要。

基于信仰等因素已经选择素食者应给予尊重，对于自由选择者，建议选择蛋奶素，不主张婴幼儿、儿童、孕妇、体质虚弱者和老年人选择全素膳食。已选择了素膳

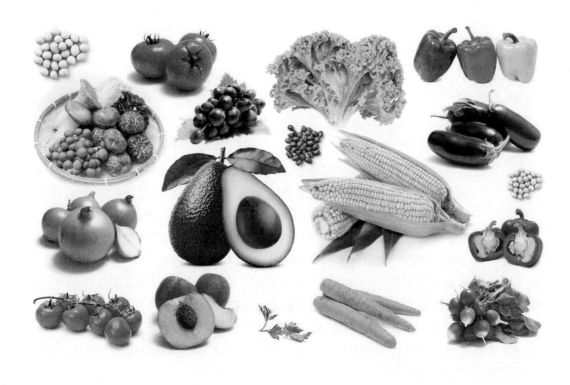

的人群，应更加注意饮食安排，并定期进行营养状况监测，以尽早发现潜在的营养问题从而及时调整饮食结构。

素食人群膳食除动物性食物外，能量摄入和其他食物的种类与一般人群膳食类似，因此，除了动物性食物，一般人群膳食指南的基本原则也适用于素食。对于自由选择全素者而言，蛋奶素可能更容易达到营养目标。推荐全素和蛋奶素膳食食物组成见表2-16。

表2-16　全素和蛋奶素成年人的推荐膳食组成

全素人群		蛋奶素人群	
食物种类	摄入量/（g·d⁻¹）	食物种类	摄入量/（g·d⁻¹）
谷类	250~400	谷类	225~350
其中全谷物和杂豆	120~200	其中全谷物和杂豆	100~150
薯类	50~125	薯类	50~125
蔬菜	300~500	蔬菜	300~500
其中菌藻类	5~10	其中菌藻类	5~10
水果	200~350	水果	200~350

全素人群		蛋奶素人群	
食物种类	摄入量/（g·d⁻¹）	食物种类	摄入量/（g·d⁻¹）
大豆及其制品	50~80	大豆及其制品	25~60
其中发酵豆制品	5~10	—	
坚果	20~30	坚果	15~25
烹饪用油	20~30	烹饪用油	20~30
—		奶	300
—		蛋	40~50
食盐	5	食盐	5

【实践应用】

1. 如何做到食物多样化

没有一种植物性食物能提供人体所需的全部营养素，为保证素食者的营养素需要，素食人群应认真设计自己的膳食，做到食物多样化。

每天选用粮谷类、大豆及其制品、蔬菜水果类和坚果，搭配恰当，使各类食物营养互补，每天摄入的食物种类至少为 12 种，每周至少为 25 种，满足人体对各种营养素的需求。可以采用同类食物互换、粗细搭配和色彩搭配增加食物品种数量，就餐时选用小份的餐具，也可使每餐食物自然而然增加品种。蛋类和奶类富含优质蛋白质，营养素密度高，建议素食者尽量选用，使食物更多样。

2. 如何提高谷类食物摄入量

（1）餐餐有谷类

谷类食物是素食人群膳食中的关键部分，对于素食者来说应更好地享用，如大米饭、面食等，每餐不少于 100g（生食）。不足部分可利用零食、加餐和茶点补足。

（2）全谷物、杂豆类天天有

素食者应比非素食人群增加全谷类食物的摄入比例，主食中一半应为全谷物、杂豆类，减少精制米面比例。选购食物时，应特别注意加工精度，少购买精制米和精白粉，适当选购全谷物，如全麦粉、嫩玉米、燕麦等。全谷物可和其他食物一起搭配烹饪食用，口味更佳，例如：杂粮粥、玉米糁、小米绿豆粥，为许多人所喜爱。

（3）薯类不可忘

薯类如土豆、红薯等，碳水化合物丰富可以当作主粮调换食用，还可增加膳食纤维、钾等摄入量。

3. 如何合理利用大豆类食物

（1）多品种变花样

大豆制备的食品多种多样，可以很好地融入一日三餐。大豆含有丰富的蛋白质、不饱和脂肪酸、钙及B族维生素，其中蛋白质含量尤为丰富，在大豆中多达35%左右；大豆还含有多种有益健康的物质，如大豆异黄酮、大豆甾醇以及大豆卵磷脂等；因此大豆及其制品是素食者的重要食物，应每日足量摄入。以普通青年女性为例，每日约需40g大豆及相当量的大豆制品，具体摄入量可参见表2-17。大豆及其制品可安排在一日三餐中，如早上喝一杯豆浆，中午吃炒黄豆芽，晚上吃白菜炖豆腐，可以轻松达到需要。蒸米饭或者炒菜时放入一把泡涨的大豆，不但增加味道，也轻松提高摄入量；不少地区，有吃"炒黄豆"零食的习惯，也是素食者的选择。

（2）发酵豆制品不能缺

发酵豆制品中还含有维生素B_{12}，素食人群特别要注意选用发酵豆制品。

发酵豆制品是以大豆为主要原料，经微生物发酵而成的豆制品。常见制品有发酵豆、酸豆浆、腐乳、豆豉、臭豆腐、酱油、豆瓣酱等。发酵豆制品制作过程中，由于微生物的生长繁殖，可合成少量的维生素B_{12}。发酵豆制品维生素B_{12}含量的多少，除与微生物的品种有关外，与微生物生长繁殖的多少也有关。微生物生长繁殖的越多，豆制品的固有风味越好，维生素B_{12}合成的就越多，在选购时应注意。本指南推荐全素者每日摄入5~10g发酵豆制品。

> **贴士：**
>
> 发酵豆制品含有维生素B_{12}，推荐全素者每日摄入5~10g发酵豆制品，如酱油、腐乳、豆豉、臭豆腐、豆瓣酱。

（3）巧搭配

大豆蛋白质含有较多的赖氨酸，而谷类蛋白质中赖氨酸含量较低，豆类与谷类食物搭配食用，可发挥蛋白质互补作用，显著提高蛋白质的营养价值。例如北方地区居民常吃的豆面条，由小麦粉和大豆粉制成；杂合面窝窝头，由玉米、小米粉、豆粉等混合制作，其蛋白质的营养价值堪比肉类。

（4）合理加工与烹调

不同加工和烹饪方法，对大豆蛋白质的消化率有明显的影响。整粒熟大豆的蛋白质消化率仅为65%左右，但加工成豆浆或豆腐后，消化率可提高到80%以上，因此吃豆制品要比吃整粒熟大豆的营养价值高。大豆中含有胰蛋白酶抑制因子，它能抑制胰蛋白酶的消化作用，使大豆难以分解为人体可吸收利用的各种氨基酸，经过加热煮熟后，这种因子即被破坏，消化率随之提高，所以大豆及其制品须经充分加热煮熟后再食用。

4. 常吃菌菇和藻类

新鲜蔬菜水果同样非常重要，每天应该多样且充足，特别是菌藻类。菌菇类品类繁多，如香菇、平菇、牛肝菌、木耳、银耳等，菌菇含有丰富的营养成分和有益于人体健康的植物化合物，这些成分大大提升了菌菇的食用价值，如蛋白质、膳食纤维、维生素、矿物质以及菌多糖等。菌菇中丰富的维生素与矿物质，可作为素食人群维生

表 2-17　50g 大豆（干）与豆制品的相当量

豆制品	重量/g	份量	图示
大豆	50	3 勺	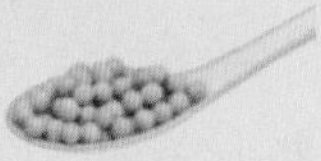
豆腐	275	2/3 盒豆腐	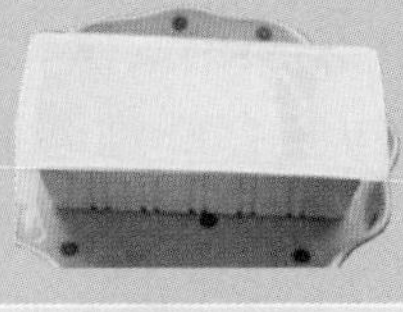
豆腐脑	1 360	5 碗	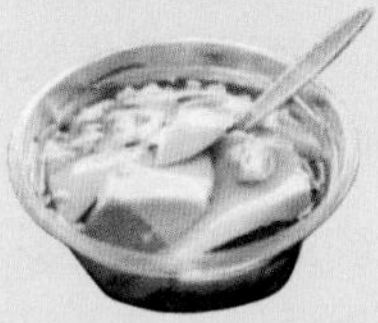
豆浆	730	3 杯	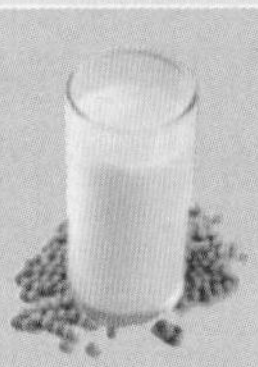
豆腐干	130	5 块	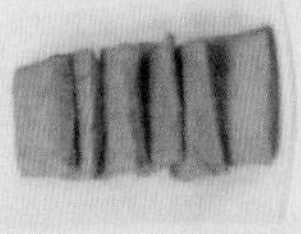
素鸡	125	2 块半	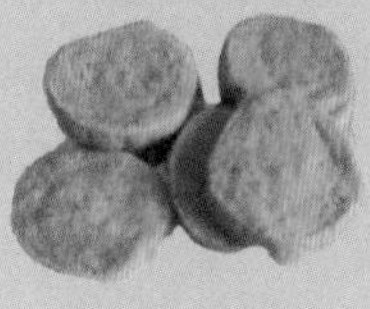
豆腐丝	110	1/5 卷	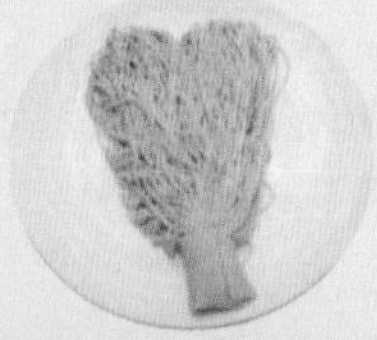
油豆腐	100	25 个	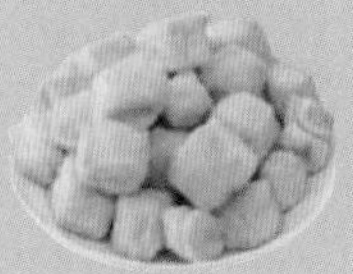

素（尤其维生素 B_{12}）和矿物质（如铁、锌）的重要来源。

藻类植物有很多种，常见可
烹饪直接食用的有海带、紫菜、
鹿角菜、羊栖菜、海萝、裙带菜
等。一些海藻如螺旋藻、小球藻、
红藻等需要加工或工业制备提取
后应用。藻类的碳水化合物中海
藻多糖和膳食纤维各约占50%。
藻类富集微量元素的能力极强，
因而含有十分丰富的矿物质和微
量元素。藻类富含长链 n-3 多不
饱和脂肪酸（DHA、EPA、DPA），
可作为素食人群 n-3 多不饱和脂肪
酸的来源之一。

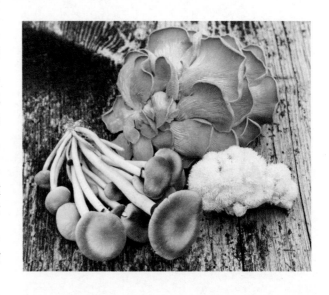

5. 如何合理选择烹调油

人体对脂肪酸的需求是多样化的，特别是需满足必需脂肪酸的需要，不同食用油
中必需脂肪酸的种类和含量不同，因此建议人们经常变更不同种类的食用油。

素食人群易缺 n-3 多不饱和脂肪酸，因此应注意选择富含 n-3 多不饱和脂肪酸的食
用油，如亚麻籽油、紫苏油、核桃油、菜籽油和豆油等。不饱和脂肪酸的含量越高食
用油越不耐热，也就越易氧化，烹饪时根据所需温度和耐热性来正确选择食用油，可
很好地避免食用油的氧化。建议素食人群用菜籽油或大豆油烹炒，亚麻籽油、紫苏油
和核桃油凉拌。

6. 如何避免营养素的缺乏

素食人群容易出现缺乏的营养素主要有 n-3 多不饱和脂肪酸、维生素 B_{12}、维生素
D、钙、铁和锌等。为了避免这些营养素的缺乏，建议有意识地选择和多吃富含这些营
养素的食物（表 2-18）或营养素补充剂。

表 2-18 素食人群容易缺乏的营养素的主要食物来源

容易缺乏的营养素	主要食物来源
n-3 多不饱和脂肪酸	亚麻籽油、紫苏油、核桃油、大豆油、菜籽油、奇亚籽油、部分藻类
维生素 B_{12}	发酵豆制品、菌菇类，必要时服用维生素 B_{12} 补充剂
维生素 D	强化维生素 D 的食物，多晒太阳
钙	大豆，芝麻，海带、黑木耳、绿色蔬菜；奶和奶制品（蛋奶素人群）
铁	黑木耳、黑芝麻、扁豆、大豆、坚果、苋菜、豌豆苗、菠菜等
锌	全谷物、大豆、坚果、菌菇类

> 补铁方法：①黑木耳、黑芝麻、扁豆、大豆、坚果、苋菜、豌豆苗、菠菜等含铁量较高，建议多食用；②水果和绿叶蔬菜可以提供丰富的维生素 C 与叶酸，可促进铁的吸收与红细胞的合成。

以下关键事实是在充分的科学证据基础上得出的结论，应牢记：

◆ 素食者更应精心设计膳食，才能达到营养目标。
◆ 全素比蛋奶素更容易引起维生素 B_{12} 和 n-3 多不饱和脂肪酸缺乏。
◆ 合理设计和安排的膳食，可有效避免营养素缺乏。
◆ 发酵豆制品含有维生素 B_{12}。亚麻籽油和紫苏油富含 n-3 多不饱和脂肪酸。

【知识链接】

1. 素食发展简史

1847 年，英国第一个成立了素食者协会（The Vegetarian Society），致力于研究和指导素食者更健康的生活，会上约瑟夫·布鲁顿作为第一任主席在就职演讲上首次提出了素食（vegetarian）一词。素食主义（vegetarianism）是一种饮食方式，更是一种饮食文化，践行这种饮食文化的人被称为素食主义者。1908 年在德国德累斯顿（Deutsche）成立了国际素食联盟（International Vegetarian Union，IVU），并在英国素食者协会的支持下由德累斯顿素食学会举办了第一届世界素食大会（World Vegetarian Congress）。2008 年 IVU 回到德累斯顿举办了隆重的百年暨 38 届世界素食大会。从 2012 年起，这一重大全球活动被更名为"世界素食节（IVU World VegFest）"。1999 年在泰国清迈成立了亚洲素食联盟（AVU），2011 年 11 月在我国杭州市举办了第五届亚洲素食大会，自 2013 年起 AVU 更名为亚太素食联盟（APVU），同年创刊了学术期刊"*Vegetarian Nutrition Journal*"。

东方的素食文化以中国较为典型，素食在中华传统文化和历史长河中占有重要的地位。据史料记载，自周秦时期起，素食便已有雏形，此时素食的起源几乎与佛教无关，仅是出于敬畏鬼神与祭拜祖先，故而会在祭祀或重大典礼时实行"斋戒"食素的习惯，至于具体斋戒究竟源于何时，史书未见明确记载。"素食"一词较早来源于墨家《墨子·辞过》"古之民未知为饮食时，素食而分处，故圣人作，诲男耕稼树艺，以为民食。其为食也，足以增气充虚，强体养腹而已矣。故其用财节，其自养俭，民富国治。"

目前素食者的数量有增无减，虽部分素食者与其宗教信仰有关，但大部分素食者则出于个人对健康的追求、动物保护、环境保护（降低温室效应）或饮食偏好等因素而选择素食。

2. 素食类型

不同的动机使人类选择不同的饮食模式。本指南主要针对中国最常见的 2 类素食人群，一是全素（或纯素），也称为"严格素食"，是指饮食中只有植物性食品，没有任何动物性食品，甚至连蜂蜜都不吃；二是奶蛋素食，也称为"不严格素食"，是指饮食中有奶类和蛋制品及植物性食品的素食，如只接受奶类及其制品的称奶素，只接受蛋类及其制品的称蛋素。

"弹性素食者"其英文原文"flexiblc vegetarian"，是近年出现的素食者。最初在 20 世纪 90 年代出现，后逐渐被拼合成"flexitarian"一词，于 2014 年被收录进牛津英语字典，解释为"大部分时间吃素，偶尔为补充蛋白质而摄入一些畜禽肉类或水产类的素食者"。弹性素食者最初由众多热爱瑜伽的素食者转变而来，他们发现与完全素食相比，适度地、有"弹性"地摄入动物性食物对健康和瘦身塑形更有益，因而开始推崇这一饮食方式。

3. 素食指南的进展

随着素食人群比例的增多，素食者的膳食指南也逐渐被一些国家制定国民膳食指南时考虑到。目前具有素食膳食指南的国家有美国、英国、加拿大、澳大利亚、日本、意大利、西班牙等，我国出版的《中国居民膳食指南（2016）》首次由中国营养学会制定了针对素食人群的膳食指南，为我国的素食人群提供合理膳食指导。

4. 植物基食物的加工与食品安全问题

大豆制品是植物基的主要原料，包括我国传统仿荤食物或国外引进的新兴仿肉食物（meat analogue），另有其他各种豆类制作食品。这些食物现在也称植物基食物，在此略作介绍。

用非动物性原料加工制作出与荤菜的外形、色彩、口感甚至口味都极为相似的一类食物，是我国丰富饮食文化中的一种。传统仿荤膳食选用一些与某种荤菜形态相似的素料加工成素鸡、素鸭、素海参、素鲍鱼等食物，豆腐、豆腐皮、豆腐干等是主要的原料，这些原料富含优质的蛋白质、不饱和脂肪酸、B 族维生素等，可作为素食人群蛋白质、不饱和脂肪酸和维生素的良好来源。

国外的仿肉食物和我国传统仿荤膳食类似，模拟加工肉类产品，大多数由大豆蛋白和麸质（小麦蛋白）制成，有时也可由其他豆类或蔬菜制成。它们与牛肉、鸡肉和香肠等有相似的口感、质地和外观。这些产品的营养素含量取决于所用原料，多为高蛋白，且有些强化了包括维生素 B_{12} 在内的营养素，同时满足口感和营养需要，是素食者的很好选择。

然而，仿荤食物或仿肉食物为了达到口感要求和延长保存时间，往往会添加更多的调味香料、着色剂、防腐剂、色素和凝固剂等，可能存在着过度加工和食品安全的问题，在选购时应予注意。

5. 维生素 B$_{12}$ 缺乏常见症状

长期素食容易导致维生素 B$_{12}$ 缺乏，如果没有早期治疗可能会导致严重的和不可逆的损害，发生巨幼红细胞性贫血，对脑和神经系统影响较大。常见的症状有：记忆力减退，抑郁、易怒（躁狂）和精神病，疲劳，感觉异常，反射改变，肌肉功能差，心功能降低和生育能力下降。婴幼儿症状包括生长发育不良和运动困难。容易发生高同型半胱氨酸血症（心血管系统疾病的一个独立风险因子）。应注意做定期体检或营养评价。如果发现缺乏，可针对性地摄入补充剂。

6. 素食人群需要吃营养素补充剂吗

通过合理搭配食物可以满足机体对营养素的需要，素食者应优先选择从膳食中获取充足的营养素。因为天然食物中除了含有营养成分外，还含有许多其他有益健康的成分，也是一个可持续的膳食方式。只有当膳食不能满足营养需要时，素食者才需要根据自身的生理特点和营养需求，选择适当的营养素补充剂。

正确选择营养素补充剂，可咨询注册营养师或医师。一般原则为：①选择的种类要有针对性，根据可能缺少的营养素种类进行补充；②补充剂量要适宜，营养素的补充量并非多多益善，应避免盲目补充；③阅读标签，根据补充剂中的营养素含量和适宜人群进行选择。

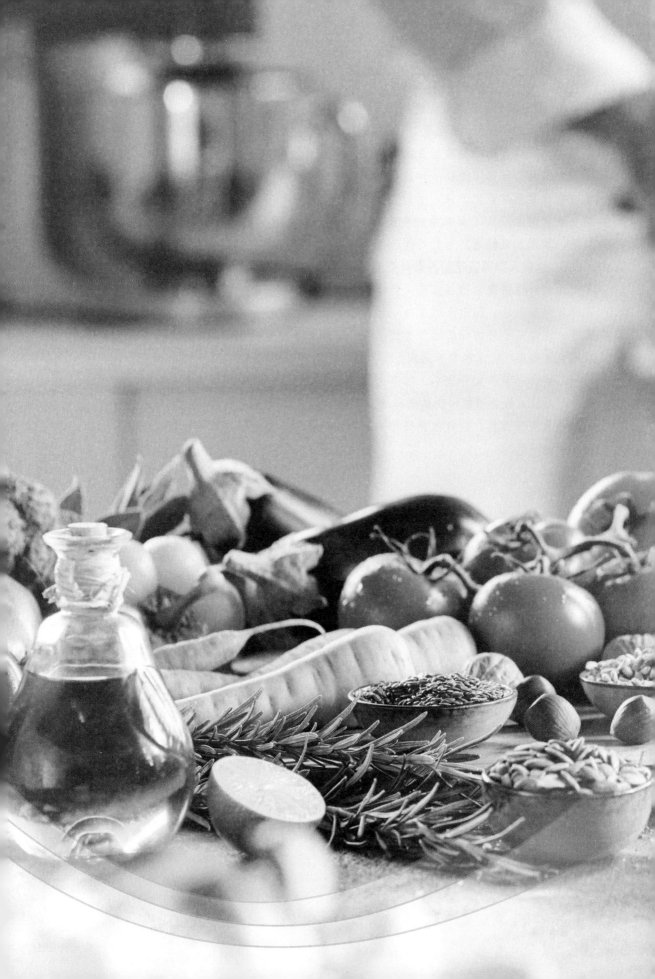

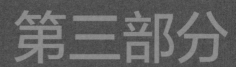

第三部分

平衡膳食模式和膳食指南编写说明

第三部分　平衡膳食模式和膳食指南编写说明

本部分内容主要包括膳食指南修订指导思想、原则和研究程序，对主要修订内容、数据和证据来源给出说明，特别是对基于营养科学原则设计的平衡膳食模式的推理、计算和膳食宝塔结构等给出了详尽说明。介绍了以江苏、浙江、福建等为代表的东方健康膳食模式，以及一日三餐的膳食设计和图谱，以便读者更好地理解第一部分一般人群膳食指南和第二部分特定人群膳食指南。

《我国的膳食指南（1989）》首次发布于1989年。随着社会发展，我国居民生活方式发生变化，为应对不同时期我国居民的营养与健康问题，中国营养学会组织专家分别于1997年、2007年、2016年对膳食指南进行了3次修订。第四版《中国居民膳食指南（2016）》在2016年由国家卫生计生委发布。受国家卫生健康委委托，2020年中国营养学会组织了《中国居民膳食指南（2016）》的修订工作，成立膳食指南修订专家委员会和膳食与健康科学研究报告工作组。经过修订专家委员会多次讨论、论证，并广泛征求相关领域专家、政策研究者、管理者的意见，最终形成了第5版《中国居民膳食指南（2022）》系列指导性文件。

一、膳食指南修订指导思想和概况

2016—2020年期间，国家把人民健康提到前所未有的高度，将推进健康中国建设上升为国家战略。2016年《"健康中国2030"规划纲要》正式发布，2017年6月，《国民营养计划（2017—2030年）》颁布。党的十九大作出了实施健康中国战略的重大决策部署，2019年7月，《健康中国行动（2019—2030年）》发布，提出要积极应对当前突出健康问题，必须关口前移，采取有效干预措施，努力使群众不生病、少生病，提高生活质量，延长健康寿命。2020年12月，《中国居民营养与慢性病状况报告（2020年）》发布，报告表明，随着我国经济社会发展和卫生健康服务水平的不断提高，居民人均预期寿命不断增长，但人口老龄化、城镇化、工业化进程加快和慢性病危险因素流行，不健康生活方式仍然普遍存在，对慢性病发病产生巨大的影响，我国慢性病患者基数仍将不断扩大。

2020年，中国营养学会膳食指南修订专家委员会以营养科学原理为基础，针对当前主要的公共卫生问题，紧密结合我国居民膳食消费和营养状况的实际情况，在第4版《中国居民膳食指南（2016）》的基础上对膳食指南进行修订，提出了现阶段适合我国居民食物选择和身体活动指导意见的第5版《中国居民膳食指南（2022）》。

（一）修订原则和程序

制定膳食指南的指导思想是使人类营养需求得到满足，并主要通过合理膳食来完成。膳食指南修订专家委员会以公众健康需求和公众利益为宗旨，综合和总结食物和健康相关知识和经验，并将其发展成为一系列公众可以直接应用和实施的建议及膳食方案。

修订原则：以大众营养健康需求为根本，以营养科学原理、食物和健康关系的最新科学证据为根据，在"平衡膳食模式"为核心指导思想下，优先考虑我国目前突出的膳食营养共性问题。以食物为基础，实践指导的内容充分重视实用性、可操作性以及关注食物系统的可持续发展。

覆盖范围：膳食指南以 2 岁以上健康人群为目标，鼓励尽早开始良好膳食行为的培养。补充特别关注人群即孕妇和乳母、婴幼儿、儿童、老年人的膳食指南，还包括素食人群的膳食指南。

修订目标：以大众健康利益为根本，引导食物消费，调整膳食结构，促进平衡膳食模式，提倡健康饮食新食尚。推荐的膳食准则，为短期能达到的膳食目标或保持该膳食能达到长期健康的目的。为了促进我国居民营养与健康、降低慢性病发生风险和落实健康中国战略目标而修订膳食指南。

修订方法和程序：参考 WHO 指南制定原则和其他国家膳食指南的修订经验，修订专家委员会制定了中国居民膳食指南修订方法和程序。

修订方法包括 4 个主要方面。

1. 确定优先考虑的公共营养健康问题

总结我国膳食营养和健康现况，研究和分析健康与饮食、运动和行为相关的关键问题，排列优先次序和成本效益等；分析总结我国不同地区的膳食模式和饮食文化，并给予充分参考，最后形成研究报告和专家共识。

2. 以科学证据为根基

通过循证研究，提取和评价食物营养健康证据，筛选和评估得出与饮食有关的疾病的相关性程度、健康风险或效益等，最终确定健康关联并获得专家一致性建议形成共识。研究各国膳食指南的关键推荐和可靠证据，参考应用。

3. 以食物为基础，确定指导准则

确定以食物为基础、强调膳食模式，是修订强调的主要原则。人类每日的膳食由食物组成，而食物不仅仅是已知营养素的集合。因此提出强化指导"多吃""少吃"和"限制"的食物种类，对大众更具有指导意义。

4. 强调平衡膳食模式

膳食指南强调建立良好膳食模式，而非某一个优选食物。膳食模式与饮食文化、民族传统、社会和家庭等各方面均相关，需要将营养科学原则与我国膳食传统结合，提出膳食指导准则和可视化图形建议。

修订程序包括 8 个步骤，见图 3-1。

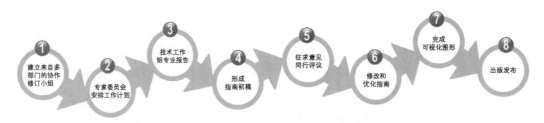

图 3-1 《中国居民膳食指南（2022）》修订工作程序

（二）主要修订内容

《中国居民膳食指南（2022）》与《中国居民膳食指南（2016）》相比有如下特点：

1. 面对饮食新问题，新增健康饮食方式建议

《中国居民膳食指南（2022）》由原来的 6 条核心推荐条目修订为 8 条膳食准则，新增关于规律进餐、会选会烹、公筷分餐、杜绝浪费、饮食卫生等内容。一方面是因为我国不健康生活方式仍然普遍存在，居民超重和肥胖问题不断凸显，这些问题与外卖、在外就餐、食物知识缺乏和不正确的减肥方式流行有关。另一方面新冠肺炎疫情的暴发也提示我们要重视公共卫生和个人卫生，推广健康文明的生活方式，尤其是对饮食方面的观念和习惯改变要重视和提倡。坚持公筷公勺、分餐或份餐等卫生措施，避免食源性疾病发生和传播，对保障公共健康具有重要意义。8 条膳食准则是对 2 岁以上所有健康人群的指导通则，为居民健康生活、增强预防疾病能力和健康中国建设提供支持。

2. 应对老龄化，增加了高龄老年人膳食指南

随着我国社会经济发展和卫生健康服务水平不断提高，居民人均预期寿命不断增长，高龄（≥80 岁）、衰弱老年人的比例在逐渐增加。这一群体老龄化特征最为突出，身体各系统功能显著衰退，营养不良发生率高，慢性疾病的发病率高，对其膳食营养管理需要更加专业、精细和个性化指导。

3. 坚持中国优良传统、强调东方健康膳食模式

平衡膳食模式是保障人体营养和健康的基本原则，是提高机体免疫力，降低膳食相关疾病发生风险的基础。《中国居民膳食指南（2022）》更加强调"合理搭配"是平衡膳食的保障，我国烹饪文化具有民族特色，需要传承优良传统并赋予新时期科学内涵。

我国江南及东南沿海一带地区社会经济发展综合水平较高，居民膳食营养状况相对较好，该地区形成的膳食特点也是东方传统膳食模式向东方健康膳食模式转变的好范例。该地区膳食的主要特点是烹调清淡少盐，食物多样，谷物为主，丰富的蔬菜水果，经常吃鱼虾等水产品、大豆制品和奶类等。该地区高血压等慢性病患病率低，预期寿命较高，《中国居民膳食指南（2022）》首次给予定义和推荐东方健康膳食模式。

4. 更新定性定量食物选择和膳食营养新概念

为准确理解膳食指南，也为今后培训和传播的一致性，修订和增加了 30 余个定量和定性描述性用语。例如描述食物概念的"合理膳食、健康膳食、全谷物、素食、营养素密度等；描述营养素含量的富含、含有、高脂、高能量、低盐"等；描述食物摄入频度的"多吃（喝）、少吃（喝）、适量、控和限吃（喝）"等。食物的营养素密度更加强调了食物能量前提下的营养素含量高低，对认识和选择食物达到平衡膳食，控制营养不良和肥胖具有重要意义。

5. 追踪营养研究成果，使用最新科学证据

在第 4 版《中国居民膳食指南（2016）》科学证据的基础上，补充了 2014 年 7 月至 2020 年 10 月国内外有关食物与健康研究的新证据，结合《中国居民营养与慢性病状况报告（2020 年）》中存在的营养与健康问题，使得第 5 版《中国居民膳食指南（2022）》的科学性和实用性进一步提高。

6. 修改完善图形和食谱的可视化

进一步完善平衡膳食宝塔、平衡膳食餐盘等图形，并且拍摄了定量食谱图案、宣传海报以及其他可以呈现的形式，使之更加可视化、现代化。将食谱的成品通过图片呈现，以方便大众学习和实践合理膳食，促进个人（家庭）层面的合理膳食行动落实。

（三）科学证据收集和引用

膳食指南科学研究报告，包括食物与健康关系的研究、膳食模式研究、居民膳食和营养问题分析，以及国外膳食指南的研究。这些是膳食指南修订的基础性文件，具体资料来源和说明如下：

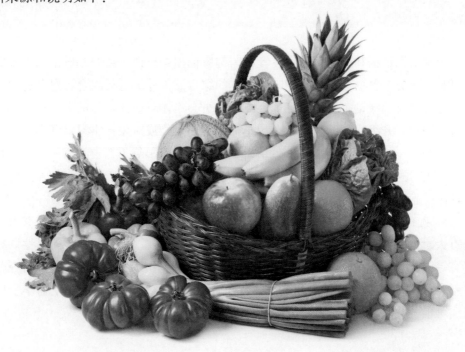

1. 科学证据等级研究方法

证据评价方法：参照 WHO 指南制定手册（2014，第二版）证据评价要求和证据评价及结论推荐方法，其内容和工作程序主要包括：提出问题、收集文献证据形成证据体、证据体（强度等级）评价和结论推荐等。证据等级的评价是通过对每篇文献的试验设计、研究质量、效应量及结局变量的健康相关性进行评价，将该食物与健康包含的所有研究的平均得分进行分级。例如研究（试验）设计水平分值由高到低评价标准依次为：系统综述（或 Meta 分析）→随机对照试验（RCT）研究→队列研究→有对照横断面研究→无对照横断面研究→个人经验（或专家意见、个例报告等）。通过以上每项研究评价后所获得的所有文献作为一个证据体，综合评价其所有研究的证据等级、一致性、健康影响、研究人群及适用性共 5 项进行分级评价，从而得出综合评价等级（表 3-1）。

表 3-1　食物与健康文献证据综合评价表

推荐等级	结论可信度	科学价值	评价标准
A	由该证据体得出的结论是可信的	证据质量高，应用价值大	5 项为优秀
B	在大多数情况下，该证据体的结论是可信的	证据质量较高，应用价值较大	3~5 项为优秀或良好
C	该证据体的结论可能是可信的，但由于资料少在应用时应加以注意	部分证据质量较高，有一定应用价值	1~2 项为优秀或良好
D	该证据体不能得出结论或结论不可信。使用时必须非常谨慎，或不使用该结论	证据不足或质量较差，无明显应用价值	5 项评价指标中等，无 1 项为优秀或良好

指南采用证据和强度说明：在食物与健康证据综合评价系统基础上，由专家委员会对某一（类）食物与疾病或健康证据体的综合评价等级进行综合考量和评议，以考虑该综合评价等级是否合适和准确。专家委员会集体对该证据体的等级进行综合，确定包括同意、升级或降级。综合考量指标如研究人群或对象样本量、证据强度、效应量和结局变量的健康相关性，文献结果一致性、健康影响（如中间指标、结局指标或死亡率）、是否适用于中国人群等。食物与健康之间关联强度可信等级 A、B、C 和 D 的具体描述为：

A. 确信的证据（convincing evidence）：此类证据多，研究样本量足够大，而且具有大量的高质量、高等级证据研究，其中包括高质量 RCT 研究、前瞻性队列观察研究等。Meta 分析显示了一致性结果，很少或没有相反的结果。研究资料充分显示了膳食摄入量（暴露）和疾病之间密切的相关性，这样的相关性在生物学上应当是真实可信的。

B. 很可能的证据（probable evidence）：RCT 研究、前瞻性队列观察研究等流行病学研究证据等清楚地显示了食物摄入量或膳食因素、行为（暴露）和疾病之间的关系；但尚存在一些不同的文献证据，或部分研究设计有缺陷；导致不能得出一个完全肯定的结论。但研究所得的相关性在生物学上很可能是真实的。

C. 可能的证据（possible evidence）：这类证据主要以病例对照研究和横断面观察性研究为主；而 RCT 研究、队列研究等资料较少。研究得到的结果是有一定相关性，但需要更多的研究来证实其相关性，所以只能认为这种关系在生物学上的真实性是可能的。

D. 证据不足（insufficient evidence）：此类证据只是基于少数研究结果的提示，但不足以建立食物摄入量或行为（暴露水平）和疾病之间的相关性。或者 RCT 研究、队列研究很少或没有。需要更多精心设计的研究来证实这种假设的相关性。

局限性：研究证据收集 1997—2020 年的主要文献，综合评价了食物与健康的关系，超出该时间范围内发表的文献没有纳入到评价证据体中。由于二次研究文献及部分原始研究不能获得详细的食物摄入量，因此对于描述量与效应之间的关系有一定的局限性。另外，由于收集的大量原始研究证据大多来自队列研究，仅能得出某食物可能降低或增加某种疾病的发病风险，但尚不能明确某些食物对疾病尤其各种慢性病发生发展的因果关系。

详细内容可查阅《中国居民膳食指南科学研究报告（2021）》。

2. 主要数据分析和引用来源

膳食指南编写采用了大量全国营养调查数据、食物营养成分数据和营养素参考摄入量数据，这些数据的来源和引用见表 3-2，不再列入参考文献。

（四）应用概念及定义

为更好地理解膳食指南的核心思想和内容，膳食指南修订专家委员对本指南中常用概念进行了明确和定义。把相对抽象、模糊或习惯的说法，确定了内涵和外延，用简明的语言或定量、半定量方法，对部分概念的本质特征作规定性说明。概念定义和方法统一，使本膳食指南的关键内容得到进一步明确、清晰和完善，更好地保持了不同部分表述的一致性；同时也能帮助读者更好地理解关于食物、膳食和运动指导的推荐建议，更加方便指南的贯彻落实。

本膳食指南概念的确定有三个原则：首先是引用国家标准、国际组织标准或概念，其次是引用权威专业书籍中的定义，最后为指南修订专家委员会根据相似概念和学科理论，统一规范后而确定。

膳食指南中涉及的概念多属于两方面：一是膳食定性的概念和相关描述（表 3-3）；二是食物定量和定性的相关描述（表 3-4）。身体活动相关术语在文中已描述。

表 3-2　主要科学证据数据和引用情况一览表

序号	著者或研究名称	来源或出处	主要负责人
1	《中国居民膳食营养素参考摄入量（DRIs）》中国营养学会	主要应用的是 2013 年版，由科学出版社出版 第 1 版始于 1934 年出版，目前应用的是 2013 年发布的第 8 版	中国营养学会编著，主要作者：程义勇、杨月欣、杨晓光、翟凤英、郭俊生、苏宜香等
2	《中国居民膳食指南（2016）》中国营养学会	目前修订的是第 4 版《中国居民膳食指南（2016）》，由人民卫生出版社出版，《我国的膳食指南（1989）》为第 1 版，1989 年发布	中国营养学会编著，主要作者：杨月欣、杨晓光、孔灵芝、吴良有、翟凤英、程义勇、郭俊生、苏宜香等
3	中国居民营养与健康状况监测（2015—2017）中国疾病预防控制中心营养与健康所	主要数据来源于 2015 年中国成人慢性病与营养状况监测和 2016—2017 年中国儿童与乳母营养监测，也包括 1982 年、1992 年、2002 年、2010—2012 年全国营养调查 / 监测的报告结果	中国疾病预防控制中心营养与健康所，主要作者：赵文华、赵丽云、于冬梅、张坚、杨振宇、何宇纳、杨晓光、丁钢强等
4	中国健康与营养调查（CHNS）中国疾病预防控制中心营养与健康所和美国北卡罗来纳大学	该项目是自 1989 年以来在全国 9 个省采用调查员面访方式进行的大型开放式队列研究。三十年间共有来自 1.5 万个家庭的约 5 万人参与追访，平均追访次数 4 次。本次主要应用了 2000—2018 年数据	中国疾病预防控制中心营养与健康所，美国北卡罗来纳大学，主要作者：张兵、王惠君、王志宏等
5	《中国食物成分表》（第 6 版）中国疾病预防控制中心营养与健康所	主要应用的是第一册和第二册，分别于 2018 年和 2019 年由北京大学医学出版社出版 1928 年首次发表《食物营养价值》，1952 年发布第 1 版食物成分表	中国疾病预防控制中心营养与健康所（前中央卫生研究院），主要作者：杨月欣、何梅、潘兴昌、王竹、杨晶明等
6	《食物与健康——科学证据共识》中国营养学会	在 2016 年人民卫生出版社出版的《食物与健康——科学证据共识》基础上，汇集近 5 年来国内外有关食物与健康研究新的证据，结合我国居民食物与营养健康现况及变化趋势分析	中国营养学会编著，主要作者：马爱国、孙长颢、杨月欣等
7	《中国居民膳食指南科学研究报告（2021）》中国营养学会	2022 年由人民卫生出版社出版	中国营养学会编著，主要作者：丁钢强、马爱国、孙长颢、何宇纳等
8	WHO/FAO	WHO Handbook for guideline development, 2nd Edition	WHO，2014
9	其他文献	近年发表的食物、膳食与健康相关文献见参考文献部分	

中国居民膳食指南（2022）

表 3-3　常见膳食定性术语和概念描述

序号	名词	定义
1	膳食模式	膳食模式（diet pattern）亦称膳食结构，是指膳食中各食物的品种、数量及其比例和消费的频率。膳食模式的形成是一个长期的过程，受一个国家或地区的人口、农业生产、食物流通、食品加工、消费水平、饮食习惯、文化传统、科学知识等多种因素的影响
2	平衡膳食模式	平衡膳食模式（balanced diet pattern）是根据居民膳食营养素参考摄入量、居民营养与健康状况所推荐的食物种类和比例，能最大限度地满足不同年龄阶段健康人群的生理和营养健康需要而设计的膳食
3	合理膳食	合理膳食（adequate diet）是在平衡膳食的基础上，考虑到健康状况、地域资源和生活习惯、信仰等情况而调整的膳食。能较好地满足不同生理状况、不同信仰的人群以及不同健康状况下等因素的一个阶段的营养与健康需要
4	健康膳食	健康膳食（healthy eating，healthy diet）是针对健康结局（慢性疾病的发生、预期寿命等）而言的说法或认识，其特点常包括少油盐、少深加工食品、多蔬果全谷物等特征。平衡膳食、地中海饮食以及 DASH 饮食通常被认为是健康膳食
5	东方健康膳食模式	东方健康膳食模式（eastern healthy diet pattern），基于我国浙江、上海、江苏、福建等地区为主要代表，膳食特点以食物多样、清淡少油为主，尤以丰富蔬菜水果、多鱼虾海产品、多奶类和豆类为主要特征。该地区的慢性病发病率和死亡率较低，预期寿命较高
6	素食	是一种不包含动物性肉类食物的膳食模式。根据不同膳食组成，又可分为全素食（纯素食）、蛋奶素食、蛋素食、奶素食、鱼素食、果素食、生素食和半素食等类型。本膳食指南中的素食人群指仅涉及全素食和蛋奶素食者
7	纯母乳喂养	除维生素和矿物质补充剂、口服补液盐、药物外，不给婴儿除母乳之外的任何食物或液体。纯母乳喂养应持续 6 个月
8	混合喂养	因各种原因造成的，虽然保持母乳喂养，但同时部分采用母乳代用品喂养婴儿的喂养方式
9	人工喂养	用母乳代用品如牛乳、羊乳或配方乳、代乳粉对 6 个月以内的婴儿喂哺
10	辅食	除母乳和 / 或配方奶以外的其他各种性状的食物，包括各种天然的固体、液体食物，以及商品化食物。婴幼儿满 6 月龄后，继续母乳喂养的同时，是添加辅食的最佳时机
11	纯能量食物	能量来源单一，除能量外，几乎不含有其他营养素的食物。如精制糖、淀粉、动植物油脂、酒或含有酒精及添加糖的饮料等
12	添加糖	在加工和制备食品时，添加到食物或者饮料中的糖或糖浆，包括蔗糖（白糖、砂糖、红糖）、葡萄糖、果糖（结晶或非结晶）、各种糖浆等
13	全谷物	指未经精细加工或虽经碾磨 / 粉碎 / 压片等处理，仍保留了相对完整谷粒所具备的胚乳、胚芽、麸皮组成及天然营养成分的谷物
14	全谷物食品	在食品中全谷物重量不低于 51% 的食品，其全谷物原料为 100% 全谷物

表 3-4　常见食物定性和定量描述

序号	名词	定义
1	多吃（喝）	该食物是平衡膳食模式的基本组成部分。参照平衡膳食模式的食物推荐量以及我国居民营养调查结果，显示该食物在多数人群中摄入不足，而且增加其摄入量对健康有益时，建议"多吃"（或多喝）该食物 "多吃""经常吃"通常指每天必须吃，或倡导比以前摄入量多的意思
2	常吃（适量）	该食物是平衡膳食模式的基本组成部分，但过少或过高摄入也可能增加某些慢性病的发生风险，而且近期调查结果显示，在大部分地区人群中有摄入过量的倾向。因此，建议"适量"摄入该食物 "适量"指膳食指南中的推荐量 "常吃"通常指周摄入频率为 3~5 次
3	少吃（喝）	该食物是平衡膳食模式的组成部分，但过高摄入能增加某些慢性病的发生风险，而且近期调查结果显示，在大部分人群中摄入量过高，并对健康产生了不利影响。因此，建议"少吃"（或少喝）这类食物 "少"指膳食指南中的推荐量，日常需要特别注意减少食用，如盐、油
4	控和限吃（喝）	该食物是或不是平衡膳食的组成部分，过高摄入能对健康产生不利影响。我国居民营养调查结果已经显示过量摄入的问题普遍存在，因此，建议"控制"或"限制"食用这类食物，如糖、酒
5	过量或不足	是指一段时间内，该食物的摄入量大大超过（或低于）膳食指南的推荐量；或某代表性营养素大大高于（或低于）营养素推荐摄入量
6	主要来源	由该食物提供的某营养素的量，占整个膳食营养素来源的 50% 以上（实际调查数据或平衡膳食模式）；或者是占相应营养素 RNI/AI 的 50% 以上。这种情况下称为该食物是膳食某营养素的主要来源。如谷物是膳食碳水化合物的主要来源 "主要来源"是对某食物在膳食中提供的代表性营养素贡献的评价
7	重要或良好来源	由该食物提供的某营养素的量，占整个膳食营养素来源的 30%~49%（实际调查数据或平衡膳食模式）；或者是占相应营养素 RNI/AI 的 30%~49%。这种情况下称为该食物是膳食某营养素的重要或良好来源。如深色蔬菜是 β- 胡萝卜素的良好来源 "重要或良好来源"是对某食物在膳食中提供的代表性营养素贡献的评价
8	高或富含或含量丰富	满足下述任何一个条件，都可表达为该食物某营养素"富含""高"或"含量丰富"。 （1）"高""富含"或"含量丰富"，指该食物某营养素的含量，满足《预包装食品营养标签通则》中"高"和"富含"的要求；通常是指每 100g 固体食物提供 30%NRV（或者 RNI/AI）以上的量；液体食物提供 15%NRV（或者 RNI/AI）以上的量 （2）"高""富含"或"含量丰富"，也是指在不同食物中某营养素含量的相对评价。根据我国食物成分表的各类食物营养素含量的比较，每 100g 食物中某营养素的含量在前 10 名，也可描述为"高""富含"或"含量丰富"
9	含有或者来源	形容食物营养素含量或膳食来源。 "含有"或"来源"指某食物的某营养素含量，满足《预包装食品营养标签通则》中"含有"的要求。例如：含微量营养素是指维生素和矿物质的含量满足 15%NRV（固体）、7.5%NRV（液体）

序号	名词	定义
10	营养素密度	$营养素密度 = \dfrac{食物中某营养素含量}{该食物能量} \times 1\,000$ 评价食品营养价值的一种指标。1973 年由汉森（R.G.Hansen）提出，食品中某种营养素密度即食品该营养素含量与其能量相比，折合成每 1 000kcal 能量的营养素质量单位数 例如：小麦粉的蛋白质营养素密度为 34.5g/1 000kcal，钙营养素密度为 78mg/1 000kcal（代表值）
11	能量密度	能量密度是指在一定的质量物质或空间中储存能量的大小。食物能量密度指 100g 食物所含能量值（kJ/100g 或 kcal/100g），食品的能量密度与食品的水分和脂肪的含量密切相关
12	高能量	通常指提供 400kcal/100g 以上能量的食物
13	高盐	通常指钠含量≥800mg/100g 的食品，尤指零食和膨化食品类
14	高糖	指饮料糖含量≥11.5g/100ml，固体饮料按冲调后液体中糖含量计
15	高油 / 高脂	通常指脂肪含量≥20g/100g 的食品，尤指零食和膨化食品
16	低盐	满足《预包装食品营养标签通则》中"低盐"的要求 钠含量≤120mg/100g（固体）或 100ml（液体）食品
17	低糖	满足《预包装食品营养标签通则》中"低糖"的要求 碳水化合物（糖）≤5g/100g（固体）或 100ml（液体）食品
18	瘦肉	满足《预包装食品营养标签通则》中"瘦"的规定 脂肪含量≤10% 的畜肉和禽肉类

二、平衡膳食模式研究

世界上存在多种多样的膳食模式，这是由于地域、文化、资源和信仰等不同而长期传递所形成的结果。膳食模式的变迁与社会发展和健康文化传播密切相关，也是现代社会经济发展的重要特征之一。

基于长期膳食不合理引起慢性病发病率和死亡率日益升高，WHO 发布《用更少支出挽救生命：对非传染性疾病的战略性应对》，把"减少不健康膳食"作为 WHO 预防和控制非传染性疾病"最合算干预措施"之一。国民营养健康状况能够反映一个国家或地区的经济发展水平，也是地区人口身体素质的风向标。良好的膳食模式和习惯对于居民的身体健康有重要作用。

（一）我国健康膳食研究

我国传统膳食的特点是以植物性食物为主，膳食纤维含量丰富，缺陷是谷类食物摄入量过多（以前高达 80% 以上），动物性食物摄入量偏少，且奶类和水果长期缺乏。随着我国居民生活水平的不断提高，膳食结构发生变化，总体上膳食结构仍不尽合理，主要表现为畜肉类和油脂消费过多，而粗杂粮、薯类食物消费锐减，从而导致营养素摄入失衡和肥胖等慢性病高发等新营养问题。

　　不合理膳食是造成我国心血管疾病死亡和疾病负担的重要危险因素之一。2017 年我国约 260 万心血管疾病死亡归因于膳食因素，较 2007 年增长了 38%；心血管病负担超过 8 500 万伤残调整生命年（DALYs），其中约 5 600 万归因于不合理膳食。2019 年《柳叶刀》发布了全球饮食领域首个大规模研究——195 个国家和地区饮食结构造成的死亡率和疾病负担。这项统计追踪了全球 195 个国家从 1990 年到 2017 年 15 种饮食因素的摄入量趋势，分析了世界各国因为饮食结构而导致的死亡率和疾病发生率。结果显示，全球近 20% 的死亡是因为吃的食物不健康导致。2017 年的统计中，中国因为饮食结构问题造成的心血管疾病死亡率、癌症死亡率都是世界人口前 20 位大国中的首位。造成死亡的不合理饮食习惯排在前三位的是：高钠饮食、低全谷物饮食和低水果饮食（图 3-2）。

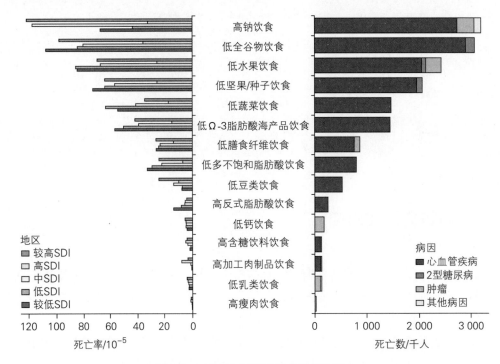

图 3-2　不合理饮食结构对死亡率的贡献图

　　《中国膳食指南科学研究报告（2021）》中详细描述了我国不同地区的膳食现状。研究表明，在传统膳食模式的演变过程中，我国不同地区居民逐渐形成了某些地域性的膳食模式。这些各具特色的膳食模式一方面满足居民营养与健康需要，另一方面也在慢性病的发病风险、死亡风险以及对预期寿命影响等方面综合表现出不同地区的较大区别。中国人群不同膳食模式对健康结局影响的研究结果显示，在浙江、上海、江苏、广东、福建等南方膳食模式特点的人群中发生超重肥胖、2型糖尿病、代谢综合征和脑卒中等疾病的风险均较低。同时，心血管疾病和慢性疾病的死亡率较低，该地区居民期望寿命也较高。中国东南沿海很多地区社会经济发展综合水平较高，居民膳食营养状况相对较好，形成了东方传统膳食模式向东方健康膳食模式转变的良好范例。

为了方便描述和推广，把我国东南沿海一带的代表性饮食统称为东方健康膳食模式，其主要特点是：清淡少盐，食物多样，谷物为主，蔬菜水果充足，鱼虾等水产品丰富，奶类豆类丰富等，并具有较高的身体活动量。

（二）中国居民平衡膳食和构成

平衡膳食模式是经过科学设计的理想膳食模式。平衡膳食模式所推荐的食物种类和比例能最大限度地满足不同年龄阶段、不同能量需要量水平健康人群的营养与健康需要。平衡膳食模式是中国居民膳食指南的核心。

中国居民平衡膳食模式的设计和修订依据：①符合营养科学原理和中国居民膳食营养素参考摄入量；②结合最新的我国居民营养与健康研究，特别是中国居民营养与慢性病状况报告数据；③参考食物与健康关系证据研究；④考虑我国食物资源、饮食文化特点和食物系统的可持续发展等。

我国地大物博，人口众多，平衡膳食模式所建议的食物种类和比例，特别是奶类和豆类食物的摄入量，可能与当前多数人的实际摄入量有一定的距离。但对于健康而言，无论是南方还是北方、城市还是农村，平衡膳食模式同样适用。为了保持和改善营养和健康状况，应把平衡膳食作为一个营养目标，努力争取，逐步达到。

经设计平衡膳食模式完全符合不同能量水平下营养素的需要，见表3-5，列出了从1 000~3 000kcal能量水平下各类食物的用量，即涵盖2岁以上人群能量需要量的膳食组成。

值得注意的是，平衡膳食模式中提及的所有食物推荐量都是以原料生重可食部计算的，每类食物又覆盖了多种多样的食物，食物多样，是保障膳食平衡和合理营养的基础。

1. 中国居民平衡膳食模式的特点

（1）食物多样：中国居民平衡膳食模式包括五大类人体必需的基本食物，包括谷薯类、蔬菜水果类、禽畜鱼蛋奶类、大豆坚果类以及烹饪用的油盐等。推荐的食物品种丰富，每周25种以上，以保障膳食能量和营养素的充足供给，传承和发扬了"五谷为养、五果为助、五畜为益、五菜为充"的膳食搭配原则。按照2 000kcal能量需求水平，《中国居民膳食指南（2022）》推荐的食物类别和重量塔型图见图3-3。

（2）植物性食物为主：在整个膳食模式中，谷薯类提供能量占总能量的50%左右，是能量主要来源，体现了"谷类为主"的理念。"谷类为主"是我国的膳食传统，实践证明对健康有益。另外，蔬菜、水果、大豆、坚果都是被鼓励多摄入的食物类别，占总体膳食的比例较高。

表 3-5　中国居民平衡膳食模式——不同能量下的食物组成

食物种类/ (g·d⁻¹)	能量需要量/（kcal·d⁻¹）										
	1 000	1 200	1 400	1 600	1 800	2 000	2 200	2 400	2 600	2 800	3 000
1 谷类	85	100	150	200	225	250	275	300	350	375	400
- 全谷物	适量			50~150					125~200		
薯类	适量			50		75		100	125		
2 蔬菜	200	250	300	300	400	450	450	500	500	500	600
- 深色蔬菜	占所有蔬菜的 1/2										
3 水果	150	150	150	200	200	300	300	350	350	400	400
4 畜禽肉类	15	25	40	40	50	50	75	75	75	100	100
- 蛋类	20	25	25	40	40	50	50	50	50	50	50
- 水产品	15	20	40	40	50	50	75	75	75	100	125
5 乳制品	500	500	350	300	300	300	300	300	300	300	300
6 大豆和坚果	5	15		25					35		
7 烹调用油	15~20	20~25		25	25	25	30	30	30	35	35
8 烹调用盐	<2	<3	<4	<5	<5	<5	<5	<5	<5	<5	<5

注：膳食宝塔的能量范围在 1 600~2 400kcal/d，薯类为鲜重。

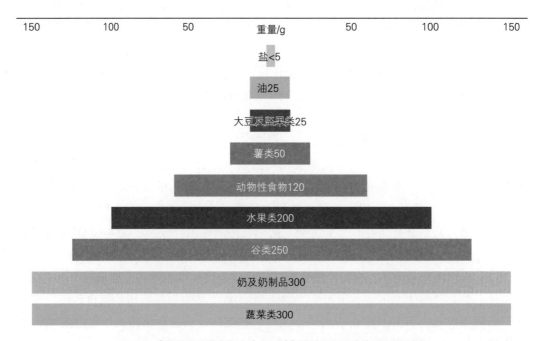

图 3-3 《中国居民膳食指南（2022）》推荐的各类食物重量塔型图

（3）动物性食物为辅：在整体膳食模式中，动物性食物比例低，属于辅助性食物。膳食指南强调动物性食物摄入适量，既保障优质蛋白质摄入，还弥补植物性食物中脂溶性维生素、维生素 B_{12}、锌、硒等微量营养素的不足，又可预防因动物性食物摄入过多所引起的心脑血管疾病以及某些癌症发生风险的增加。实践了我国传统膳食"植物为主"的原则，又体现了现代关于食物与健康科学研究的重要成果。

（4）少油盐糖：少油少盐是各国膳食指南的共识。我国减盐工作进行已久，已取得一定成效。在国际组织和各国膳食指南的推荐中，2013 年起建议食盐用量为 5g，我国也在 DRIs（2013）中建议了成人钠的适宜摄入量为 1 500mg，预防慢性病不要超过 2 000mg（相当于 5g 盐）。我国青少年糖的摄入主要来自饮料，家庭和餐饮业烹调油和盐的用量也较大。油、盐、糖是膳食指南中特别强调的三点控制措施。

2. 能量和主要营养素供给分析

表 3-5 提供了 2 岁以上所有健康人群平衡膳食的食物组成，按照表 3-5，计算理想膳食模式提供的能量和主要营养素含量见表 3-6。与中国居民膳食营养素参考摄入量（DRIs，2013）（附录二）相比，不难发现，这个膳食模式可满足不同能量需要量水平下的儿童、成年人和老年人的能量和主要营养素日需要量。

表 3-6　不同能量需要水平下的平衡膳食模式所提供的能量和营养素

能量和营养素	能量需要量/（kcal·d⁻¹）										
	1 000	1 200	1 400	1 600	1 800	2 000	2 200	2 400	2 600	2 800	3 000
能量 /kcal	1 020	1 194	1 414	1 603	1 800	1 990	2 209	2 401	2 595	2 807	2 992
蛋白质 /g	37	47	54	60	67	72	86	90	95	106	114
脂肪 /g	40	45	50	56	64	66	75	80	82	89	96
胆固醇 /mg	206	228	242	353	374	432	485	485	485	537	566
碳水化合物 /g	130	153	191	221	245	284	306	338	380	406	430
维生素 A/μgRAE	416	474	499	547	658	752	766	831	834	856	966
维生素 B₁/mg	0.57	0.69	0.84	0.96	1.09	1.24	1.36	1.47	1.60	1.75	1.84
维生素 B₂/mg	1.02	1.11	1.00	1.04	1.14	1.25	1.35	1.42	1.46	1.55	1.64
维生素 C/mg	80	93	110	126	150	187	187	215	222	230	255
烟酸 /mg	4.80	6.30	8.50	10.55	12.23	13.47	15.72	16.79	17.79	20.07	21.67
钙 /mg	723	805	697	673	736	784	859	897	910	949	1 026
铁 /mg	9.11	12	14	15.6	17.9	20.1	22.6	24.5	26.1	28.0	30.3
锌 /mg	5.8	7.2	8.1	8.9	10.1	11.1	12.8	13.6	14.4	15.9	17.1
硒 /mg	26.03	32.28	39.06	43.3	49.5	53.5	64.9	67.3	70.5	81.8	90.7

在 2 000kcal 能量需要量水平下，平衡膳食模式提供的主要营养素占其参考摄入量的百分比如图 3-4 所示，从中可见均能满足主要营养素的需要。各类食物贡献量以不同颜色标示。

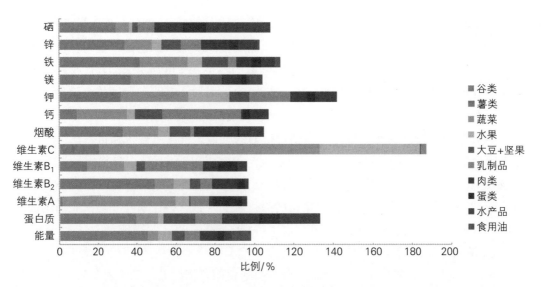

图 3-4 2 000kcal 能量需要水平下的平衡膳食模式中各类食物提供的营养素以及占 RNI 百分比

3. 能量来源分布评价

膳食能量来源分布是评价膳食结构合理性的基本指标。《中国居民膳食营养素参考摄入量（2013 版）》建议能量的营养素来源：碳水化合物占 50%~65%，脂肪占 20%~30%（其中 1~3 岁应占 35%）。按照表 3-5 推荐的平衡膳食模式和食物量，计算各类食物的能量来源并评价见表 3-7，可以看出无论在哪个能量需要量水平，蛋白质、脂肪和碳水化合物能量来源均在合理范围之内。图 3-5 分析了 2 000kcal 能量需要水平下，不同类型食物提供的能量分布，可以看出植物性食物是能量的主要来源，占膳食总能量的 66% 左右。

表 3-7 不同能量需要水平的平衡膳食模式所提供能量和来源构成比

能量水平/kcal	营养素来源占总能量比例/%			其中 优质蛋白质/%
	碳水化合物	蛋白质	脂肪	
1 000	50	15	35	66
1 200	50	16	34	67
1 400	54	16	30	62
1 600	54	15	31	56
1 800	54	15	31	55
2 000	55	15	30	52
2 200	54	16	30	57
2 400	55	15	30	55
2 600	57	15	28	53
2 800	57	15	28	52
3 000	57	15	28	54

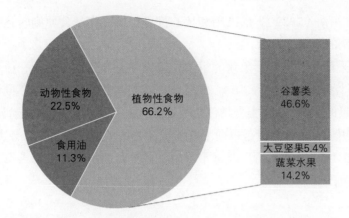

图 3-5　2 000kcal 能量需要水平下平衡膳食模式中能量的食物来源比例

4. 食物来源和膳食模式分析

平衡膳食模式应该最大限度满足不同人群能量和营养素的需要，并具备食物来源合理性、食物资源适用性、经济可获得性等。中国居民膳食指南的修订，考虑了我国食物资源、人均收入以及食物价格等因素，争取做到买得到、买得起，以及食物可持续发展的需要。

从推荐的平衡膳食模式分析显示，动物性和植物性食物提供的能量和营养素含量以及能量的来源不但可满足人群营养素需求，而且食物来源主要是植物性食物为主，其膳食模式是一种比较经济并有利于可持续发展的膳食模式。

食物是人类营养之源、生存之本，是整个社会可持续发展的基础。因而在实施我国可持续发展战略时，食物消费、食物结构相关问题具有重要地位。膳食指南作为食物消费和人类健康指导性文件的一个重要部分，对于鼓励健康膳食模式，特别是鼓励植物性食物消费、限制过度消费油盐糖和深加工食物等，创造更有利于健康食物消费指导的舆论环境和政策干预有着重要意义。

过去几十年来，中国经济快速发展，人民生活发生了深刻变化。第 5 版膳食指南更加注重在满足能量和营养素供应目标的前提下，积极引导促进低能耗、绿色生态、食物新鲜、保护资源等良性循环的消费行为。例如鼓励全谷物食物消费、鼓励当地应季新鲜蔬菜水果消费，强调适度肉类消费等。鼓励利用更少的资源获得更多产品，树立饮食新风、建立平衡 / 合理膳食模式。

（三）可视化图示修订和解析

为了方便记忆和理解，在以上研究的基础上，制作了膳食指南的宣传图形，包括中国居民膳食宝塔、中国居民平衡膳食餐盘和中国儿童平衡膳食算盘，以阐释平衡膳食的主旨思想和食物组成结构。

1. 中国居民平衡膳食宝塔

中国居民平衡膳食宝塔（Chinese Food Guide Pagoda，以下简称"宝塔"）是根据

《中国居民膳食指南（2022）》的准则和核心推荐，把平衡膳食原则转化为各类食物的数量和所占比例的图形化表示。

中国居民平衡膳食宝塔形象化的组合，遵循了平衡膳食的原则，体现了在营养上比较理想的基本食物构成（图3-6）。宝塔共分5层，各层面积大小不同，体现了5大类食物和食物量的多少。5大类食物包括谷薯类、蔬菜水果、畜禽鱼蛋奶类、大豆和坚果类以及烹调用油盐。食物量是根据不同能量需要量水平设计，宝塔旁边的文字注释，标明了在1 600~2 400kcal 能量需要量水平时，一段时间内成年人每人每天各类食物摄入量的建议值范围。

中国居民平衡膳食宝塔（2022）
Chinese Food Guide Pagoda (2022)

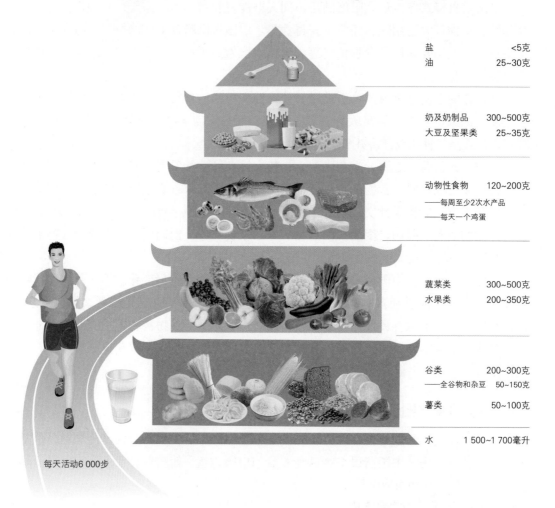

盐	<5克
油	25~30克
奶及奶制品	300~500克
大豆及坚果类	25~35克
动物性食物	120~200克
——每周至少2次水产品	
——每天一个鸡蛋	
蔬菜类	300~500克
水果类	200~350克
谷类	200~300克
——全谷物和杂豆	50~150克
薯类	50~100克
水	1 500~1 700毫升

每天活动6 000步

图3-6　中国居民平衡膳食宝塔（2022）

第一层谷薯类食物

谷薯类是膳食能量的主要来源（碳水化合物提供总能量的50%~65%），也是多种微量营养素和膳食纤维的良好来源。膳食指南中推荐2岁以上健康人群的膳食应做到食物多样、合理搭配。谷类为主是合理膳食的重要特征。在1 600~2 400kcal能量需要量水平下的一段时间内，建议成年人每人每天摄入谷类200~300g，其中包含全谷物和杂豆类50~150g；另外，薯类50~100g，从能量角度，相当于15~35g大米。

谷类、薯类和杂豆类是碳水化合物的主要来源。谷类包括小麦、稻米、玉米、高粱等及其制品，如米饭、馒头、烙饼、面包、饼干、麦片等。全谷物保留了天然谷物的全部成分，是理想膳食模式的重要组成，也是膳食纤维和其他营养素的来源。杂豆包括大豆以外的其他干豆类，如红小豆、绿豆、芸豆等。我国传统膳食中整粒的食物常见的有小米、玉米、绿豆、红豆、荞麦等，现代加工产品有燕麦片等，因此把杂豆与全谷物归为一类。2岁以上人群都应保证全谷物的摄入量，以此获得更多营养素、膳食纤维和健康益处。薯类包括马铃薯、红薯等，可替代部分主食。

第二层蔬菜水果

蔬菜水果是膳食指南中鼓励多摄入的两类食物。在1 600~2 400kcal能量需要量水平下，推荐成年人每天蔬菜摄入量至少达到300g，水果200~350g。蔬菜水果是膳食纤维、微量营养素和植物化学物的良好来源。蔬菜包括嫩茎、叶、花菜类、根菜类、鲜豆类、茄果瓜菜类、葱蒜类、菌藻类及水生蔬菜类等。深色蔬菜是指深绿色、深黄色、紫色、红色等有颜色的蔬菜，每类蔬菜提供的营养素略有不同，深色蔬菜一般富含维生素、植物化学物和膳食纤维，推荐每天占总体蔬菜摄入量的1/2以上。

水果多种多样，包括仁果、浆果、核果、柑橘类、瓜果及热带水果等。推荐吃新鲜水果，在鲜果供应不足时可选择一些含糖量低的干果制品和纯果汁。

第三层鱼、禽、肉、蛋等动物性食物

鱼、禽、肉、蛋等动物性食物是膳食指南推荐适量食用的食物。在1 600~2 400kcal能量需要量水平下，推荐每天鱼、禽、肉、蛋摄入量共计120~200g。

新鲜的动物性食物是优质蛋白质、脂肪和脂溶性维生素的良好来源，建议每天畜禽肉的摄入量为40~75g，少吃加工类肉制品。目前我国汉族居民的肉类摄入以猪肉为主，且增长趋势明显。猪肉含脂肪较高，应尽量选择瘦肉或禽肉。常见的水产品包括鱼、虾、蟹和贝类，此类食物富含优质蛋白质、脂类、维生素和矿物质，推荐每天摄入量为40~75g，有条件可以优先选择。蛋类包括鸡蛋、鸭蛋、鹅蛋、鹌鹑蛋、鸽子蛋及其加工制品，蛋类的营养价值较高，推荐每天1个鸡蛋（相当于50g左右），吃鸡蛋不能丢弃蛋黄，蛋黄含有丰富的营养成分，如胆碱、卵磷脂、胆固醇、维生素A、叶黄素、锌、B族维生素等，无论对多大年龄人群都具有健康益处。

第四层奶类、大豆和坚果

奶类和豆类是鼓励多摄入的食物。奶类、大豆和坚果是蛋白质和钙的良好来源，营养素密度高。在1 600~2 400kcal能量需要量水平下，推荐每天应摄入至少相当于鲜

奶 300g 的奶类及奶制品。在全球奶制品消费中，我国居民摄入量一直很低，多吃各种各样的乳制品，有利于提高乳类摄入量。

大豆包括黄豆、黑豆、青豆，其常见的制品如豆腐、豆浆、豆腐干及千张等。坚果包括花生、葵花子、核桃、杏仁、榛子等，部分坚果的营养价值与大豆相似，富含必需脂肪酸和必需氨基酸。推荐大豆和坚果摄入量共为 25~35g，其他豆制品摄入量需按蛋白质含量与大豆进行折算。坚果无论作为菜肴还是零食，都是食物多样化的良好选择，建议每周摄入 70g 左右（相当于每天 10g 左右）。

第五层烹调油和盐

油盐作为烹饪调料必不可少，但建议尽量少用。推荐成年人平均每天烹调油不超过 25~30g，食盐摄入量不超过 5g。按照 DRIs 的建议，1~3 岁人群膳食脂肪供能比应占膳食总能量 35%；4 岁以上人群占 20%~30%。在 1 600~2 400kcal 能量需要量水平下脂肪的摄入量为 36~80g。其他食物中也含有脂肪，在满足平衡膳食模式中其他食物建议量的前提下，烹调油需要限量。按照 25~30g 计算，烹调油提供 10% 左右的膳食能量。烹调油包括各种动植物油，植物油如花生油、大豆油、菜籽油、葵花籽油等，动物油如猪油、牛油、黄油等。烹调油也要多样化，应经常更换种类，以满足人体对各种脂肪酸的需要。

我国居民食盐用量普遍较高，盐与高血压关系密切，限制食盐摄入量是我国长期行动目标。除了少用食盐外，也需要控制隐形高盐食品的摄入量。

酒和添加糖不是膳食组成的基本食物，烹饪使用和单独食用时也都应尽量避免。

身体活动和饮水

身体活动和水的图示仍包含在可视化图形中，强调增加身体活动和足量饮水的重要性。水是膳食的重要组成部分，是一切生命活动必需的物质，其需要量主要受年龄、身体活动、环境温度等因素的影响。低身体活动水平的成年人每天至少饮水 1 500~1 700ml（7~8 杯）。在高温或高身体活动水平的条件下，应适当增加饮水量。饮水不足或过多都会对人体健康带来危害。来自食物中水分和膳食汤水大约占 1/2，推荐一天中饮水和整体膳食（包括食物中的水，汤、粥、奶等）水摄入共计 2 700~3 000ml。

身体活动是能量平衡和保持身体健康的重要手段。运动或身体活动能有效地消耗能量，保持精神和机体代谢的活跃性。鼓励养成天天运动的习惯，坚持每天多做一些消耗能量的活动。推荐成年人每天进行至少相当于快步走 6 000 步以上的身体活动，每周最好进行 150 分钟中等强度的运动，如骑车、跑步、庭院或农田的劳动等。一般而言，低身体活动水平的能量消耗通常占总能量消耗的 1/3 左右，而高身体活动水平者可高达 1/2。加强和保持能量平衡，需要通过不断摸索，关注体重变化，找到食物摄入量和运动消耗量之间的平衡点。

2. 中国居民平衡膳食餐盘

中国居民平衡膳食餐盘（Food Guide Plate，图 3-7）是按照平衡膳食原则，描述了一个人一餐中膳食的食物组成和大致比例。餐盘更加直观，一餐膳食的食物组合搭配轮廓清晰明了。

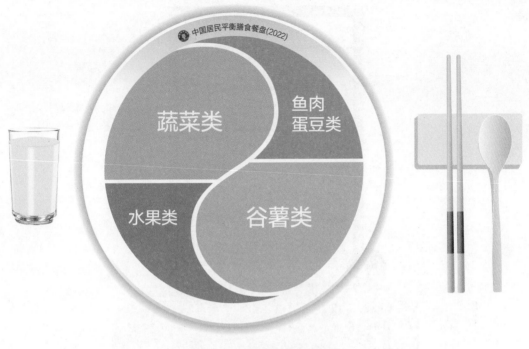

图 3-7　中国居民平衡膳食餐盘

　　餐盘分成 4 部分，分别是谷薯类、动物性食物和富含蛋白质的大豆及其制品、蔬菜和水果，餐盘旁的一杯牛奶提示其重要性。此餐盘适用于 2 岁以上人群，是一餐中食物基本构成的描述。

　　与膳食平衡宝塔相比，平衡膳食餐盘更加简明，给大家一个框架性认识，用传统文化中的基本符号，表达阴阳形态和万物演变过程中的最基本平衡，一方面更容易记忆和理解，另一方面也预示着一生中天天饮食，错综交变，此消彼长，相辅相成的健康生成自然之理。2 岁以上人群都可参照此结构计划膳食，即便是对素食者而言，也很容易将肉类替换为豆类，以获得充足的蛋白质。

3. 中国儿童平衡膳食算盘

　　平衡膳食算盘（Food Guide Abacus，图 3-8）是面向儿童应用膳食指南时，根据平衡膳食原则转化各类食物份量的图形。平衡膳食算盘简单勾画了膳食结构图，给儿童一个大致膳食模式的认识。跑步的儿童身挎水壶，表达了鼓励喝白水、不忘天天运动、积极活跃的生活和学习。

　　与膳食宝塔相比，膳食算盘在食物分类上，把蔬菜和水果分别表示，算盘有 6 层，用不同颜色的算珠表示各类食物，浅棕色代表谷薯，绿色代表蔬菜，黄色代表水果，橘红色代表动物性食物，蓝色代表大豆、坚果和奶类，橘黄色代表油和盐。算盘中的食物份量按 8~11 岁儿童能量需要量平均值大致估算。在面向儿童青少年开展膳食指南宣传和知识传播中，通过膳食算盘可以寓教于乐，与儿童更好沟通，便于记忆一日三餐的食物基本构成和合理的食物量。

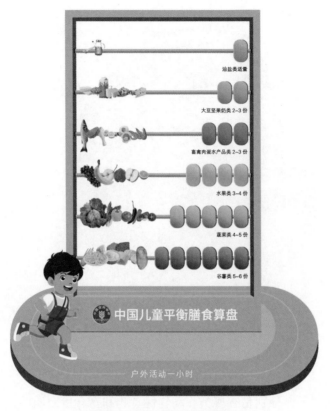

图 3-8　中国儿童平衡膳食算盘

三、平衡膳食模式的应用

　　膳食指南的应用和实践，是把营养与健康科学知识转化为平衡膳食模式的促进和推广过程。中国居民膳食指南为全体营养和健康教育工作者、健康传播者提供了最新最权威的科学证据和资源。我们鼓励营养教育工作者在膳食指导实践中加入自己的知识和经验，帮助大众在生活中应用膳食指南，并不断通过实践总结经验。

（一）膳食实践和指导原则

《中国居民膳食指南（2022）》可作为我国居民健康生活的指导，主要用于几个方面：

1. 个人饮食和生活方式实践

（1）设计平衡膳食，自我管理一日三餐。

（2）了解并实践"多吃"的食物。

（3）了解并控制"少吃"的食物。

（4）合理运动和保持健康体重。

（5）评价个人膳食和生活方式，逐步达到理想要求。

2. 公共营养和大众健康指导

（1）营养教育实践资源和教材。

（2）发展和促进营养相关政策和标准的基础。

（3）创造和发展新的膳食计算和资源的工具。

（4）科学研究、教学、膳食管理的指导性文件。

（5）推动和实施全民营养周、社区健康指导、健康城市等健康促进科学资源。

（6）慢性病预防和健康管理的行动指南。

（7）《健康中国行动（2019—2030年）》"合理膳食行动"落实的保障。

3. 营养教育与健康促进

设计平衡膳食、膳食管理和评价、营养教育和健康促进是最常应用的几个方面，膳食指南引航营养教育，形成中国居民践行饮食新食尚、树立饮食文明新风，达到健康促进的目标。营养教育中应掌握几个关键点。

（1）食物多样、平衡膳食的原则。

（2）提倡和鼓励"多吃"的食物。

（3）提倡和建议"少吃"的食物。

（4）应注意的饮食行为和文明，公筷分餐，节俭不浪费为重点。

（5）鼓励实践，培养良好饮食习惯。

（6）特别提及的概念、新观点和措施如合理运动、能量平衡、估量食物、公筷分餐制、生态环境等。

实践膳食指南所倡导的原则和观点，保持平衡膳食，不仅需要意识和知识，更需要行动、措施和技巧。食物多样、食物定量、合理运动、分餐制是实践营养均衡和促进健康的关键环节，也是保障平衡膳食、食不过量、不浪费和饮食卫生的良好措施。

我国幅员辽阔，各地的饮食习惯及物产不尽相同，充分利用本地资源，因地制宜，更能有效地实现平衡膳食模式。

（二）膳食设计方案

膳食配餐方案常指针对不同群体或个体的平衡膳食计划，包括每天主食和菜肴的名称与数量，并符合营养目标需要。同时，一日三餐的食谱，也需要考虑口味、风味和可接受性。因为膳食不仅是人们生理上的需求，也是一种心理的享受，这样才能既满足营养需要，也享受食物并维持身体健康。

根据《中国居民膳食指南（2022）》的指导原则，个人和群体可以检查自己的饮食，并设计每天的膳食计划。从关心和记录自己饮食开始，设定膳食改善目标，逐步达到和保持平衡膳食。

以下膳食设计食谱举例，包括了成年女性、男性、老年人、孕妇、乳母和儿童，在不同能量的基础上，提供了食物量化和菜肴设计。读者可以举一反三，对照食谱完成自己的食谱设计。

膳食设计食谱举例

例 1　成年女性一日膳食（提供能量 1 800kcal）

食物和用量		重要建议
谷薯类	谷类 225g 薯类 50g	最好选择 1/3 的全谷类及杂豆食物
蔬菜水果类	蔬菜 400g 水果 200g	选择多种多样的蔬菜水果，深色蔬菜最好占到 1/2 以上
鱼禽蛋和瘦肉	畜禽肉 50g 水产品 50g 蛋类 40g	优先选择鱼和禽，要吃瘦肉，鸡蛋不要丢弃蛋黄
乳制品、大豆坚果	大豆 15g 坚果 10g 乳制品 300g	每天吃奶制品，经常吃豆制品，适量吃坚果
烹调油、食盐	烹调油 25g 食盐 <5g	培养清淡饮食习惯，少吃高盐和油炸食品

一日三餐举例
1 800kcal

早　餐

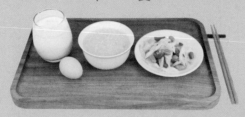

燕麦粥 1 碗（燕麦 25g）　　　　白煮蛋 1 个（鸡蛋 40g）
牛奶一杯（300g）　　　　　　　西芹花生米 1 碟（西芹 50g，花生 10g）

中　餐

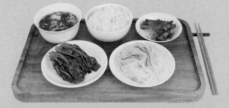

杂粮饭（大米 100g，小米 25g）　　红烧翅根（鸡翅根 50g）
清炒菠菜（菠菜 200g）　　　　　　醋熘土豆丝（土豆 100g）
紫菜蛋汤（紫菜 2g，鸡蛋 10g）

晚　餐

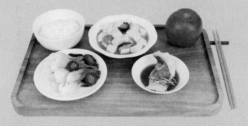

米饭（大米 75g）　　　　　　　清蒸鲈鱼（鲈鱼 50g）
家常豆腐（北豆腐 100g）　　　　香菇油菜（干香菇 10g，油菜 150g）
苹果（苹果 200g）

其他提示：足量饮水，每天 7~8 杯白水；如添加糖，摄入量最好少于 25g；如饮酒，摄入酒精量不要超过 15g；吃动平衡，每天至少 6 000 步或进行 30 分钟中等强度的运动；运动消耗能量至少 270kcal。

注：该膳食设计是基于 1 800kcal 能量需要量水平，适用 18 岁以上轻身体活动水平；对一些人而言，该能量需要量仅是估计值，您需要监测您的体重，判断是否需要调整。

例2 成年男性一日膳食（提供能量 2 250kcal）

食物和用量		重要建议
谷薯类	谷类 275g 薯类 75g	最好选择 1/3 的全谷类及杂豆食物
蔬菜水果类	蔬菜 450g 水果 300g	选择多种多样的蔬菜和水果，深色蔬菜最好占到 1/2 以上
鱼禽蛋和瘦肉	畜禽肉 75g 水产品 75g 蛋类 50g	优先选择鱼和禽，要吃瘦肉，鸡蛋不要丢弃蛋黄
乳制品、大豆坚果	大豆 25g 坚果 10g 乳制品 300g	每天吃奶制品，经常吃豆制品，适量吃坚果
烹调油、食盐	烹调油 25g 食盐 <5g	培养清淡饮食习惯，少吃高盐和油炸食品

中国居民膳食指南（2022）

一日三餐举例
2 250kcal

早　餐

花卷（面粉 40g，小麦胚粉 10g）
白煮蛋（鸡蛋 40g）
牛奶（200~250g）
拌黄瓜（黄瓜 75g）
葡萄（葡萄 100g）

中　餐

米饭（大米 150g）
土豆烧牛肉（土豆 100g，牛肉 75g）
素三丁（竹笋 75g，胡萝卜 50g，黄瓜 75g）
番茄蛋汤（番茄 75g，鸡蛋 15g）

晚　餐

红豆米饭（红豆 25g，大米 75g）
红烧带鱼（带鱼 75g）
白菜烧豆腐（白菜 150g，北豆腐 150g）
炒西蓝花（西蓝花 100g）
香蕉（香蕉 200g）

其他提示：足量饮水，每天 7~8 杯白水；如添加糖，摄入量最好少于 25g；吃动平衡，每天至少 6 000 步或进行 30 分钟中等强度运动；运动消耗能量至少 270kcal。

注：该膳食计划是基于 2 250kcal 能量需要量水平；适用 18 岁以上男性轻体力活动水平。该能量需要量仅仅是估计值，您需要监测您的体重，判断是否需要调整能量摄入。

第三部分　平衡膳食模式和膳食指南编写说明

例 3　成年男性一日膳食（提供能量 2 400kcal）

推荐食物和用量		重要建议
谷薯类	谷类 300g 其中全谷物 100g 薯类 100g	最好选择 1/3 的全谷类及杂豆食物
蔬菜水果类	蔬菜 500g 水果 350g	选择多种多样的新鲜蔬菜和水果；深色蔬菜最好占到 1/2 以上
鱼禽蛋和瘦肉	畜禽肉 75g 水产品 75g 蛋类 50g	优先选择鱼和禽，要吃瘦肉，鸡蛋不要丢弃蛋黄
乳制品、大豆坚果	大豆 25g 坚果 10g 乳制品 300g	每天吃奶制品，经常吃豆制品，适量吃坚果
烹调油、食盐	烹调油 30g 食盐 <5g	培养清淡饮食习惯，少吃高盐和油炸食品

一日三餐举例
2 400kcal

早　餐

香菇菜包（面粉 25g，青菜 50g，香菇 5g，豆腐干 20g）
白煮蛋 1 个（鸡蛋 40g）
牛奶（300g）或 奶酪 30~40g
苹果（150g）

中　餐

杂粮饭（大米 125g，小米 25g）
板栗烧鸡（鸡肉 50g，板栗 15g）
蒜苗肉末（蒜苗 100g，猪肉 25g）
菠菜蛋汤（菠菜 100g，鸡蛋 10g）

晚　餐

玉米面馒头（面粉 75g，全玉米面 50g）
蛤蜊豆腐煲（蛤蜊 75g，南豆腐 75g）
尖椒土豆丝（青椒 50g，土豆 100g）
胡萝卜炒绿豆芽（胡萝卜 100g，绿豆芽 100g）
香蕉（200g）

其他提示：足量饮水，每天 7~8 杯白水；如添加糖，摄入量最好少于 25g；如饮酒，摄入酒精量不要超过 15g；吃动平衡，每天至少 6 000 步或进行 30 分钟中等强度的运动；运动消耗能量至少 270kcal。

注：该膳食计划是基于 2 400kcal 能量需要量的平衡膳食模式，适合 18 岁以上部分轻或中身体活动水平；该能量需要量水平仅仅是估计值，您需要监测您的体重，判断是否需要调整能量摄入。

第三部分　平衡膳食模式和膳食指南编写说明

例4 健康老年人的食谱设计（提供能量平均1 500~1 900kcal）

	食谱计划一（1 500kcal）		食谱计划二（1 700kcal）
	菜肴名称	食物和用量	菜肴名称
早餐	杂粮粥	大米10g，小米10g，赤豆10g	香菇菜包
	烧麦	面粉10g，糯米15g	白煮蛋
	鸭蛋拌黄瓜	咸鸭蛋20g，黄瓜50g	豆浆
	酸奶	酸奶1盒（100~150ml）	奶酪
加餐	香蕉	香蕉100g	柚子
中餐	红薯饭	大米40g，红薯50g	赤豆饭
	青菜烧肉圆	青菜150g，猪肉末20g	青椒土豆丝
	海带豆腐汤	海带结20g，内酯豆腐150g	腰果鸡丁
			紫菜蛋汤
加餐	橙子	橙子150g	牛奶
晚餐	鸡丝面	小麦粉75g，鸡胸脯肉40g，胡萝卜100g，黄瓜50g，木耳10g	黑米饭
			小黄鱼炖豆腐
			清炒菠菜
	盐水虾	基围虾30g	
	牛奶	半杯（100~150ml）	梨
烹调油	花生油	20g	大豆油
食盐	食盐	<5g	食盐

注：该膳食设计给出了不同能量水平的食谱，适合65岁以上健康老年人，一日三餐结合了食物多样和搭配种类组合，平均摄入能量能达到营养素供应的充足和均衡。应注意烹饪方法，保持食物细软和食用安全；注意适量活动，保持适宜体重。

食物和用量	食谱计划三（1 900kcal）	
	菜肴名称	食物和用量
小麦粉 50g，香菇 5g，青菜 50g	燕麦粥	燕麦 25g
鸡蛋 30g	花卷	小麦粉 50g
豆浆 250ml	拌青椒	青椒 100g，香油 5ml
奶酪 10~20g	葡萄	葡萄 200g
柚子 200g	牛奶	牛奶 300ml
大米 75g，小米 10g，赤豆 25g	绿豆米饭	绿豆 10g，粳米 100g
青椒 100g，土豆 100g	白菜猪肉炖豆腐	白菜 100g，北豆腐 75g，瘦猪肉 20g
腰果 10g，鸡腿肉 50g		
紫菜 2g，鸡蛋 10g	炒西蓝花	西蓝花 100g
牛奶 300ml	橘子	橘子 100g
大米 50g，黑米 25g	小米粥	小米 25g
小黄鱼 50g，北豆腐 50g	馒头	小麦粉 75g
菠菜 200g	清蒸鲳鱼	鲳鱼 100g
	虾皮炒卷心菜	虾皮 10g，卷心菜 100g
梨 100g	蒜茸菠菜	菠菜 100g
25g	葵花籽油	20g
<5g	食盐	<5g

例5　孕妇一日膳食（提供能量 2 250kcal）

推荐的食物和用量		重要建议
谷薯类	谷类 225g 薯类 50g	继续选择全谷类及杂豆等食物，并占主食的 1/3
蔬菜水果类	蔬菜 400g 水果 200g	选择多种多样的新鲜蔬菜水果，深色蔬菜最好占到一半以上
鱼禽蛋和瘦肉	畜禽肉 120g 水产品 100g 蛋 类 50g	优先选择水产、禽类和蛋类，要吃瘦肉
乳制品、大豆坚果	大豆 15g 坚果 10g 乳制品 300g+200g	每天吃奶制品，并增加摄入量；经常吃豆制品，适量吃坚果
烹调油、食盐	烹调油 25g 食盐 <5g	培养清淡饮食习惯，少吃高盐和油炸食品

一日三餐举例
2 250kcal

早 餐

鲜肉包 1 个（面粉 50g，猪肉 15g）
蒸红薯（红薯 50g）
白煮蛋 1 个（鸡蛋 50g）
牛奶 250 克
苹果 100g

中 餐

杂粮饭（大米 50g，小米 50g）
烧带鱼（带鱼 40g）
鸭血菜汤（鸭血 15g，大白菜 50g，紫菜 2g）
清炒四季豆（四季豆 100g）
鲜枣 50g

加餐：香蕉 50g

晚 餐

小米粥（小米 75g）
虾仁豆腐（基围虾仁 50g，豆腐 80g）
山药炖鸡（山药 100g，鸡肉 50g）
清炒菠菜（菠菜 100g）

加餐：猕猴桃 50g，核桃（核桃仁 10g）

其他提示：足量饮水、也可增加汤和牛奶的摄入；少吃添加糖和饮料、禁止饮酒；选择适合和适量的身体活动。注意增加三餐外的加餐。

注：该膳食方案是为孕晚期孕妇能量需要量水平 2 250kcal 而设计，该能量水平基于女性轻身体活动能量需要量（1 800+450）kcal 而来，膳食蛋白质和脂肪分别提供能量占 18% 和 31%。对具体个体而言，该能量需要量水平仅仅是估计值，您需要知道您的孕前体重和目前体重，或咨询营养师，判断是否需要调整能量摄入。

第三部分　平衡膳食模式和膳食指南编写说明

例6 乳母一日膳食（提供能量2 300kcal）

推荐的食物和用量		重要建议
谷薯类	谷类 250~300g 薯类 75g	全谷物和豆类不少于1/3
蔬菜水果类	蔬菜 500g 水果 200~400g	选择多种多样的新鲜蔬菜水果，绿叶蔬菜和红黄色等有色蔬菜占到2/3以上
鱼禽蛋和瘦肉	畜禽肉 85g 水产品 85g 蛋类 50g	建议每天吃水产品，每周1~2次动物肝脏，每次25g左右
乳制品、大豆坚果	大豆 25g 坚果 10g 牛奶 400~500g	每天饮奶，经常吃豆制品，适量吃坚果
烹调油、食盐	烹调油 25g 食盐 <5g	继续清淡饮食习惯，少吃高盐和油炸食品

一日三餐举例
2 300kcal

早　餐

肉包子（面粉 50g，猪肉 25g，油菜少许）
红薯稀饭（大米 25g，红薯 25g）
拌黄瓜（黄瓜 100g）
煮鸡蛋（鸡蛋 50g）

加餐：酸奶 200g，苹果 150~200g

中　餐

米饭（大米 100g）
油菜猪肝汤（油菜 100g，猪肝 20g）
丝瓜炒牛肉（丝瓜 100g，牛肉 50g）

加餐：橘子 150g，奶酪 10~20g

晚　餐

玉米面馒头（玉米面 30g，面粉 50g）
蒸土豆（土豆 50g）
青菜炒千张（小油菜 200g，千张 50g）
香菇炖鸡汤（鸡肉 75g，香菇适量）

加餐：牛奶煮麦片（牛奶 250g，燕麦片 10g）

其他提示：足量饮水，也可增加鱼汤、粥和牛奶的摄入；少吃添加糖和饮料、禁止饮酒；选择适合和适量的身体活动，注意增加三餐外的加餐。

注：该膳食方案是为乳母能量需要量 2 300kcal 而设计，这个能量水平基于女性轻身体活动水平（1 800+500）kcal 而来，膳食蛋白质和脂肪分别提供能量约占 17% 和 30%。对具体乳母而言，该能量水平仅仅是估计值，您需要知道您目前体重或咨询营养师，判断是否需要调整能量摄入。

第三部分　平衡膳食模式和膳食指南编写说明

例 7　3~5 岁儿童一日三餐设计（提供能量 1 200~1 300kcal）

推荐的食物和用量		重要建议
谷薯类	谷类 100g 薯类 25g	最好选择 1/3 的全谷类及杂豆类食物，注意烹饪方式
蔬菜水果类	蔬菜 250g 水果 150g	选择多种多样的新鲜蔬菜，深色蔬菜最好占到一半以上；天天吃水果
鱼禽蛋和瘦肉	畜禽肉 25g 水产品 20g 蛋类 25g	优先选择鱼和禽肉，要吃瘦肉，鸡蛋不要丢弃蛋黄
乳制品、大豆坚果	大豆 15g 坚果 5g 乳制品 500g	每天吃奶制品，包括液态奶、酸奶和奶酪；经常吃豆制品如豆腐、豆干等
烹调油、食盐	烹调油 20g 食盐 <3g	培养清淡饮食习惯，少吃高盐和油炸食品

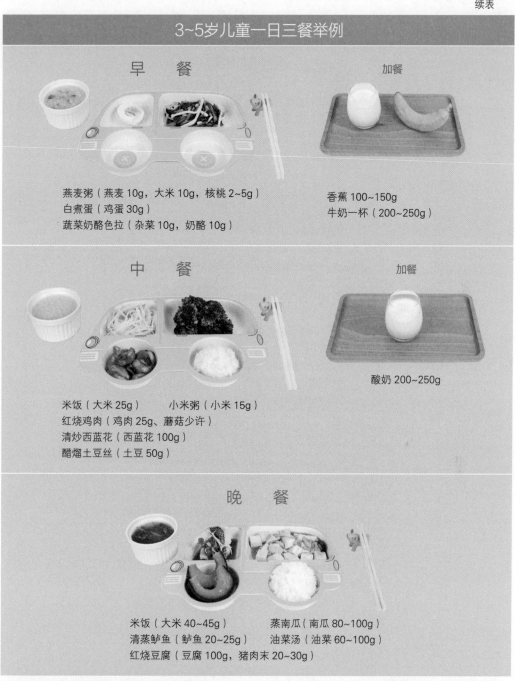

3~5岁儿童一日三餐举例

早餐

燕麦粥（燕麦 10g，大米 10g，核桃 2~5g）
白煮蛋（鸡蛋 30g）
蔬菜奶酪色拉（杂菜 10g，奶酪 10g）

加餐

香蕉 100~150g
牛奶一杯（200~250g）

中餐

米饭（大米 25g）　　小米粥（小米 15g）
红烧鸡肉（鸡肉 25g、蘑菇少许）
清炒西蓝花（西蓝花 100g）
醋熘土豆丝（土豆 50g）

加餐

酸奶 200~250g

晚餐

米饭（大米 40~45g）　　蒸南瓜（南瓜 80~100g）
清蒸鲈鱼（鲈鱼 20~25g）　　油菜汤（油菜 60~100g）
红烧豆腐（豆腐 100g，猪肉末 20~30g）

　　提示：培养清淡饮食习惯；每天饮用水 1 000ml，喝白水，不喝含糖饮料；吃动平衡：鼓励户外运动或游戏，每天最好进行 60min 活动，如快跑、骑小自行车、拍球、捉迷藏、溜滑梯等。

　　注：该膳食方案是按照能量需要量 1 200~1 300kcal 而设计，该能量需要水平一般适合于女童 3~5 岁，男童 3~4 岁。该食谱膳食蛋白质和脂肪分别提供能量约占 18% 和 30%。对某个体儿童而言，该能量需要量仅是估计值，需要了解儿童目前体重并监测体重增长变化，判断是否需要调整能量摄入。

例8 学生午餐设计方案（提供能量 900kcal）

日期	主食	副食	点心零食
周一	米饭 （大米 125g）	红烧鸡腿（鸡腿 100g） 芹菜炒香干（芹菜 100g，香干 20g） 清炒冬瓜（冬瓜 100g） 菠菜蛋汤（菠菜 100g，鸡蛋 10g）	中等大小橘子 （150g）
周二	燕麦饭 （大米 110g， 燕麦 15g）	香菇狮子头（香菇 10g，猪肉 50g） 大白菜炒双菇（大白菜 50g，香菇 40g，平菇 50g） 清炒西蓝花（西蓝花 50g） 西红柿蛋花汤（西红柿 100g，鸡蛋 10g）	一杯酸奶 （酸奶 100~150g）
周三	蛋炒饭 （大米 125g， 鸡蛋 10g）	虾仁豆腐（虾仁 25g，豆腐 50g） 山药炒肉（山药 75g，猪肉 25g） 卷心菜奶酪色拉（卷心菜 100g，奶酪 10g，调味汁少许） 菠菜猪肝汤（菠菜 100g，猪肝 5g）	苹果 （150g）
周四	馒头 （小麦粉 125g）	红烧带鱼（带鱼 75g） 家常豆腐（豆腐 75g） 素炒三丝（胡萝卜 100g，青椒 75g，黄豆芽 50g） 丝瓜蛋汤（丝瓜 100g，鸡蛋 10g）	牛奶 （200ml）
周五	米饭 （大米 125g）	土豆烧牛肉（土豆 100g，牛肉 50g） 西红柿炒蛋（西红柿 100g，鸡蛋 20g） 炒油菜（油菜 100g） 海带豆腐汤（海带结 10g，豆腐 75g）	香蕉 （150g）

注：按照三餐提供能量比 3∶4∶3 的原则设计食谱。该表给出的是以午餐 900kcal 的学生食堂午餐食谱，因此菜肴较丰富。青少年身高体重和运动量差别大，群体食谱设计可以根据需要调整主食量和能量，从而满足 97% 以上人群的能量需要，适用于中学生食堂午餐食谱设计，人群平均年龄 14 岁。

例9　家庭 5 日饮食方案

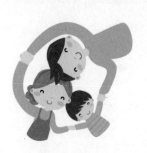

家庭包括成人和孩子，家庭一日三餐食谱，应做到食物多样，营养均衡，照顾儿童的营养需要。使用者可以根据实际情况，考虑季节因素、个人喜好等，在同类食物内进行一定的调整。

家庭 5 日饮食方案

餐次	周一食谱计划		周二食谱计划	
	食谱	食物名称	食谱	食物名称
早餐	杂粮粥	绿豆、糙米、大米、黄米	花卷	小麦粉、麦胚粉
	酸奶	酸奶	牛奶	牛奶
	白煮蛋	鸡蛋	炒鸡蛋	鸡蛋
	芹菜拌海带	芹菜、海带、花生	青椒拌豆腐丝	青椒、豆腐皮
中餐	米饭	大米	二米饭	大米、小米
	花菜烧肉片	花菜、瘦猪肉	红烧鸡腿	鸡腿
	番茄炒蛋	番茄、鸡蛋	松仁玉米	松仁、玉米
	清炒菠菜	菠菜	炒卷心菜	卷心菜
	豆腐羹	南豆腐	冬瓜小排汤	冬瓜、小排、虾仁
晚餐	红薯饭	大米、红薯	馒头	小麦粉
	鲫鱼萝卜丝	鲫鱼、白萝卜	炒蛤蜊	蛤蜊、辣椒
	炖排骨	排骨	家常豆腐	北豆腐、肉末少许
	炒芦笋	芦笋、油菜梗	炒西蓝花	西蓝花
	米汤	小米、绿豆	菌菇汤	冬菇、香菇、杏鲍菇
晚点	葡萄、梨、松子	葡萄、梨、松子	梨、苹果、核桃	梨、苹果、核桃

餐次	周三食谱计划		周四食谱计划		周五食谱计划	
	食谱	食物名称	食谱	食物名称	食谱	食物名称
早餐	包子	面粉、牛肉、胡萝卜	鸡蛋饼	面粉、鸡蛋	三明治	面粉、鸡蛋、奶酪、番茄
	豆浆	豆浆	酸奶	酸奶	牛奶	牛奶
	蒸土豆	土豆	香干拌奶酪	豆腐干、小葱、奶酪	拌豆芽	绿豆芽
	苹果	苹果	香蕉	香蕉	苹果	苹果
中餐	米饭	大米	红豆饭	赤豆、大米、大黄米	米饭	大米
	肉片烩鲜蘑	蘑菇、瘦猪肉	土豆炖牛肉	土豆、牛肉	炒鸡丝	胡萝卜、鸡胸脯肉
	蛤蜊炖蛋	蛤蜊、鸡蛋	扁豆炒肉丝	扁豆、瘦猪肉	盖菜炖豆腐	盖菜、北豆腐
	醋熘白菜	白菜	芹菜香干	芹菜、豆腐干	蒜茸苦瓜	苦瓜
	虾皮萝卜丝汤	萝卜、虾皮	番茄蛋汤	番茄、鸡蛋	山药排骨汤	山药、排骨
晚餐	糙米饭	大米、糙米	大米粥	大米、核桃	黄米饭	大黄米、大米
	红烧鸡翅	鸡翅	馒头	面粉、小麦胚粉	盐水虾	河虾
	素三丁	竹笋、胡萝卜、黄瓜	鱼头炖豆腐	鲢鱼头、南豆腐	洋葱炒蛋	洋葱、鸡蛋
	炒苋菜	苋菜	素三鲜	胡萝卜、蘑菇、芦笋	炒茼蒿	茼蒿
	番茄蛋汤	番茄、鸡蛋	苹果	苹果	橘子	橘子
晚点	西瓜	西瓜			面包＋奶酪	面粉、奶酪、草莓酱

该部分设计了成人、老年人、孕妇、乳母、儿童、青少年和家庭等9种食谱方案（例1至例9），还提供部分食谱的能量和主要营养素一览表，见表3-8和表3-9。食谱方案根据能量水平来制定，包括了食物选择、用量建议和重要提示，这些方案能够供个人和集体供餐单位制定食谱时参考，更重要的是希望能够以此增加对膳食指南的原则和建议量的认识，对照自我，以此为具体膳食目标，逐步实现设计自己的膳食计划（表3-10）。

表3-8　膳食设计食谱例1~4食谱营养分析

	例1	例2	例3	例4		
	1 800kcal	2 250kcal	2 400kcal	1 500kcal	1 700kcal	1 900kcal
能量和营养素						
能量 /kcal	1 788	2 220	2 367	1 501	1 719	1 913
蛋白质 /g	76	102	86	59	78	86
脂肪 /g	61	57	68	48	53	54
碳水化合物 /g	247	338	371	224	248	284
胆固醇 /mg	403	458	528	278	397	181
维生素 A/μgRAE	893	1 066	924	623	793	1 120
维生素 B$_1$/mg	0.9	1.5	1.3	0.8	0.9	1.4
维生素 B$_2$/mg	1.3	1.5	1.5	1.1	1.3	1.2
维生素 C/mg	116.8	208	156.7	56.5	205.6	321
钙 /mg	1 051	825	882	763	778	988
钾 /mg	2 685	3 178	3 383	2 212	2 905	2 459
铁 /mg	28	22.5	35.2	27.5	24.6	22.9
锌 /mg	12.6	16.9	14.3	9.0	12.5	11.4
宏量营养素提供能量比例						
脂肪	30.7%	24.0%	26.0%	28.9%	28.0%	25.5%
碳水化合物	52.3%	58.5%	59.5%	55.3%	53.8%	56.5%
优质蛋白质比值	57.5%	54.7%	51.3%	59.0%	53.5%	46.1%

表 3-9　例 8 学生午餐设计方案食谱营养分析

能量和营养素	周一	周二	周三	周四	周五
能量 /kcal	874	880	900	873	906
蛋白质 /g	35	26	36	50	33
脂肪 /g	27	34	25	28	17
碳水化合物 /g	128	122	139	124	160
胆固醇 /mg	221	114	224	146	159
维生素 A/μgRAE	434	416	535	469	158
维生素 B$_1$/mg	0.4	0.5	0.4	0.7	0.4
维生素 B$_2$/mg	0.5	0.6	0.5	0.6	0.5
维生素 C/mg	104.0	79.0	82.8	78.0	94.0
钙 /mg	274	245	384	449	194
钾 /mg	1 180	734	1 233	1 376	1 463
铁 /mg	10.2	7.2	13.4	12.7	8.9
锌 /mg	5.2	5.4	6.1	5.8	6.3
宏量营养素提供能量比例					
脂肪	28.2%	35.1%	24.8%	28.4%	17.4%
碳水化合物	56.0%	52.9%	59.1%	48.9%	68.3%
优质蛋白质比值	59.2%	39.5%	58.4%	64.5%	50.3%

表3-10　自我实践——我的膳食计划

> 您可以对照膳食指南，检查今天的饮食，为明天设一个膳食目标。开始行动吧！

写下今天的食谱	食物类别	提示	想想能量需求？如1 800kcal推荐选择如下	按类别汇总今天的食物	明天调整目标
		最好选择1/3的全谷类及杂豆食物	谷类 225g —其中全谷物 75g 薯类 50g	谷类____g 全谷物____g 薯类____g 其他____g	谷类____g 全谷物____g 薯类____g
		选择多种多样的蔬菜水果，深色蔬菜最好占到1/2以上	蔬菜400g 水果200g	蔬菜____g 深色叶菜____g 水果____g	蔬菜____g 水果____g
		优先选择鱼和禽，要吃瘦肉，鸡蛋不要丢弃蛋黄	畜禽肉 50g 水产品 50g 蛋类 40g	肉类____g 水产品____g 蛋类____g 总量____g	畜禽肉____g 水产品____g 蛋类____g 总量____g

续表

食物类别	提示	想想能量需求？ 如1 800kcal推荐如下	按类别汇总 今天的食物	明天调整目标
	每天吃奶制品，经常吃豆制品，适量吃坚果	大豆 15g 坚果 10g 乳制品 300g	豆制品 ____ g 坚果 ____ g 乳制品 ____ g	大豆 ____ g 坚果 ____ g 乳制品 ____ g
	培养清淡饮食习惯，少吃高盐和油炸食品	烹调油 25g 食盐 <5g	估计油 ____ g 估计盐 ____ g	烹调油 ____ g 食盐 ____ g
	每天运动，选择您喜欢的并适合您的运动	每天最好进行至少30分钟中等强度的运动	走路 ____ 分钟 跑步 ____ 分钟 骑车 ____ 分钟 其他运动 ____ 分钟	运动 ____ 分钟

写下今天的食谱

记录今天活动或运动

自己评价一下今天的食物选择：　□ 很好　　□ 一般　　□ 不太好

明天膳食改善的主要目标：_____。

明天身体活动的目标：_____。

附 录

附录一　常见食物的份量

　　"量化"食物是理解和实践膳食指南的重要手段。学术上，我们通常用"克""千克"等单位来表达食物的量；传统上，大家也常用"斤""两"等计量单位购买食物；生活中，大家常常模糊描述如"一把""一碗""一个"等估计食物的量。在结合生活实践的基础上，《中国居民膳食指南（2016）》首次提出"食物标准份量"的概念，力求使其相对量化和形象化，达到食物定量的效果。"份量"为更好地理解和实施膳食指南提供了新手段，在选择食物的基础上，更容易把握食物用量和做到平衡膳食。《中国居民膳食指南（2022）》将继续推广和使用"食物标准份量"（见附表1-1）。

附表 1-1 常见食物的标准份量（以可食部计）

食物类别		食物重量/ （g·份⁻¹）	能量/kcal	备注
谷类		50~60	160~180	面粉 50g=70~80g 馒头 大米 50g=100~120g 米饭
薯类		80~100	80~90	红薯 80g= 马铃薯 100g （能量相当于 0.5 份谷类）
蔬菜类		100	15~35	高淀粉类蔬菜，如甜菜、鲜豆类，应注意能量的不同，每份的用量应减少
水果类		100	40~55	100g 梨和苹果，相当于高糖水果如枣 25g/ 柿子 65g
畜禽肉类	瘦肉（脂肪含量 <10%）	40~50	40~55	瘦肉的脂肪含量 <10% 肥瘦肉的脂肪含量 10%~35% 肥肉、五花肉脂肪含量一般超过 50%，应减少食用
	肥瘦肉（脂肪含量 10%~35%）	20~25	65~80	
水产品类	鱼类	40~50	50~60	鱼类蛋白质含量 15%~20%，脂肪 1%~8% 虾贝类蛋白质含量 5%~15%，脂肪 0.2%~2%
	虾贝类		35~50	
蛋类（含蛋白质 7g）		40~50	65~80	一般鸡蛋 50g/个，鹌鹑蛋 10g/ 个，鸭蛋 80g/ 个左右
大豆类（含蛋白质 7g）		20~25	65~80	黄豆 20g= 北豆腐 60g= 南豆腐 110g= 内酯豆腐 120g= 豆干 45g= 豆浆 360~380ml
坚果类（含脂肪 5g）		10	40~55	淀粉类坚果相对能量低，如葵花籽仁 10g= 板栗 25g= 莲子 20g （能量相当于 0.5 份油脂类）
乳制品	全脂（含蛋白质 2.5%~3%）	200~250ml	110	200ml 液态奶 =20~25g 奶酪 =20~30g 奶粉 全脂液态奶 脂肪含量约 3% 脱脂液态奶 脂肪含量约 <0.5%
	脱脂（含蛋白质 2.5%~3%）	200~250ml	55	
水		200~250ml	0	

注：1. 谷类按能量一致原则或 40g 碳水化合物进行代换。薯类按 20g 碳水化合物等量原则进行代换，能量相当于 0.5 份谷类。

2. 蛋类和大豆按 7g 蛋白质，乳类按 5~6g 蛋白质等量原则进行代换。脂肪含量不同时，能量有所不同。

3. 畜禽肉类、鱼虾类以能量为基础进行代换，参考脂肪含量区别。

4. 坚果类按 5g 脂肪等量原则进行代换，每份蛋白质大约 2g。

为了将份量与实际生活相关联，常见标准量具式物品、手势参照物和示意图见附表 1-2、附表 1-3 和附表 1-4。

附表 1-2 标准物品定义和用途

参照物	规格和尺寸	用途
	11cm 直径，直口碗	主要用于衡量主食类食物的量
	22.7cm 直径，浅式盘	一盘，主要用于衡量副食的量
	250ml，圆柱形杯子	一杯，主要用于衡量奶、豆浆等液体食物的量
	10ml，瓷勺	一勺，衡量油、盐的量
	乒乓球	比较鸡蛋、奶酪和肉的大小
	网球	比较水果大小

附表1-3　参考手势的定义和用途

参照物	规格和尺寸	用途
	两手并拢，一捧可以托起的量	双手捧，衡量蔬菜类食物的量
	一只手可以捧起的量	单手捧，对于大豆、坚果等颗粒状食物，单手捧为五指弯曲与手掌可拿起的量
	食指与拇指弯曲接触可拿起的量	一把，衡量叶茎类蔬菜的量；一手抓起或握起的量，衡量水果的量
	一个掌心大小的量	一个掌心，衡量片状食物的大小
	五指向内弯曲握拢的手势的大小的量	一拳，衡量球形、块状等食物的大小
	两指厚长	两指，衡量肉类、奶酪等

注：以中等身材成年女性的手为参照。

附表 1-4　食物标准份量示意图

种类	示意图		
谷类 50~60g/ 份	80g 馒头（50g 面粉）	110g 米饭（50g 大米）	
薯类 85~100g/ 份	85g 红薯	85g 红薯	
	100g 土豆	100g 土豆	100g 土豆
蔬菜 100g/ 份	100g 菠菜	100g 菠菜	100g 菠菜（熟）
	100g 油菜 2 棵（手长）	100g 油菜 5 棵（手中指长）	100g 油菜 （熟）
	100g 芹菜	100g 芹菜	100g 芹菜

种类	示意图

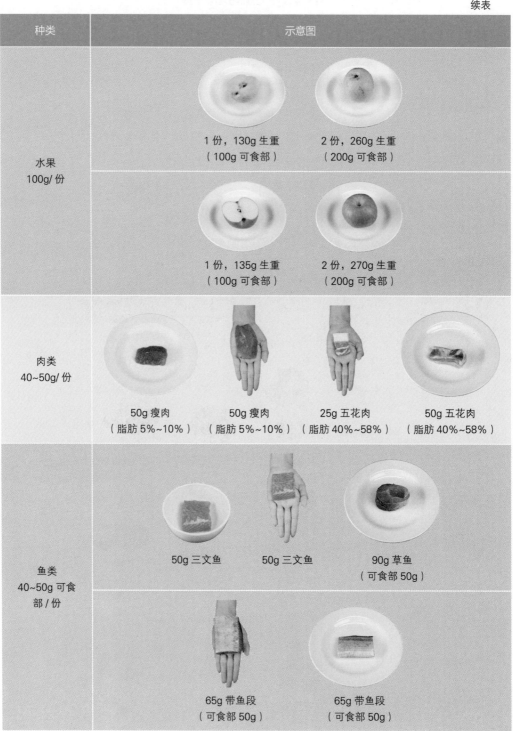

水果
100g/份

1 份，130g 生重
（100g 可食部）

2 份，260g 生重
（200g 可食部）

1 份，135g 生重
（100g 可食部）

2 份，270g 生重
（200g 可食部）

肉类
40~50g/份

50g 瘦肉
（脂肪 5%~10%）

50g 瘦肉
（脂肪 5%~10%）

25g 五花肉
（脂肪 40%~58%）

50g 五花肉
（脂肪 40%~58%）

鱼类
40~50g 可食
部/份

50g 三文鱼

50g 三文鱼

90g 草鱼
（可食部 50g）

65g 带鱼段
（可食部 50g）

65g 带鱼段
（可食部 50g）

种类	示意图
虾 40~50g/份	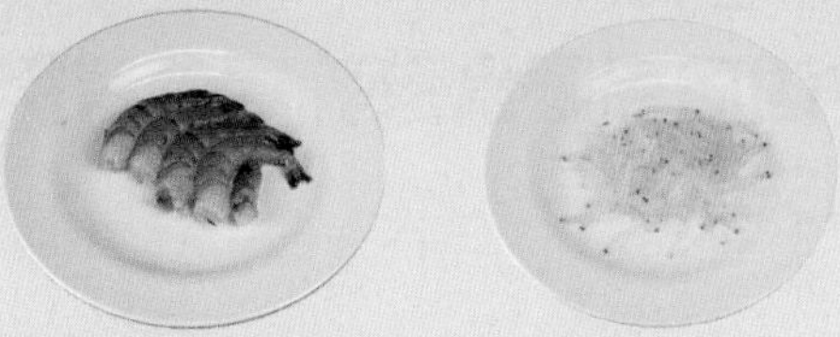 85g 草虾（可食部 50g）　　50g 小银鱼
豆类 20~25g 大豆/份	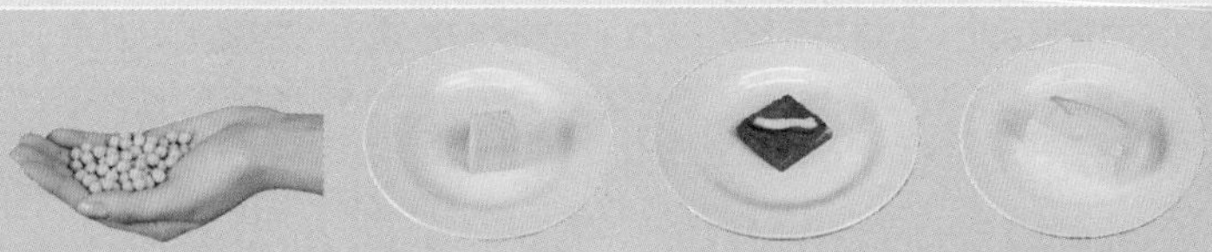 20g 大豆　=　60g 北豆腐　=　45g 豆干　=　150g 内酯豆腐
奶类 200~250ml/份	 200ml 牛奶 =　25g 奶酪　=　一份酸奶（125ml×2）
坚果类 10g/份	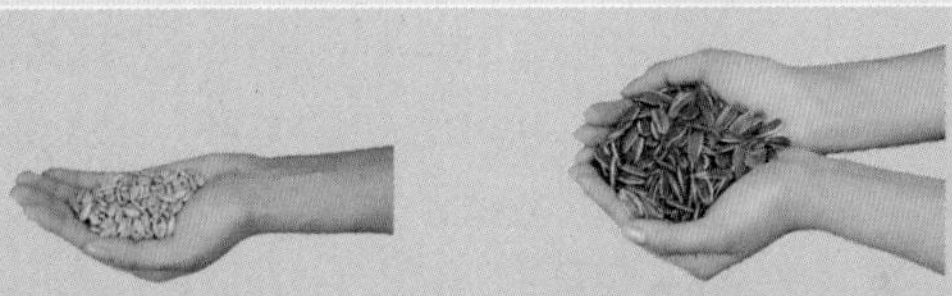 10g 瓜子仁　=　24g 瓜子 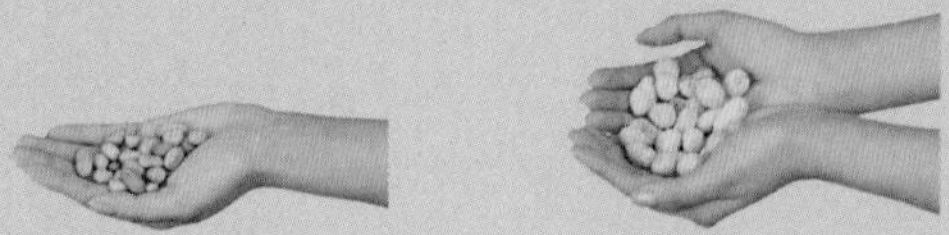 20g 花生米，2 份　=　28g 花生
蛋类 40~50g/份	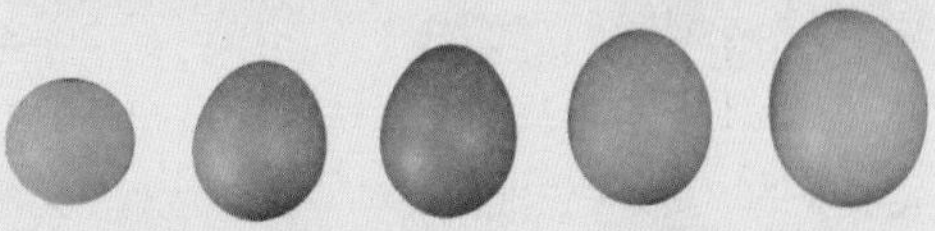 52g　60g　70g　87g
水 200~250ml/份	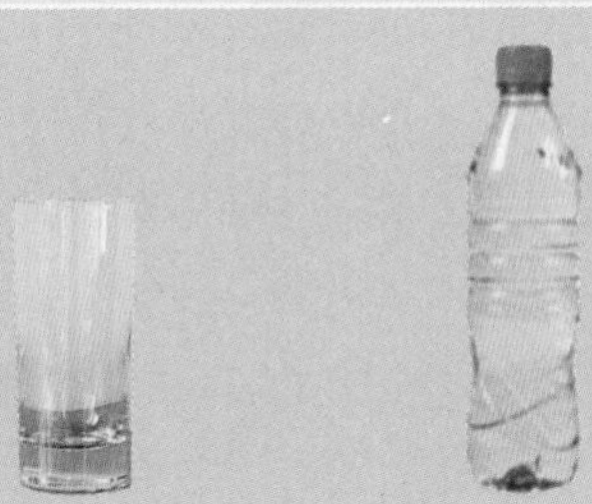 200ml 水，一份　　500ml 瓶装水，2.5 份

附　录

341

附表 2-1　中国居民膳食能量需要量（EER）、宏量营养素可接受范围（AMDR）、蛋白质推荐摄入量（RNI）

| 人群 | EER/（kcal·d⁻¹）* | | AMDR | | | | RNI | |
| | 男 | 女 | 总碳水化合物/%E | 添加糖/%E | 总脂肪/%E | 饱和脂肪酸U-AMDR/%E | 蛋白质/（g·d⁻¹） | |
							男	女
0~6 月	90kcal/（kg·d）	90kcal/（kg·d）	—	—	48（AI）	—	9（AI）	9（AI）
7~12 月	80kcal/（kg·d）	80kcal/（kg·d）	—	—	40（AI）	—	20	20
1 岁	900	800	50~65	—	35（AI）	—	25	25
2 岁	1 100	1 000	50~65	—	35（AI）	—	25	25
3 岁	1 250	1 200	50~65	—	35（AI）	—	30	30
4 岁	1 300	1 250	50~65	<10	20~30	<8	30	30
5 岁	1 400	1 300	50~65	<10	20~30	<8	30	30
6 岁	1 400	1 250	50~65	<10	20~30	<8	35	35
7 岁	1 500	1 350	50~65	<10	20~30	<8	40	40
8 岁	1 650	1 450	50~65	<10	20~30	<8	40	40
9 岁	1 750	1 550	50~65	<10	20~30	<8	45	45
10 岁	1 800	1 650	50~65	<10	20~30	<8	50	50
11 岁	2 050	1 800	50~65	<10	20~30	<8	60	55
14~17 岁	2 500	2 000	50~65	<10	20~30	<8	75	60
18~49 岁	2 250	1 800	50~65	<10	20~30	<10	65	55
50~64 岁	2 100	1 750	50~65	<10	20~30	<10	65	55
65~79 岁	2 050	1 700	50~65	<10	20~30	<10	65	55
80 岁 ~	1 900	1 500	50~65	<10	20~30	<10	65	55
孕妇（早）	—	1 800	50~65	<10	20~30	<10	—	55
孕妇（中）	—	2 100	50~65	<10	20~30	<10	—	70
孕妇（晚）	—	2 250	50~65	<10	20~30	<10	—	85
乳母	—	2 300	50~65	<10	20~30	<10	—	80

注：①未制定参考值用"—"表示；②%E 为占能量的百分比；③EER：能量需要量；④AMDR：可接受的宏量营养素范围；⑤RNI：推荐摄入量。

*6 岁以上是轻身体活动水平。

附表 2-2　中国居民膳食矿物质推荐摄入量（RNI）或适宜摄入量（AI）

人群	钙/(mg·d⁻¹) RNI	磷/(mg·d⁻¹) RNI	钾/(mg·d⁻¹) AI	钠/(mg·d⁻¹) AI	镁/(mg·d⁻¹) RNI	氯/(mg·d⁻¹) AI	铁/(mg·d⁻¹) RNI 男	铁/(mg·d⁻¹) RNI 女	碘/(μg·d⁻¹) RNI	锌/(mg·d⁻¹) RNI 男	锌/(mg·d⁻¹) RNI 女	硒/(μg·d⁻¹) RNI	铜/(mg·d⁻¹) RNI	氟/(mg·d⁻¹) AI	铬/(μg·d⁻¹) AI	锰/(mg·d⁻¹) AI	钼/(μg·d⁻¹) RNI
0岁~	200(AI)	100(AI)	350	170	20(AI)	260	0.3(AI)	0.3(AI)	85(AI)	2.0(AI)	2.0(AI)	15(AI)	0.3(AI)	0.01	0.2	0.01	2(AI)
0.5岁~	250(AI)	180(AI)	550	350	65(AI)	550	10	10	115(AI)	3.5	3.5	20(AI)	0.3(AI)	0.23	4.0	0.7	15(AI)
1岁~	600	300	900	700	140	1 100	9	9	90	4.0	4.0	25	0.3	0.6	15	1.5	40
4岁~	800	350	1 200	900	160	1 400	10	10	90	5.5	5.5	30	0.4	0.7	20	2.0	50
7岁~	1 000	470	1 500	1 200	220	1 900	13	13	90	7.0	7.0	40	0.5	1.0	25	3.0	65
11岁~	1 200	640	1 900	1 400	300	2 200	15	18	110	10	9.0	55	0.7	1.3	30	4.0	90
14岁~	1 000	710	2 200	1 600	320	2 500	16	18	120	11.5	8.5	60	0.8	1.5	35	4.5	100
18岁~	800	720	2 000	1 500	330	2 300	12	20	120	12.5	7.5	60	0.8	1.5	30	4.5	100
50岁~	1 000	720	2 000	1 400	330	2 200	12	12	120	12.5	7.5	60	0.8	1.5	30	4.5	100
65岁~	1 000	700	2 000	1 400	320	2 200	12	12	120	12.5	7.5	60	0.8	1.5	30	4.5	100
80岁~	1 000	670	2 000	1 300	310	2 000	12	12	120	12.5	7.5	60	0.8	1.5	30	4.5	100
孕妇（早）	800	720	2 000	1 500	370	2 300	—	20	230	—	9.5	65	0.9	1.5	31	4.9	110
孕妇（中）	1 000	720	2 000	1 500	370	2 300	—	24	230	—	9.5	65	0.9	1.5	34	4.9	110
孕妇（晚）	1 000	720	2 000	1 500	370	2 300	—	29	230	—	9.5	65	0.9	1.5	36	4.9	110
乳母	1 000	720	2 400	1 500	330	2 300	—	24	240	—	12	78	1.4	1.5	37	4.8	113

注：未制定参考值者用 "—" 表示。

附　录

附表2-3 中国居民膳食维生素推荐摄入量（RNI）或适宜摄入量（AI）

人群	维生素A/(μgRAE·d⁻¹) RNI 男	女	维生素D/(μg·d⁻¹) RNI	维生素E/(mg α-TE·d⁻¹) AI	维生素K/(μg·d⁻¹) AI	维生素B₁/(mg·d⁻¹) RNI 男	女	维生素B₂/(mg·d⁻¹) RNI 男	女	维生素B₆/(mg·d⁻¹) RNI	维生素B₁₂/(μg·d⁻¹) RNI	泛酸/(mg·d⁻¹) AI	叶酸/(μgDFE·d⁻¹) RNI	烟酸/(mgNE·d⁻¹) RNI 男	女	胆碱/(mg·d⁻¹) AI 男	女	生物素/(μg·d⁻¹) AI	维生素C/(mg·d⁻¹) RNI
0岁~	300(AI)	300(AI)	10(AI)	3	2	0.1(AI)	0.1(AI)	0.4(AI)	0.4(AI)	0.2(AI)	0.3(AI)	1.7	65(AI)	2(AI)	2(AI)	120	120	5	40(AI)
0.5岁~	350(AI)	350(AI)	10(AI)	4	10	0.3(AI)	0.3(AI)	0.5(AI)	0.5(AI)	0.4(AI)	0.6(AI)	1.9	100(AI)	3(AI)	3(AI)	150	150	9	40(AI)
1岁~	310	310	10	6	30	0.6	0.6	0.6	0.6	0.6	1.0	2.1	160	6	6	200	200	17	40
4岁~	360	360	10	7	40	0.8	0.8	0.7	0.7	0.7	1.2	2.5	190	8	8	250	250	20	50
7岁~	500	500	10	9	50	1.0	1.0	1.0	1.0	1.0	1.6	3.5	250	11	10	300	300	25	65
11岁~	670	630	10	13	70	1.3	1.1	1.3	1.1	1.3	2.1	4.5	350	14	12	400	400	35	90
14岁~	820	630	10	14	75	1.6	1.3	1.5	1.2	1.4	2.4	5.0	400	16	13	500	400	40	100
18岁~	800	700	10	14	80	1.4	1.2	1.4	1.2	1.4	2.4	5.0	400	15	12	500	400	40	100
50岁~	800	700	10	14	80	1.4	1.2	1.4	1.2	1.6	2.4	5.0	400	14	12	500	400	40	100
65岁~	800	700	15	14	80	1.4	1.2	1.4	1.2	1.6	2.4	5.0	400	14	11	500	400	40	100
80岁~	800	700	15	14	80	1.4	1.2	1.4	1.2	1.6	2.4	5.0	400	13	10	500	400	40	100
孕妇(早)	—	700	10	14	80	—	1.2	—	1.2	2.2	2.9	6.0	600	—	12	—	420	40	100
孕妇(中)	—	770	10	14	80	—	1.4	—	1.4	2.2	2.9	6.0	600	—	12	—	420	40	115
孕妇(晚)	—	770	10	14	80	—	1.5	—	1.5	2.2	2.9	6.0	600	—	12	—	420	40	115
乳母	—	1 300	10	17	80	—	1.5	—	1.5	1.7	3.2	7.0	550	—	15	—	520	50	150

注：①未制定参考值者用"—"表示；②视黄醇活性当量（RAE，μg）＝膳食或补充剂来源全反式视黄醇（μg）＋1/2补充剂纯品全反式β-胡萝卜素（μg）＋1/12膳食全反式β-胡萝卜素（μg）＋1/24其他膳食维生素A原类胡萝卜素（μg）；③α-生育酚当量（α-TE当量）＝1×α-生育酚（mg）＋0.5×β-生育酚（mg）＋0.1×γ-生育酚（mg）＋0.02×δ-生育酚（mg）＋0.3×α-三烯生育酚（mg）；④膳食叶酸当量（DFE，μg）＝天然食物来源叶酸（μg）＋1.7×合成叶酸（μg）；⑤烟酸当量（NE，mg）＝烟酸（mg）＋1/60色氨酸（mg）。

附录三　常见身体活动强度和能量消耗表

活动项目		身体活动强度/MET		能量消耗量/ （kcal·标准体重$^{-1}$· 10min^{-1}）	
		<3 低强度；3~6 中强度； 7~9高强度；10~11极高强度		男 （66kg）	女 （56kg）
家务活动	整理床，站立	低强度	2.0	22.0	18.7
	洗碗，熨烫衣物	低强度	2.3	25.3	21.5
	收拾餐桌，做饭或准备食物	低强度	2.5	27.5	23.3
	擦窗户	低强度	2.8	30.8	26.1
	手洗衣服	中强度	3.3	36.3	30.8
	扫地、扫院子、拖地板、吸尘	中强度	3.5	38.5	32.7
步行	慢速（3km/h）	低强度	2.5	27.5	23.3
	中速（5km/h）	中强度	3.5	38.5	32.7
	快速（5.5~6km/h）	中强度	4.0	44.0	37.3
	很快（7km/h）	中强度	4.5	49.5	42.0
	下楼	中强度	3.0	33.0	28.0
	上楼	高强度	8.0	88.0	74.7
	上下楼	中强度	4.5	49.5	42.0
跑步	走跑结合（慢跑成分不超过10min）	中强度	6.0	66.0	56.0
	慢跑，一般	高强度	7.0	77.0	65.3
	8km/h，原地	高强度	8.0	88.0	74.7
	9km/h	极高强度	10.0	110.0	93.3
	跑，上楼	极高强度	15.0	165.0	140.0
自行车	12~16km/h	中强度	4.0	44.0	37.3
	16~19km/h	中强度	6.0	66.0	56.0
球类	保龄球	中强度	3.0	33.0	28.0
	高尔夫球	中强度	5.0	55.0	47.0

活动项目			身体活动强度/MET		能量消耗量/ （kcal·标准体重$^{-1}$· 10min^{-1}）	
			<3 低强度；3~6 中强度； 7~9高强度；10~11极高强度		男 （66kg）	女 （56kg）
球类		篮球，一般	中强度	6.0	66.0	56.0
		篮球，比赛	高强度	7.0	77.0	65.3
		排球，一般	中强度	3.0	33.0	28.0
		排球，比赛	中强度	4.0	44.0	37.3
		乒乓球	中强度	4.0	44.0	37.3
		台球	低强度	2.5	27.5	23.3
		网球，一般	中强度	5.0	55.0	46.7
		网球，双打	中强度	6.0	66.0	56.0
		网球，单打	高强度	8.0	88.0	74.7
		羽毛球，一般	中强度	4.5	49.5	42.0
		羽毛球，比赛	高强度	7.0	77.0	65.3
		足球，一般	高强度	7.0	77.0	65.3
		足球，比赛	极高强度	10.0	110.0	93.3
跳绳		慢速	高强度	8.0	88.0	74.7
		中速，一般	极高强度	10.0	110.0	93.3
		快速	极高强度	12.0	132.0	112.0
舞蹈		慢速	中强度	3.0	33.0	28.0
		中速	中强度	4.5	49.5	42.0
		快速	中强度	5.5	60.5	51.3
游泳		踩水，中等用力，一般	中强度	4.0	44.0	37.3
		爬泳（慢），自由泳，仰泳	高强度	8.0	88.0	74.7
		蛙泳，一般速度	极高强度	10.0	110.0	93.3
		爬泳（快），蝶泳	极高强度	11.0	121.0	102.7
其他活动		瑜伽	中强度	4.0	44.0	37.3
		单杠	中强度	5.0	55.0	46.7
		俯卧撑	中强度	4.5	49.5	42.0
		太极拳	中强度	3.5	38.5	32.7
		健身操（轻或中等强度）	中强度	5.0	55.0	46.7
		轮滑旱冰	高强度	7.0	77.0	65.3

注：1MET 相当于每千克体重每小时消耗能量 1kcal［1kcal/（kg·h）］。

附录四　**世界卫生组织（WHO）2~5岁儿童生长曲线**

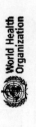

Weight-for-height BOYS

2 to 5 years (z-scores)

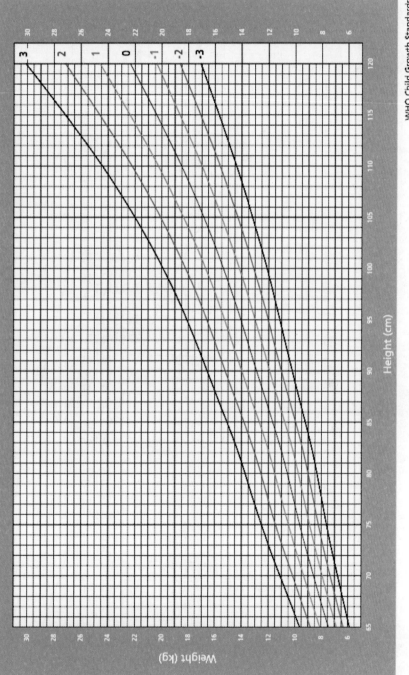

World Health Organization

WHO Child Growth Standards

中国居民膳食指南（2022）

Weight-for-Height GIRLS
2 to 5 years (z-scores)

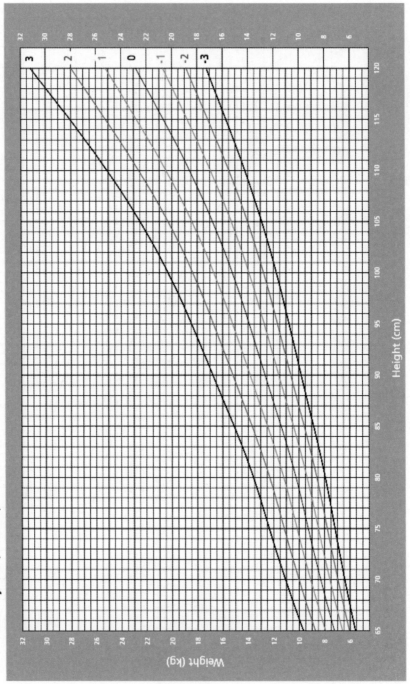

WHO Child Growth Standards

World Health Organization

附录五　我国儿童青少年体格发育标准

附表 5-1　用于筛查 6~18 岁学龄儿童青少年生长迟缓的年龄别身高的界值范围

单位：cm

年龄（岁）	男生	女生
6.0~	≤106.3	≤105.7
6.5~	≤109.5	≤108.0
7.0~	≤111.3	≤110.2
7.5~	≤112.8	≤111.8
8.0~	≤115.4	≤114.5
8.5~	≤117.6	≤116.8
9.0~	≤120.6	≤119.5
9.5~	≤123.0	≤121.7
10.0~	≤125.2	≤123.9
10.5~	≤127.0	≤125.7
11.0~	≤129.1	≤128.6
11.5~	≤130.8	≤131.0
12.0~	≤133.1	≤133.6
12.5~	≤134.9	≤135.7
13.0~	≤136.9	≤138.8
13.5~	≤138.6	≤141.4
14.0~	≤141.9	≤142.9
14.5~	≤144.7	≤144.1
15.0~	≤149.6	≤145.4
15.5~	≤153.6	≤146.5
16.0~	≤155.1	≤146.8
16.5~	≤156.4	≤147.0
17.0~	≤156.8	≤147.3
17.5~18.0	≤157.1	≤147.5

资料来源：《学龄儿童青少年营养不良筛查》（WS/T 456—2014）。

附表 5-2　用于筛查 6~18 岁学龄儿童青少年营养状况的 BMI 界值范围

单位：kg/m²

年龄（岁）	男生		女生	
	中重度消瘦	轻度消瘦	中重度消瘦	轻度消瘦
6.0~	≤13.2	13.3~13.4	≤12.8	12.9~13.1
6.5~	≤13.4	13.5~13.8	≤12.9	13.0~13.3
7.0~	≤13.5	13.6~13.9	≤13.0	13.1~13.4
7.5~	≤13.5	13.6~13.9	≤13.0	13.1~13.5
8.0~	≤13.6	13.7~14.0	≤13.1	13.2~13.6
8.5~	≤13.6	13.7~14.0	≤13.1	13.2~13.7
9.0~	≤13.7	13.8~14.1	≤13.2	13.3~13.8
9.5~	≤13.8	13.9~14.2	≤13.2	13.3~13.9
10.0~	≤13.9	14.0~14.4	≤13.3	13.4~14.0
10.5~	≤14.0	14.1~14.6	≤13.4	13.5~14.1
11.0~	≤14.2	14.3~14.9	≤13.7	13.8~14.3
11.5~	≤14.3	14.4~15.1	≤13.9	14.0~14.5
12.0~	≤14.4	14.5~15.4	≤14.1	14.2~14.7
12.5~	≤14.5	14.6~15.6	≤14.3	14.4~14.9
13.0~	≤14.8	14.9~15.9	≤14.6	14.7~15.3
13.5~	≤15.0	15.1~16.1	≤14.9	15.0~15.6
14.0~	≤15.3	15.4~16.4	≤15.3	15.4~16.0
14.5~	≤15.5	15.6~16.7	≤15.7	15.8~16.3
15.0~	≤15.8	15.9~16.9	≤16.0	16.1~16.6
15.5~	≤16.0	16.1~17.0	≤16.2	16.3~16.8
16.0~	≤16.2	16.3~17.3	≤16.4	16.5~17.0
16.5~	≤16.4	16.5~17.5	≤16.5	16.6~17.1
17.0~	≤16.6	16.7~17.7	≤16.6	16.7~17.2
17.5~18.0	≤16.8	16.9~17.9	≤16.7	16.8~17.3

资料来源：《学龄儿童青少年营养不良筛查》（WS/T 456—2014）。

附表5-3　用于筛查6~18岁学龄儿童青少年超重与肥胖的性别年龄别 BMI 界值范围

单位：kg/m²

年龄（岁）	男生		女生	
	超重	肥胖	超重	肥胖
6.0~	16.4	17.7	16.2	17.5
6.5~	16.7	18.1	16.5	18.0
7.0~	17.0	18.7	16.8	18.5
7.5~	17.4	19.2	17.2	19.0
8.0~	17.8	19.7	17.6	19.4
8.5~	18.1	20.3	18.1	19.9
9.0~	18.5	20.8	18.5	20.4
9.5~	18.9	21.4	19.0	21.0
10.0~	19.2	21.9	19.5	21.5
10.5~	19.6	22.5	20.0	22.1
11.0~	19.9	23.0	20.5	22.7
11.5~	20.3	23.6	21.1	23.3
12.0~	20.7	24.1	21.5	23.9
12.5~	21.0	24.7	21.9	24.5
13.0~	21.4	25.2	22.2	25.0
13.5~	21.9	25.7	22.6	25.6
14.0~	22.3	26.1	22.8	25.9
14.5~	22.6	26.4	23.0	26.3
15.0~	22.9	26.6	23.2	26.6
15.5~	23.1	26.9	23.4	26.9
16.0~	23.3	27.1	23.6	27.1
16.5~	23.5	27.4	23.7	27.4
17.0~	23.7	27.6	23.8	27.6
17.5~	23.8	27.8	23.9	27.8
18.0~	24.0	28.0	24.0	28.0

资料来源:《学龄儿童青少年超重与肥胖筛查》(WS/T 586—2018)。

附

录

附表 5-4　用于筛查 7~18 岁学龄儿童青少年高腰围的界值范围

单位：cm

年龄 （岁）	男生		女生	
	P_{75}	P_{90}	P_{75}	P_{90}
7~	58.4	63.6	55.8	60.2
8~	60.8	66.8	57.6	62.5
9~	63.4	70.0	59.8	65.1
10~	65.9	73.1	62.2	67.8
11~	68.1	75.6	64.6	70.4
12~	69.8	77.4	66.8	72.6
13~	71.3	78.6	68.5	74.0
14~	72.6	79.6	69.6	74.9
15~	73.8	80.5	70.4	75.5
16~	74.8	81.3	70.9	75.8
17~	75.7	82.1	71.2	76.0
18	76.8	83.0	71.3	76.1

资料来源：《7~18 岁儿童青少年高腰围筛查界值》（WS/T 611—2018）。

附录六　中国成人 BMI 与健康体重对应关系表

体重（千克）

身高米	50	52	54	56	58	60	62	64	66	68	70	72	74	76	78	80	82	84	86	88	90
1.3	29.6	30.8	32.0	33.1	34.3	35.5	36.7	37.9	39.1	40.2	41.4	42.6	43.8	45.0	46.2	47.3	48.5	49.7	50.9	52.1	53.3
1.32	28.7	29.8	31.0	32.1	33.3	34.4	35.6	36.7	37.9	39.0	40.2	41.3	42.5	43.6	44.8	45.9	47.1	48.2	49.4	50.5	51.7
1.34	27.8	29.0	30.1	31.2	32.3	33.4	34.5	35.6	36.8	37.9	39.0	40.1	41.2	42.3	43.4	44.6	45.7	46.8	47.9	49.0	50.1
1.36	27.0	28.1	29.2	30.3	31.4	32.4	33.5	34.6	35.7	36.8	37.8	38.9	40.0	41.1	42.2	43.3	44.3	45.4	46.5	47.6	48.7
1.38	26.3	27.3	28.4	29.4	30.5	31.5	32.6	33.6	34.7	35.7	36.8	37.8	38.9	39.9	41.0	42.0	43.1	44.1	45.2	46.2	47.3
1.4	25.5	26.5	27.6	28.6	29.6	30.6	31.6	32.7	33.7	34.7	35.7	36.7	37.8	38.8	39.8	40.8	41.8	42.9	43.9	44.9	45.9
1.42	24.8	25.8	26.8	27.8	28.8	29.8	30.7	31.7	32.7	33.7	34.7	35.7	36.7	37.7	38.7	39.7	40.7	41.7	42.7	43.6	44.6
1.44	24.1	25.1	26.0	27.0	28.0	28.9	29.9	30.9	31.8	32.8	33.8	34.7	35.7	36.7	37.6	38.6	39.5	40.5	41.5	42.4	43.4
1.46	23.5	24.4	25.3	26.3	27.2	28.1	29.1	30.0	31.0	31.9	32.8	33.8	34.7	35.7	36.6	37.5	38.5	39.4	40.3	41.3	42.2
1.48	22.8	23.7	24.7	25.6	26.5	27.4	28.3	29.2	30.1	31.0	32.0	32.9	33.8	34.7	35.6	36.5	37.4	38.3	39.3	40.2	41.1
1.5	22.2	23.1	24.0	24.9	25.8	26.7	27.6	28.4	29.3	30.2	31.1	32.0	32.9	33.8	34.7	35.6	36.4	37.3	38.2	39.1	40.0
1.52	21.6	22.5	23.4	24.2	25.1	26.0	26.8	27.7	28.6	29.4	30.3	31.2	32.0	32.9	33.8	34.6	35.5	36.4	37.2	38.1	39.0
1.54	21.1	21.9	22.8	23.6	24.5	25.3	26.1	27.0	27.8	28.7	29.5	30.4	31.2	32.0	32.9	33.7	34.6	35.4	36.3	37.1	37.9
1.56	20.5	21.4	22.2	23.0	23.8	24.7	25.5	26.3	27.1	27.9	28.8	29.6	30.4	31.2	32.1	32.9	33.7	34.5	35.3	36.2	37.0
1.58	20.0	20.8	21.6	22.4	23.2	24.0	24.8	25.6	26.4	27.2	28.0	28.8	29.6	30.4	31.2	32.0	32.8	33.6	34.4	35.3	36.1
1.6	19.5	20.3	21.1	21.9	22.7	23.4	24.2	25.0	25.8	26.6	27.3	28.1	28.9	29.7	30.5	31.3	32.0	32.8	33.6	34.4	35.2
1.62	19.1	19.8	20.6	21.3	22.1	22.9	23.6	24.4	25.1	25.9	26.7	27.4	28.2	29.0	29.7	30.5	31.2	32.0	32.8	33.5	34.3
1.64	18.6	19.3	20.1	20.8	21.6	22.3	23.1	23.8	24.5	25.3	26.0	26.8	27.5	28.3	29.0	29.7	30.5	31.2	32.0	32.7	33.5
1.66	18.1	18.9	19.6	20.3	21.0	21.8	22.5	23.2	24.0	24.7	25.4	26.1	26.9	27.6	28.3	29.0	29.8	30.5	31.2	31.9	32.7
1.68	17.7	18.4	19.1	19.8	20.5	21.3	22.0	22.7	23.4	24.1	24.8	25.5	26.2	26.9	27.6	28.3	29.1	29.8	30.5	31.2	31.9
1.7	17.3	18.0	18.7	19.4	20.1	20.8	21.5	22.1	22.8	23.5	24.2	24.9	25.6	26.3	27.0	27.7	28.4	29.1	29.8	30.4	31.1
1.72	16.9	17.6	18.3	18.9	19.6	20.3	21.0	21.6	22.3	23.0	23.7	24.3	25.0	25.7	26.4	27.0	27.7	28.4	29.1	29.7	30.4
1.74	16.5	17.2	17.8	18.5	19.2	19.8	20.5	21.1	21.8	22.5	23.1	23.8	24.4	25.1	25.8	26.4	27.1	27.7	28.4	29.1	29.7
1.76	16.1	16.8	17.4	18.1	18.7	19.4	20.0	20.7	21.3	22.0	22.6	23.2	23.9	24.5	25.2	25.8	26.5	27.1	27.8	28.4	29.1
1.78	15.8	16.4	17.0	17.7	18.3	18.9	19.6	20.2	20.8	21.5	22.1	22.7	23.4	24.0	24.6	25.2	25.9	26.5	27.1	27.8	28.4
1.8	15.4	16.0	16.7	17.3	17.9	18.5	19.1	19.8	20.4	21.0	21.6	22.2	22.8	23.5	24.1	24.7	25.3	25.9	26.5	27.2	27.8
1.82	15.1	15.7	16.3	16.9	17.5	18.1	18.7	19.3	19.9	20.5	21.1	21.7	22.3	22.9	23.5	24.2	24.8	25.4	26.0	26.6	27.2
1.84	14.8	15.4	15.9	16.5	17.1	17.7	18.3	18.9	19.5	20.1	20.7	21.3	21.9	22.4	23.0	23.6	24.2	24.8	25.4	26.0	26.6
1.86	14.5	15.0	15.6	16.2	16.7	17.3	17.9	18.5	19.1	19.7	20.2	20.8	21.4	22.0	22.5	23.1	23.7	24.3	24.9	25.5	26.0
1.88	14.1	14.7	15.3	15.8	16.4	17.0	17.5	18.1	18.7	19.2	19.8	20.4	20.9	21.5	22.1	22.6	23.2	23.8	24.3	24.9	25.5
1.9	13.9	14.4	15.0	15.5	16.1	16.6	17.2	17.7	18.3	18.8	19.4	19.9	20.5	21.1	21.6	22.2	22.7	23.3	23.8	24.4	24.9

身高米

肥胖

超重

体重过低　　　　　　　　体重正常

附录

资料来源:《中国成人超重和肥胖预防控制指南（2021）》，2021 年。

主要参考文献

[1] SEIDELMANN S B, CLAGGETT B, CHENG S, et al. Dietary carbohydrate intake and mortality: a prospective cohort study and meta-analysis [J] . Lancet Public Health, 2018, 3 (9): e419-e428. doi: 10.1016/S2468-2667 (18) 30135-X. PMID: 30122560; PMCID: PMC6339822.

[2] LU Y, HAJIFATHALIAN K, EZZATI M, et al. Metabolic mediators of the effects of body-mass index, overweight, and obesity on coronary heart disease and stroke: a pooled analysis of 97 prospective cohorts with 1.8 million participants [J] . Lancet, 2014, 383 (9921): 970-983.

[3] SHARMA V, COLEMAN S, NIXON J, et al. A systematic review and meta-analysis estimating the population prevalence of comorbidities in children and adolescents aged 5 to 18 years [J] . Obes Rev, 2019, 20 (10): 1341-1349.

[4] WINTER J E, MACINNIS R J, WATTANAPENPAIBOON N, et al. BMI and all-cause mortality in older adults: a meta-analysis [J] . American Journal of Clinical Nutrition, 2014, 99 (4): 875-890.

[5] BELL J A, KIVIMAKI M. Hamer M. Metabolically healthy obesity and risk of incident type 2 diabetes: a meta-analysis of prospective cohort studies [J] . Obesity review, 2014, 15 (6): 504-515.

[6] U.S. Department of Health and Human Services. Physical Activity Guidelines Advisory Committee Scientific Report [R], Washington D.C, 2018.

[7] PEDRO F SAINT-MAURICE, RICHARD P T, DAVID R B, et al. Association of Daily Step Count and Step Intensity With Mortality Among US Adults [J] . JAMA, 2020, 323 (12): 1151-1160.

[8] PINHEIRO M B, OLIVEIRA J, BAUMAN A, et al. Evidence on physical activity and osteoporosis prevention for people aged 65+ years: a systematic review to inform the WHO guidelines on physical activity and sedentary behaviour [J] . Int J Behav Nutr Phys Act, 2020, 17 (1): 1-150.

[9] ANNE M, FRIEDENREICH C M, KATZMARZYK P T, et al. Physical Activity in Cancer Prevention and Survival: A Systematic Review [J] . Med Sci Sports Exerc, 2019, 51 (6): 1252-1261.

[10] GARCÍA-HERRERA P, MORALES P, CÁMARA M, et al. Nutritional and Phytochemical

Composition of Mediterranean Wild Vegetables after Culinary Treatment［J］. Foods. 2020, 9（12）：1761-1777.

［11］BENISI-KOHANSAL S, SANEEI P, SALEHI-MARZIJARANI M, et al. Whole-Grain Intake and Mortality from All Causes, Cardiovascular Disease, and Cancer：A Systematic Review and Dose-Response Meta-Analysis of Prospective Cohort Studies［J］. Adv Nutr, 2016, 7（6）：1052-1065.

［12］ZURBAU A, AU-YEUNG F, MEJIA S B, et al. Relation of Different Fruit and Vegetable Sources With Incident Cardiovascular Outcomes：A Systematic Review and Meta- Analysis of Prospective Cohort Studies［J］. Journal of the American Heart Association. 2020, 19（9）. https：//doi.org/10.1161/JAHA.120.017728.

［13］WALLACE T C, BAILEY R L, BLUMBERG J B, et al. Fruits, vegetables, and health：A comprehensive narrative, umbrella review of the science and recommendations for enhanced public policy to improve intake［J］. Critical Reviews in Food Science and Nutrition, 2020, 60（13）：2174-2211.

［14］TAPAN B, KESHAV K, CIPRIAN B, et al. Exploring the multifocal role of phytochemicals as immunomodulators［J］. Biomed Pharmacother, 2021, 133：110959. doi：10.1016/j.biopha.2020.110959.

［15］BULL F C, AL-ANSARI S S, BIDDLE S, et al. World Health Organization 2020 guidelines on physical activity and sedentary behaviour［J］. Br J Sports Med, 2020, 54（24）：1451-1462.

［16］CARDEL M I, ATKINSON M A, TAVERAS E M, et al. Obesity Treatment Among Adolescents：A Review of Current Evidence and Future Directions［J］. JAMA Pediatr, 2020, 174（6）：609-617.

［17］BECHTHOLD A, BOEING H, SCHWEDHELM C, et al. Food groups and risk of coronary heart disease, stroke and heart failure：A systematic review and dose-response meta-analysis of prospective studies［J］. Crit Rev Food Sci Nutr, 2019；59（7）：1071-1090.

［18］LARSSON S C, ORSINI N. Fish consumption and the risk of stroke：a dose-response meta-analysis［J］. Stroke, 2011, 42（12）：3621-3623.

［19］TAKATA Y, SHU X O, GAO Y T, et al. Red meat and poultry intakes and risk of total and cause-specific mortality：results from cohort studies of Chinese adults in Shanghai［J］. PLoS One, 2013, 8（2）：e56963.

［20］RICHMAN E L, KENFIELD S A, STAMPFER M J, et al. Egg, red meat, and poultry intake and risk of lethal prostate cancer in the prostate-specific antigen-era：incidence and survival ［J］. Cancer Prev Res（Phila）, 2011, 4（12）：2110-2121.

［21］DEHGHAN M, MENTE A, RANGARAJAN S, et al. Association of egg intake with blood lipids, cardiovascular disease, and mortality in 177 000 people in 50 countries［J］. The American Journal of Clinical Nutrition, 2020, 111（4）：795-803.

［22］WANG M X, WONG C H, KIM J E. Impact of whole egg intake on blood pressure, lipids and lipoproteins in middle-aged and older population：a systematic review and meta-analysis of randomized controlled trials［J］. Nutrition, Metabolism and Cardiovascular Diseases, 2019, 29（7）：653-664.

主要参考文献

［23］MENSINK R P, WORLD HEALTH ORGANIZATION. Effects of saturated fatty acids on serum lipids and lipoproteins: a systematic review and regression analysis[R/OL]. World Health Organization, 2016. https://apps.who.int/iris/handle/10665/246104.

［24］KITO A, IMAI E. The Association with Dietary Patterns and Risk of Anemia in Japanese Elderly［J］. Journal of Nutritional Science and Vitaminology, 2020, 66（1）: 32-40.

［25］WHO. Effect of reduced sodium intake on blood pressure and potential adverse effects in children［R/OL］. 2012.

［26］MENTE A, O'DONNELL M J, RANGARAJAN S, et al. Association of urinary sodium and potassium excretion with blood pressure［J］. N Engl J Med, 2014, 371（7）: 601-611.

［27］HUANG L, TRIEU K, YOSHIMURA S, et al. Effect of dose and duration of reduction in dietary sodium on blood pressure levels: systematic review and meta-analysis of randomised trials［J］. BMJ, 2020（368）: m315.

［28］ABBASNEZHAD A, FALAHI E, GONZALEZ M J, et al. Effect of different dietary approaches compared with a regular diet on systolic and diastolic blood pressure in patients with type 2 diabetes: A systematic review and meta-analysis［J］. Diabetes Res Clin Pract, 2020, 5（163）: 108108.

［29］COLE N I, SWIFT P A, HE F J, et al. The effect of dietary salt on blood pressure in individuals receiving chronic dialysis: a systematic review and meta-analysis of randomised controlled trials［J］. J Hum Hypertens, 2019, 33（4）: 319-326.

［30］GRAUDAL N, HUBECK-GRAUDAL T, JURGENS G, et al. Dose-response relation between dietary sodium and blood pressure: a meta-regression analysis of 133 randomized controlled trials［J］. Am J Clin Nutr, 2019, 109（5）: 1273-1278.

［31］ST-ONGE M P, ARD J, BASKIN M L, et al. Meal Timing and Frequency: Implications for Cardiovascular Disease Prevention: A Scientific Statement From the American Heart Association［J］. Circulation, 2017, 135（9）: e96-e121.

［32］LOPEZ-MINGUEZ J, PURIFICACION G A, GARAULET M. Timing of Breakfast, Lunch, and Dinner. Effects on Obesity and Metabolic Risk［J］. Nutrients, 2019, 11（11）: 2624-2638.

［33］LEONIE K H, LILIAN D J, MADLYN I F, et al. Effect of 6-month calorie restriction on biomarkers of longevity, metabolic adaptation, and oxidative stress in overweight individuals: a randomized controlled trial［J］. JAMA, 2006, 295（13）: 1539-1548.

［34］SONNEVILLE K R, HORTON N J, MICALI N, et al. Longitudinal Associations Between Binge Eating and Overeating and Adverse Outcomes Among Adolescents and Young Adults: Does Loss of Control Matter?［J］. JAMA Pediatrics, 2013, 167（2）: 1-7.

［35］WHO. Nutrients in drinking water［M/OL］. Geneva: World Health Organization, 2005.

［36］MA G, ZHANG Q, LIU A, et al. Fluid intake of adults in four Chinese cities［J］. Nutr Rev, 2012, 70（2）: S105-S110.

［37］ZHANG N, DU S, YANG Y, et al. Advances and gaps in recommendations for adequate water intake in China［J］. Asia Pac J Clin Nutr, 2019, 28（4）: 665-674.

［38］国家卫生健康委. 营养健康食堂建设指南［EB/OL］,（2020-12-04）. http://www.nhc.gov.cn/cms-search/downFiles/30881d1a4cd2435196f2b518073b54a8.pdf.

［39］国家卫生健康委. 营养健康餐厅建设指南［EB/OL］,（2020-12-04）. http://www.nhc.gov.

cn/cms-search/downFiles/870c6625060d4aa4b8ff8be14e0dc97b.pdf.

［40］张晓帆，杜文雯，张继国，等. 中国 6 省 18~65 岁餐馆就餐者在外就餐频率与超重肥胖的关系［J］. 中国健康教育，2020，36（9）：779-783，792.

［41］KIM D, AHN B I, Kim D, et al. Eating Out and Consumers' Health：Evidence on Obesity and Balanced Nutrition Intakes［J］. Int J Environ Res Public Health, 2020, 17（2）：586.

［42］POLAK R, TIROSH A, LIVINGSTON B, et al. Preventing Type 2 Diabetes with Home Cooking：Current Evidence and Future Potential［J］. Curr Diab Rep, 2018, 18（10）：1-7.

［43］MILLS S, WHITE M, BROWN H, et al. Health and social determinants and outcomes of home cooking：A systematic review of observational studies［J］. Appetite, 2017（111）：116-134.

［44］FARMER N, LEE L J, POWELL-WILEY T M, et al. Cooking Frequency and Perception of Diet among US Adults Are Associated with US Healthy and Healthy Mediterranean-Style Dietary Related Classes：A Latent Class Profile Analysis［J］. Nutrients, 2020, 12（11）：3268.

［45］DREWNOWSKI A, DWYER J, KING J C, et al. A proposed nutrient density score that includes food groups and nutrients to better align with dietary guidance［J］. Nutr Rev, 2019, 77（6）：404-416.

［46］WALTER W, JOHAN R, BRENT L, et al. Food in the Anthropocene：the EAT-Lancet Commission on healthy diets from sustainable food systems［J］. Lancet,2019,393（10170）：447-492.

［47］WOOLSTON C. Healthy people,healthy planet：the search for a sustainable global diet［J］. Nature, 2020, 588（7837）：S54-S56.

［48］TSUKAMOTO T, NAKAGAWA M, KIRIYAMA Y, et al. Prevention of Gastric Cancer：Eradication of Helicobacter pylori and Beyond［J］. Int J Mol Sci, 2017, 18（8）：1699-1714.

［49］VOERMAN E, SANTOS S, PATRO GOLAB B, et al. Maternal body mass index, gestational weight gain, and the risk of overweight and obesity across childhood：An individual participant data meta-analysis［J］. PLoS Med, 2019, 16（2）：e1002744.

［50］中国营养学会. 中国妇女妊娠期体重监测与评价：T/CNSS 009—2021[S/OL]. 中国营养学会，2021.

［51］HUANG L, CHEN X, ZHANG Y, et al. Gestational weight gain is associated with delayed onset of lactogenesis in the TMCHC study：a prospective cohort study［J］. Clin Nutr, 2019, 38（5）：2436-2441.

［52］DE LA FOURNIÈRE B, DHOMBRES F, MAURICE P, et al. Prevention of Neural Tube Defects by Folic Acid Supplementation：A National Population-Based Study［J］. Nutrients, 2020, 12（10）：3170-3179.

［53］王杰. 中国居民营养与健康状况监测报告之十：2010-2013 年中国孕妇乳母营养与健康状况［M］. 北京：人民卫生出版社，2020.

［54］汪之顼，赖建强，毛丽梅，等. 中国产褥期（月子）妇女膳食建议［J］. 营养学报，2020，42（01）：3-6.

［55］DING Y, INDAYATI W, BASNET TB, et al. Dietary intake in lactating mothers in China 2018：report of a survey［J］. Nutr J, 2020, 19（1）：18-115.

［56］WHO. The optimal duration of exclusive breastfeeding report of an expert consultation［EB/OL］.（2001）. https：//www.who.int/nutrition/publications/infantfeeding/WHO_NHD_01.09/en/.

［57］WHO. WHO recommendations on newborn health：guidelines approved by the

主要参考文献

WHO Guidelines Review Committee［EB/OL］. 2017. https：//apps.who.int/iris/ handle/10665/259269.

［58］WHO. Guideline：protecting, promoting and supporting breastfeeding in facilities providing maternity and newborn services［EB/OL］.（2017）. https：//apps.who.int/iris/bitstream/han dle/10665/259386/9789241550086-eng.pdf；jsessionid=2DDF3F505A168E9F9971E2E4FAD B9CD8?sequence=1. Licence：CC BY-NC-SA 3.0 IGO.

［59］MARTIN R M, KRAMER M S, PATEL R, et al. Effects of promoting long-term, exclusive breastfeeding on adolescent adiposity, blood pressure, and growth trajectories：a secondary analysis of a randomized clinical trial［J］. JAMA Pediatr, 2017, 171（7）：e170698.

［60］GÜNGÖR D, NADAUD P, LAPERGOLA C C, et al. Infant milk-feeding practices and food allergies, allergic rhinitis, atopic dermatitis, and asthma throughout the life span：a systematic review［J］. Am J Clin Nutr, 2019, 109（Suppl_7）：772s-799s.

［61］WHO. The WHO child growth standards［EB/OL］.（2006）. https：//www.who.int/toolkits/ child-growth-standards/standards.

［62］MIHATSCH W A, BRAEGGER C, BRONSKY J, et al. Prevention of Vitamin K Deficiency Bleeding in Newborn Infants：A Position Paper by the ESPGHAN Committee on Nutrition［J］. J Pediatr Gastroenterol Nutr, 2016, 63（1）：123-129.

［63］WHO, UNICEF. Global strategy for infant and young child feeding［M］. Geneva：WHO, 2003.

［64］WHO. Guiding Principles for Complementary Feeding of the Breastfed Child［M］. Washington DC：World Health Organization, 2003.

［65］WHO. Guiding principles for feeding non-breastfed children 6-24 months of age［M］. Washington DC：World Health Organization, 2005.

［66］DIETARY GUIDELINES ADVISORY COMMITTEE. Scientific Report of the 2020 Dietary Guidelines Advisory Committee：Advisory Report to the Secretary of Agriculture and the Secretary of Health and Human Services［N］. U.S. Department of Agriculture, Agricultural Research Service, 2020.

［67］PEARCE J, TAYLOR M A, LANGLEY-EVANS S C. Timing of the introduction of complementary feeding and risk of childhood obesity：a systematic review［J］. Int J Obes, 2013, 37（10）：1295-1306.

［68］杨振宇. 中国居民营养与健康状况监测报告之九：2010—2013 年中国 0~5 岁儿童营养与健康状况［M］. 北京：人民卫生出版社, 2020.

［69］BLACK R E, ALLEN L H, BHUTTA Z A, et al. Maternal and child undernutrition：global and regional exposures and health consequences［J］. Lancet, 2008, 371（9608）：243-260.

［70］WHO. Guideline：Sugars intake for adults and children［M］. Geneva：World Health Organization, 2015.

［71］WHO. Guidelines on physical activity, sedentary behaviour and sleep for children under 5 years of age［M］. Geneva：World Health Organization, 2019.

［72］中国营养学会. 中国居民膳食指南科学研究报告（2021）［M］. 北京：人民卫生出版社, 2022.

［73］MIRIAM B V, JILL L K, JEAN A W, et al. Added Sugars and Cardiovascular Disease Risk in Children：A Scientific Statement From the American Heart Association［J］. Circulation, 2017, 135（19）：e1017-e1034.

［74］DEJESUS J M，GELMAN S A，HEROLD I，et al. Children eat more food when they prepare it themselves［J］. Appetite，2019（133）：305-312.

［75］ALLIROT X，DA QUINTA N，CHOKUPERMAL K，et al. Involving children in cooking activities：A potential strategy for directing food choices toward novel foods containing vegetables［J］. Appetite，2016（103）：275-285.

［76］中国营养学会. 新型冠状病毒感染的肺炎防治营养膳食指导［EB/OL］.（2020-02-08）［2021-01-15］. http：//www.nhc.gov.cn/xcs/fkdt/202002/a69fd36d54514c5a9a3f456188cbc428.shtml.

［77］LIU T，SU X，LI NN，et al. Development and validation of a food and nutrition literacy questionnaire for Chinese school-age children［J］. PLoS One，2021，16（1）：e0244197.

［78］SCAGLIONI S，DE COSMI V，CIAPPOLINO V，et al. Factors Influencing Children's Eating Behaviours［J］. Nutrients，2018，10（6）：706-722.

［79］国家卫生计生委.《学生餐营养指南》：WS/T 554-2017［EB/OL］.（2017-08-01）. http：//www.nhc.gov.cn/wjw/yingyang/201708/e8a131882d2c4a8c95f10a8b7b5fe662.shtml.

［80］Du Y，Rong S，Sun Y b，et al. Association Between Frequency of Eating Away-From-Home Meals and Risk of All-Cause and Cause-Specific Mortality[J]. J Acad Nutr Diet，2021（21）：S2212-S2672.

［81］BLEICH SN，VERCAMMEN KA. The negative impact of sugar-sweetened beverages on children's health：an update of the literature［J］. BMC Obes，2018，5（1）：6-32.

［82］张云婷，马生霞，陈畅，等. 中国儿童青少年身体活动指南［J］. 中国循证儿科杂志，2017，12（06）：401-409.

［83］刘尚昕，于普林. 人口老龄化对我国健康保健服务体系的挑战与对策［J］. 中华老年医学杂志，2020，39（3）：255-258.

［84］刘远立，郑忠伟，饶克勤，等. 老年健康蓝皮书：中国老年健康研究报告（2018）［M］. 北京：社会科学文献出版社，2019.

［85］GANAPATHY A，NIEVES JW. Nutrition and Sarcopenia-What Do We Know?［J］. Nutrients，2020，12（6）：1755-1779.

［86］郝秋奎，李峻，董碧蓉，等. 老年患者衰弱评估与干预中国专家共识［J］. 中华老年医学杂志，2017，36（3）：251-256.

［87］中国吞咽障碍膳食营养管理专家共识组. 吞咽障碍膳食营养管理中国专家共识（2019版）［J］. 中华物理医学与康复杂志，2019，41（12）：881-887.

［88］JENSEN GL，CEDERHOLM T，CORREIA MITD，et al. GLIM criteria for the diagnosis of malnutrition：a consensus report from the Global Clinical Nutrition Community［J］. JPEN J Parenter Enteral Nutr，2019，43（1）：32-40.

［89］YU D X，ZHANG X L，XIANG Y B，et al. Adherence to dietary guidelines and mortality：a report from prospective cohort studies of 134 000 Chinese adults in urban Shanghai[J]. Am J Clin Nutr，2014，100（2）：693-700.

［90］CUI X，WANG B，WU Y，et al. Vegetarians have a lower fasting insulin level and higher insulin sensitivity than matched omnivores：A cross-sectional study［J］. Nutr Metab Cardiovasc Dis，2019，29：467-473.

［91］XIE L Y，WANG B，CUI X Y，et al. Young adult vegetarians in Shanghai have comparable bone health to omnivores despite lower serum 25（OH）vitamin D in vegans：a cross-sectional study［J］. Asia Pac J Clin Nutr，2019，28（2）：383-388.

［92］MELINA V，CRAIG W，LEVIN S. Position of the Academy of Nutrition and Dietetics：Vegetarian Diets［J］. J Acad Nutr Diet，2016，116（12）：1970-1980.

［93］崔雪莹，王变，吴友妹，等. 上海地区素食人群维生素 B12 营养状况调查［J］. 中华临床营养杂志，2019，27（2）：107-112.

［94］许晓青，丁心悦，刘开琦，等. 营养素对人体免疫功能的影响［J］. 中华医学杂志，2020，100（46）：3720-3726.

［95］RUGGIERI R，VINCI G，RUGGERI M，et al. Food losses and food waste：The Industry 4.0 opportunity for the sustainability challenge[J]. RIVISTA DI STUDI SULLA SOSTENIBILITA，2020，10（1）：159-177.